専門医のための
水電解質異常
診断と治療

FOR SPECIALISTS; DIAGNOSIS AND TREATMENT
IN WATER AND ELECTROLYTE ABNORMALITY

塚本雄介
IMSグループ板橋中央総合病院腎臓内科

東京医学社
TOKYO IGAKUSHA

序　文

　私が1983年に，米国NIH老年病研究所およびベイラー医科大学腎臓内科で尿細管カルシウム輸送の研究を始めたときから35年が経過する．ほかの医学分野と同じように，この間に腎体液生理学は基礎研究だけでなく臨床での多くの発見に導かれて飛躍的に発展した．そして，この発展は日々の水電解質異常症の診断と治療に科学的なバックボーンを提供した．

　現在，私は板橋区にある急性期病院に在籍し，腎臓内科だけでなく総合診療科やERで初期・後期研修医を指導しながら，ともに診療もしている．当院は年間9,000台を超える救急車を受け入れており，これを執筆している異常な猛暑の7～8月には熱中症と低ナトリウム血症，横紋筋融解症による急性腎障害などの患者が連日入院してきている．低ナトリウム血症の多くはSIADHの病態であるとは言え，それにナトリウム喪失が加わっている症例がERでは少なくない．こうした症例に3％NaClを投与すると，血清ナトリウム値がΔ0.5 mEq/時間の速度を上回って一気に上昇してしまう．つい先日はアルコール性ケトアシドーシスと下痢による正AG性代謝性アシドーシス（動脈血液ガス：pH 7.03，pCO_2 7.3 mmHg），血清カリウム値1.97 mEq/L，そして急性腎障害の患者が入院している．混合性代謝性アシドーシスと重度の低カリウム血症があり，アルコール多飲に下痢，そして腎前性急性腎障害という複雑な病態であった．これを理解するには，水電解質代謝の最新の基本知識が欠かせない．

　本書は，あえて「専門医のための」とし，「初心者にも分かりやすい」というコンサイスな内容は目指していない．ここで言う「専門医」はあえて腎臓内科だけでなく，救急医，麻酔科医，内分泌，総合診療なども意識し，ER/ICUで複雑な水電解質異常の治療に臨んでいる各科専門医たちにも満足してもらえる内容を提供するつもりで書いた．ただし，腎臓と並んで重要な酸塩基調節器官である呼吸機能に関してエキスパートではないので，本書では詳述していない．Part Iを「生体の水電解質調節機構」として，臨床を理解するために正常な状態における腎体液生理学の基礎知識をまとめ，かつPart II「水電解質異常症の診断と治療」の中にも，「トリビア」として臨床の事象に対する「なぜ？」を腎体液生理学に基づいて解説している．診断と治療のためだけにPart IIを使うのもよいが，「なぜ？」を理解することが，複雑な臨床の解読には必要だと思う．

　本書を書くために，Brenner and Rector's The KidneyやSeldin and Giebisch's The Kidneyの2大教科書は基本として，New England J Medの特集はじめ多くの最新のレビューを参照した．さらにレジデントがよく使うUpToDate™の記載との整合性にも留意した．ただし，診断と治療に関する記述はこれらによるものばかりではない．なぜなら高いレベルのエビデンスは少なく，診療ガイドラインもKDIGOを含めほとんどないためである．したがって本書の診断アルゴリズム，治療アルゴリズムは，著者の臨床経験に基づくものである．

　ぜひ本書を活用して，複雑な異常症を的確に理解し治療する，その醍醐味を共有していただきたい．

2018年8月15日

Contents

Part I. 生体の水電解質調節機構 1

- Chapter 1. ネフロンを理解する 2
- Column 1. なぜペンギンの脚は凍傷にならないのか？ 9
- Chapter 2. 血清ナトリウム・水調節機構 10
- Column 2. Beer Potomania 19
- Column 3. 皮下ナトリウムプール 20
- Column 4. 海水を飲むと脱水になり高ナトリウム血症を起こすのはなぜだろう 20
- Chapter 3. 血清カリウム濃度調節機構 21
- Chapter 4. 酸塩基調節機構 27
- Chapter 5. ヘモダイナミクスと腎臓 36
- Chapter 6. カルシウム，リン，マグネシウム調節機構 43

Part II. 水電解質異常症の診断と治療 57

- Chapter 7. 低ナトリウム血症の診断と治療 58
- トリビア 低ナトリウム血症 67
- Chapter 8. 高ナトリウム血症の診断と治療 69
- Chapter 9. 多尿を呈する疾患の診断と治療 73
- Chapter 10. 酸塩基異常症の診断と治療—呼吸性アルカローシス・アシドーシス 78
- Chapter 11. 酸塩基異常症の診断と治療—代謝性アルカローシス 81
- Chapter 12. 酸塩基異常症の診断と治療—代謝性アシドーシス 90
- Chapter 13. 血清カリウム異常症の診断と治療 107
- トリビア 酸塩基異常・カリウム異常症 117
- Chapter 14. 血清カルシウム異常症の診断と治療 122
- Chapter 15. 血清リン異常症の診断と治療 136
- Chapter 16. 血清マグネシウム異常症の診断と治療 143
- トリビア カルシウム・リン・マグネシウム異常症 149
- Chapter 17. 利尿薬の特徴と投与法 151
- Chapter 18. 水電解質異常症の診断—臨床検査法のまとめ 162

索引 177
著者紹介 187

Part I.

生体の水電解質調節機構

Part I. 生体の水電解質調節機構

Chapter 1.
ネフロンを理解する

> **Essence**
> 1. ネフロンの構造上の優秀性は，遠位尿細管にあるMD細胞と輸入細動脈とが近接し，その間隙を傍糸球体メサンギウム細胞が埋めて傍糸球体装置（JGA）を形成することで，遠位尿細管への流量の変化を輸入細動脈および糸球体メサンギウム細胞に伝えて，糸球体濾過量（GFR）を調節できるようにしていることにある。
> 2. 第2の優秀性は，近位尿細管のあとに髄質深部に至るヘンレのループを形成することで皮質から髄質にかけてNa^+と尿素による浸透圧勾配を形成し，その浸透圧勾配を集合管が通過していくことで尿を濃縮する，というエネルギーを最小限に抑えた効率の良い構造を創っていることにある。
> 3. 尿細管における物質の運搬は，ATPというエネルギーを使って，濃度勾配または電位差に逆らう能動輸送と，濃度勾配や電位差，そして水の流れによって運搬され，チャネルや細胞間隙のclaudinによってその流量を調節される受動輸送に大別される。
> 4. 膜電位差で敏感に細胞内外を移動するのがH^+, K^+, Cl^-, Ca^{2+}, Mg^{2+}である。

● 物質輸送の基本的知識

1. 腎臓，ネフロンとは？（Figure 1）

　ネフロンとは腎臓に特異的な解剖的単位で，糸球体から集合管にいたる尿細管までを指す。これがヒトでは各々の腎臓に約100万個ずつ存在する。ヘンレのループの到達部位により，髄質外層までに留まる短ループネフロンと髄質内層まで達する長ループネフロンに分類される。

2. 尿細管における物質の輸送形式

　尿細管における物質（水，無機イオン，有機イオン，薬剤，そのほか）の輸送形式にはいくつかの種類がある。2〜3種類の物質が反対方向に輸送されることを交換輸送（または対輸送），ともに同じ方向に輸送されることを共輸送という。
　輸送には，おもにNa^+やCl^-などの大量の濃度勾配や電位差によって動くエネルギー非依存性の受動輸送と，濃度勾配や電位差に逆らって運搬されるためにアデノシン三リン酸（adenosine triphosphate：ATP）を使用するエネルギー依存性の能動輸送がある。受動輸送の場合には，チャネルと呼ばれるゲートキーパーが物質の通過量を調節している。

3. 細胞膜と物質輸送

　近位尿細管の尿管側細胞膜は刷子縁膜（brush border membrane：BBM）と呼ばれ，微絨毛で覆われている。また遠位部ネフロンにはciliaと呼ばれる微絨毛があり，これが尿流のセンサーとなる。間質/血液側細胞膜は側底細胞膜（basolateral membrane：BLM）と呼ばれ，Na,K-ATPaseが存在して細胞内のNa^+, K^+濃度を濃度勾配に反して維持していることが，ほとんどの物質輸送の原動力となっている。尿細管細胞と毛細血管の間には間質があり，血流の密度と速さにより細胞と血液の間の物質の輸送が決定される。

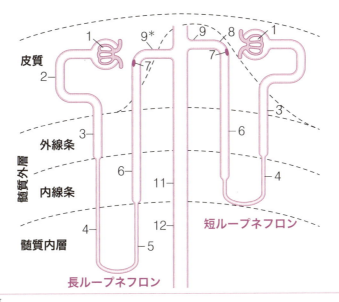

Figure 1.
ネフロンの部位
1：ボウマン嚢 Bowman's capsule と糸球体 glomerulus を含む腎小体 renal corpuscle
2：近位曲尿細管 proximal convoluted tubule
3：近位直尿細管 proximal straight tubule
4：細い下行脚 descending thin limb
5：細い上行脚 ascending thin limb
6：太い上行脚 thick ascending limb
7：太い上行脚の最終部位に存在するマクラデンサ macula densa：MD
8：遠位曲尿細管 distal convoluted tubule
9：接合尿細管 connecting tubule　9*：傍髄質ネフロンにおいてアーケードを形成する接合尿細管
10：皮質集合管 cortical collecting duct
11：髄質外層集合管 outer medullary collecting duct
12：髄質内層集合管 inner medullary collecting duct

4. イオン輸送による電位差の形成

2種類以上のイオンがともに移動したり能動輸送されるときには，電位差を発生する場合 (electrogenic) と発生しない場合 (electroneutral) がある。例えば陽イオン3分子と陰イオン1分子が交換輸送されれば，陽イオンが動いた先に陽性荷電が生じ，元は陰性荷電となる。このように陽イオン，陰イオンの動きにより電位差が生じ，その電位差に乗ってイオンが動く。

5. 細胞間輸送

イオンは細胞内だけでなく，細胞間も通過して受動輸送される。その輸送を規定するのは尿中と間質/血液間の濃度勾配，または電位差である。細胞間は密着結合 (tight junction) でつながっており，物質の流れを制御する陽イオン選択的チャネル (claudin) などが存在する。

6. 傍糸球体装置 (Figure 2)

ヘンレの太い上行脚の最終部は輸入細動脈の糸球体への最終部に隣接して，そこに傍糸球体装置 (juxtaglomerular apparatus：JGA) を形成する。ここにはヘンレの太い上行脚と同様に Na^+-K^+-Cl^- 共輸送 (NKCC2) を有するマクラデンサ (macula densa：MD) 細胞が存在し，輸入細動脈にあるレニンを分泌する顆粒細胞との間を糸球体外メサンギウム (mesangium) 細胞が繋いでいる。このようにして遠位尿細管における尿流や Na^+，Cl^- の供給量の信号が輸入細動脈やメサンギウム細胞に伝えられ，糸球体濾過量 (glomerular filtration rate：GFR) を調整する。

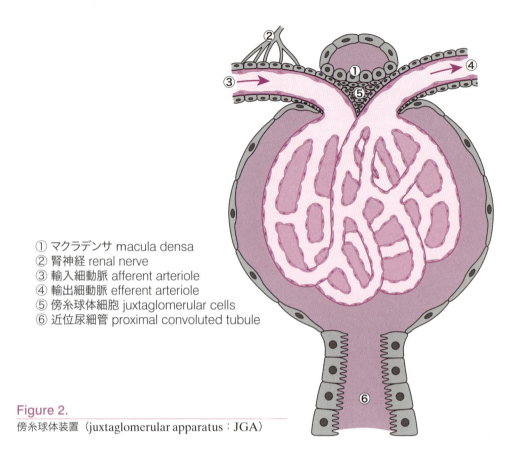

① マクラデンサ macula densa
② 腎神経 renal nerve
③ 輸入細動脈 afferent arteriole
④ 輸出細動脈 efferent arteriole
⑤ 傍糸球体細胞 juxtaglomerular cells
⑥ 近位尿細管 proximal convoluted tubule

Figure 2.
傍糸球体装置（juxtaglomerular apparatus：JGA）

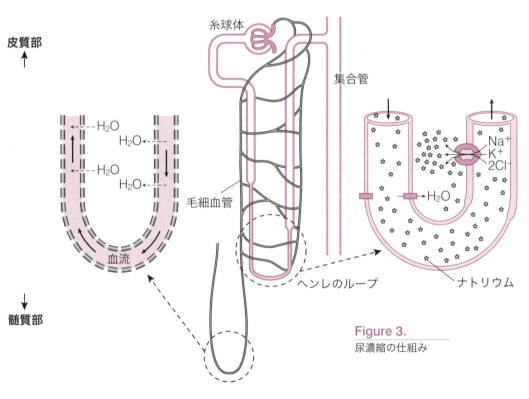

Figure 3.
尿濃縮の仕組み

Part I. 生体の水電解質調節機構

7. ヘンレのループ（Figure 3）

尿細管は髄質に向かってヘンレのループを形成し上行したあとに，再び集合管として下降する。なぜこのような一見無駄な構造をとるのかというと，ひとつは尿細管の情報を糸球体に伝達するため，もうひとつは皮質部から髄質部に浸透圧勾配を形成するため，極めて効果的な形態であるという理由からである。ヘンレのループには，カゴ状の毛細血管の網（vasa recta）が沿うように併走している。この構造は向流をつくり出して髄質の血流を緩徐にするだけでなく，浸透圧勾配を創る働きを有している（この向流による省エネ構造は，ペンギンの脚が温度を維持して南極で凍らないようにしている原理と同じである―Column 1）。

● ネフロンによる主要な輸送経路

1. ナトリウム（Na^+）

濃度勾配に逆らって細胞内のNa^+濃度を低くK^+濃度を高く保つNa,K-ATPaseが，ほとんどすべての尿細管細胞の血液（間質）側細胞膜に備えられていることにより，Na再吸収が可能になっている。

近位尿細管において全体の60％のNa^+が再吸収される。尿管側刷子縁膜においてはそのうち70％以上をNa^+/H^+交換輸送（NHE3）が行い，10～30％程度をグルコース（SGLT2），リン酸（NaP1，PIT2），アミノ酸（BoAT1）など有機物質を運搬するNa^+共輸送が行う。

続いてヘンレの上行脚では，ネフロン全体の30％のNa^+再吸収をNa^+-K^+-Cl^-共輸送（NKKC2）が行い，これを阻害するのがループ利尿薬である。ここでのNa^+，Cl^-再吸収量がJGAを通じてGFRを調節する。

最終的なNa^+再吸収量を決定するのが，遠位曲尿細管にあってアンジオテンシンIIが刺激し，サイアザイド系利尿薬が阻害するNa^+-Cl^-共輸送（NCC）と，集合管にあってアルドステロンが刺激するNaチャネル（ENaC）である。ENaCが形成する管腔側陰性荷電はKチャネル（ROMK）によるK^+分泌を促進し，Cl^-の細胞間再吸収を促進する。

2. カリウム（K^+）

Na^+同様に，血液（間質）側細胞膜に存在するNa,K-ATPaseによって細胞内K^+濃度が高く維持されることがK^+分泌を可能としており，基本的には管腔側膜に存在する種々のKチャネルの開閉による分泌量調整により，再吸収量が決定される。尿細管におけるK調節は，その90％が細胞間を通って再吸収される近位尿細管からヘンレ上行脚までではなく，残りの10％が輸送される遠位曲尿細管とそれに続く集合管において調節される。尿細管K分泌量の増加は，①K摂取量の増加によるアルドステロン分泌量の増加を介した，または直接的なKチャネルのROMK活性の増加，②遠位曲尿細管・集合管へのNa^+供給量増加による尿管腔側の陰性荷電形成，③遠位曲尿細管・集合管での尿流速増加による，もう一つのKチャネルであるMaxi-Kの活性化，④ADH分泌促進，によって起こる。

3. 水

血漿浸透圧が上昇して抗利尿ホルモン（antidiuretic hormone：ADH）が分泌されると，間質の皮質から髄質深層にかけて高い浸透圧がNa^+と尿素によって形成され，そこを通過する髄質集合管（medullary collecting duct：mCD）にある水チャネルAQP2が開かれて，浸透圧勾配により水が再吸収される。髄質部間質のNa^+濃度はNKCC2によって上昇し，尿素濃度勾配はmCDでの再吸収によって形成される。

4. クロール（Cl^-）

Cl^-は，近位尿細管S1セグメントではNa^+再吸収が形成した電位差により，続くS2～3では濃

度勾配により，いずれも細胞間隙を通って再吸収される。このためごく最初のセグメントでは管腔側荷電は陰性だが，すぐに陽性に変化する。後半の管腔側陽性荷電は，細胞間隙を通るNa^+の再吸収を後押しする。ここでのCl^-再吸収量はおもにGFRとCl^-供給量に規定される。

太い上行脚ではNKCC2によってNa^+の2倍量のCl^-が細胞内へ再吸収され，血管側のClチャネル（ClC-Ka/Kb）とK^+-Cl^-共輸送（KCC4）によってK^+とともに血液側へ輸送される。Na^+は細胞間隙も通過して，結果的にCl^-と等量が再吸収される。続く遠位曲尿細管ではNCCによってNa^+と等量のCl^-が細胞内へ再吸収されるが，細胞内に入ったCl^-は側底細胞膜にあるClチャネル（ClC-Ka/Kb）とK^+-Cl^-共輸送（KCC4）によって血管側から汲み出され，細胞内Cl^-濃度を低く保つことでNCC活性を担保している。またこの部位ではENaCによるNa^+再吸収によって形成された管腔側陰性荷電を利用して，Cl^-は細胞間隙も通って再吸収される。

最後に集合管のB型介在細胞において，Cl^-は尿管側をCl^-/HCO_3^-交換輸送のpendrinによってHCO_3^-と交換に再吸収される。その再吸収されたCl^-はNa^+再吸収のエネルギーによってHCO_3^-と交換（Na^+依存性Cl^-/HCO_3^-交換輸送：NDCBE）にpendrinとは逆に再び分泌されるというリサイクルを形成しているので，Cl^-のNet再吸収には影響を与えない。血管側ではCl^-/HCO_3^-交換輸送（AE1）によってHCO_3^-と交換にCl^-が細胞内へ取り込まれ，細胞内Cl^-濃度が高まると尿管側のClチャネル（A11）によって尿中にCl^-が分泌される。

このようにCl^-の輸送はK^+やHCO_3^-輸送のエネルギー源としての役割を果たして，酸塩基調節と密接な関係を有している。

5. カルシウム（Ca^{2+}）

Ca^{2+}は糸球体によって濾過されたのち98〜99％が再吸収される。多くが細胞間隙を通って受動輸送され，そのほとんどは近位尿細管（70％）と太い上行脚（20％）で再吸収される。近位尿細管では，Na^+/H^+交換輸送（NHE3）によって起こるNa^+再吸収に伴い水が細胞間隙を通って再吸収されることでCa^{2+}の濃度勾配が生じ，また管腔内電位が陽性になることによりCa^{2+}が細胞間隙を通って再吸収される。太い上行脚にあってはNKCC2とROMKによってつくられる管腔内陽性荷電によって，細胞間隙を通ってCa^{2+}が再吸収される。したがってNHE3またはNKCC2の阻害は，尿中Ca排泄量を増やすことになる。

これら細胞間隙を通るCa^{2+}輸送の調節は，claudinという陽イオン選択的チャネルがtight junctionに存在してゲートキーパーとなっている。血清Ca^{2+}濃度が上昇してCa感知受容体（CaSR）が刺激されると，このclaudinが導入されてCa^{2+}再吸収を抑制する。またCaSRの刺激はNKCC2とROMKを抑制して，Ca^{2+}再吸収のための陽性荷電をキャンセルする。濾過されたCa^{2+}の残り10％以下は，遠位曲尿細管で細胞内を通過する能動輸送によって再吸収される。Ca^{2+}は管腔側でCaチャネル（TRPV5）によって再吸収され，細胞内をCa結合タンパク（calbindin-D_{28K}）によって運ばれて，側底細胞膜にあるCa^{2+}-ATPase（PMCA）とNa^+/Ca^{2+}交換輸送（NCX）によって血液側へ再吸収される。副甲状腺ホルモン（parathyroid hormone：PTH）はTRPV5を刺激し，1,25(OH)$_2D_3$はTRPV5，calbindin-D_{28K}とPMCAを発現させる。

6. マグネシウム（Mg^{2+}）

濾過されたMg^{2+}は95％まで再吸収されるが近位尿細管ではその20％に留まり，太い上行脚で70％と大部分が再吸収される。近位尿細管で水，Naとともに再吸収が増加するCa^{2+}と異なり，NCCの抑制でGFRが低下してもMg^{2+}の近位尿細管での再吸収促進は起こらず，むしろ遠位曲尿細管で再吸収が抑制されることになる。一方，太い上行脚ではNKCC2によってCa^{2+}の再吸収抑制が起こるが，そのあとの遠位曲尿細管における再吸収の代償性亢進により，Mg^{2+}の再吸収抑制がキャンセルされることがある。これらの部位ではほとんどのMg^{2+}が細胞間隙を通って再吸収

されていると考えられ，Ca^{2+}同様claudinがそれを調節している．遠位曲尿細管では管腔側にあるMgチャネル（TRPM6）を通って，能動輸送によって再吸収が調節されていると思われる．

7. **リン酸（Pi）**

　血中リン酸のほとんどは濾過され，全体の80％が再吸収される．リン酸の再吸収のほとんどは近位尿細管においてNa$^+$との共輸送によって行われる．尿管側の細胞膜にはNaP1（3Na$^+$-1HPO$_4^{2-}$共輸送）とPiT2（2Na$^+$-1H$_2$PO$_4^-$共輸送）があり，それぞれPTHによって再吸収が抑制される．

8. **酸塩基調節**

　酸の排泄は近位尿細管の管腔側（尿側）にあるNa$^+$/H$^+$交換輸送（NH3）とH$^+$-ATPaseによって尿側にH$^+$を排泄することで行われるが，その排泄はHCO$_3^-$，NH$_4^+$，そして滴定酸（おもにリン酸）と結合することで完成する．

　まず近位尿細管にあってHCO$_3^-$は，分泌されたH$^+$と結合して炭酸（H$_2$CO$_3$）を形成する．炭酸はそのままでは細胞膜を通過できないので，炭酸脱水酵素Ⅳ型（CA Ⅳ）によってCO$_2$と水に分解される．このCO$_2$は近位尿細管細胞内に濃度勾配で拡散して自由に入り，水と反応して炭酸に再合成される．炭酸は炭酸脱水酵素Ⅱ型（CA Ⅱ）によって細胞内で再びH$^+$とHCO$_3^-$に分解され，このH$^+$が前述のポンプによって尿中に分泌されると同時に，HCO$_3^-$は血管側膜にあるNa$^+$-HCO$_3^-$共輸送（NBCE1）によって血液側にNa$^+$とともに再吸収される．

　H$^+$排泄とHCO$_3^-$再吸収による酸塩基の最終的な調節を行っているのが，遠位部ネフロンである．H$^+$排泄のこの部位での主要なポンプは，集合管のA型介在細胞の管腔側にあるH$^+$-ATPaseとH,K$^+$-ATPase（H$^+$分泌とK$^+$再吸収）で，分泌されたH$^+$はNH$_4^+$または滴定酸（おもにリン酸）と結合して排泄される．

　アンモニア（NH$_3$）の産生は近位尿細管細胞内で行われ，1分子のグルタミンから2分子のアンモニウムイオン（NH$_4^+$）と同時に等量のHCO$_3^-$が産生される．NH$_4^+$は髄質部の太い上行脚でNKCC2によって取り込まれたのちNH$_3$となって，間質を経て髄質集合管に拡散し，そこで再度H$^+$と結合して尿中に排泄される．

● ネフロンの主要なトランスポーター

　尿細管における物質輸送を理解するのに必要なその細胞膜に存在する輸送体（トランスポーター）をまとめ，Table 1，2に示す．

Table 1.　尿側細胞膜に存在する輸送体の種類

略号（輸送体）	機能	局在	刺激因子/刺激される病態	抑制因子/抑制される病態
NHE3（1Na$^+$/1H$^+$対輸送）	H$^+$分泌	PT	AngⅡ，血清K↓，GFR↑	Ⅱ型RTA
NaDC-1（1Na-1ジカルボキシ酸共輸送）	クエン酸，αケトグルタレートなどの再吸収	PT	GFR↑	PTH/Ⅱ型RTA
H$^+$-ATPase	H$^+$分泌	PT, CD	GFR↑，Na$^+$再吸収↑，AngⅡ，アルドステロン	Ⅰ型RTA，Ⅱ型RTA
NaP1-Ⅱa/Ⅱb（3Na$^+$-1HPO$_4^{2-}$共輸送）	HPO$_4^{2-}$再吸収	PT	GFR↑/常染色体優性遺伝性高リン尿症	PTH/低リン血症性くる病
PiT-2（2Na$^+$-1H$_2$PO$_4^-$共輸送）	H$_2$PO$_4^-$再吸収	PT	GFR↑	PTH/Ⅱ型RTA
B^{0}AT1（1Na$^+$/1Gln対輸送）	グルタミン酸再吸収	PT	GFR↑，アシドーシス，血清K↓	Ⅱ型RTA

略号（機能）	機能	主な局在	刺激因子/刺激される病態	抑制因子/抑制される病態
SGLT2（1Na⁺-1グルコース共輸送）	グルコース再吸収	PT	GFR↑	阻害薬/腎性糖尿
OAT1（NKT）（有機イオン輸送）	有機イオン・薬剤再吸収	PT	GFR↑	プロベネシド
URAT1（尿酸輸送）	尿酸再吸収	PT	GFR↑	プロベネシド
NKCC2（1Na⁺-1K⁺-2Cl⁻共輸送）	Na⁺, K⁺, Cl⁻再吸収	TALH, macula densa	流量↑	I型Bartter症候群, ループ利尿薬の阻害部位
ROMK（K⁺またはNH₄⁺チャネル）	K⁺（またはNH₄⁺）分泌	TALH, DCT, CD	アルドステロン, Na⁺供給量増加, ADH, CASR（Ca²⁺↑）	AngⅡ, 細胞内Mg²⁺↑/Ⅱ型Bartter症候群
Maxi-K（BK）（K⁺チャネル）	K⁺分泌	TALH	流量↑	
Kv1.1	K⁺分泌	DCT		常染色体優性低Mg血症
NCC（1Na⁺-1Cl⁻共輸送）	Na⁺, Cl⁻再吸収	DCT	AngⅡ, K↓	Gitelman症候群, サイアザイド系利尿薬の阻害部位
ENaC（上皮型Na⁺チャネル）	Na⁺再吸収	DCT, CNT, CD	アルドステロン	
H,K-ATPase（ATP依存性1H⁺/1K⁺交換輸送）	H⁺分泌, K⁺再吸収	CNT, CD	K↓	I型RTAの原因?
NDCBE/SLC4A8（1Na⁺依存性1Cl⁻/2HCO₃⁻交換輸送）	Na⁺とHCO₃⁻再吸収, Cl⁻分泌	CD	AngⅡ	
Pendrin（1Cl⁻/1HCO₃⁻交換輸送）	HCO₃⁻分泌, Cl⁻再吸収	CD	代謝性アルカローシス AngⅡ	代謝性アシドーシス/Pendred症候群
A11（Cl⁻チャネル）	Cl⁻分泌	CD		
AQP2（水チャネル）	水再吸収	CD	ADH	尿崩症
TRPV5（Ca²⁺チャネル）	Ca²⁺再吸収	DCT	GFR↓, PTH, 1,25(OH)₂D₃	
TRPM6（Mg²⁺チャネル）	Mg²⁺再吸収	DCT	NKCC2活性↑, EGFによって活性化	K⁺↑, NCC活性↓, 二次性低Ca血症を伴う低Mg血症

Table 2. 間質/血液側に存在する輸送体

略号（機能）	機能	主な局在	刺激因子/刺激される病態	抑制因子/抑制される病態
Na,K-ATPase（ATP依存性3Na⁺/2K⁺対輸送）	細胞内Na⁺を低く, K⁺を高く保つ。Na⁺再吸収のエネルギー源	PT, TALH, DCT, CD	インスリン, カテコラミン（β₂受容体）	ジギタリス/γサブユニットの異常で孤立性優性低Mg血症
NBCe1-a（1Na⁺-3HCO₃⁻共輸送）	HCO₃⁻取り込み	PT		Ⅱ型RTA
GLUT1/2（Na非依存性Glucose輸送）	グルコース分泌	PT		腎性糖尿
CLC-Ka/Kb, Barttin（Cl⁻チャネル）	Cl⁻分泌	TALH, DCT		Bartter症候群Ⅲ, Ⅳ型
AE4（1Na⁺/3HCO₃⁻交換輸送）	HCO₃⁻分泌	CD		
AE1/SLC4A1（1Cl⁻/1HCO₃⁻交換輸送）	HCO₃⁻分泌, Cl⁻取り込み	CD	アルドステロン	I型RTA
NHE1（1Na⁺/1H⁺対輸送）	H⁺分泌	CD		
KCC（1K⁺-1Cl⁻共輸送）	K⁺とCl⁻の分泌	DCT		

Kir 4.1/5.1	K チャネル，K⁺ 分泌	DCT	Na,K-ATPase の K⁺ をリサイクル	EAST/SeSAME 症候群
PMCA（Ca²⁺-ATPase）	ATP 依存性 Ca²⁺ 分泌	DCT	1, 25 (OH)₂D₃	
NCX（1Ca²⁺/2Na⁺ 交換輸送）	Ca²⁺ 分泌	DCT	細胞内 Ca²⁺ ↑	
AQP3/4（水チャネル）		CD	ADH	腎性尿崩症

略語　TRPM：transient receptor potential melastatin，TRPV：transient receptor potential vanilloid，PT：近位尿細管，CD：集合管，TALH：ヘンレの太い上行脚，DCT：遠位曲尿細管，CNT：接合尿細管，AngⅡ：アンジオテンシンⅡ，GFR：糸球体濾過量，CaSR：Ca 感知受容体，ADH：抗利尿ホルモン，PTH：副甲状腺ホルモン，EGF：上皮成長因子，Ⅱ型 RTA：近位尿細管型尿細管性アシドーシス，Ⅰ型 RTA：遠位尿細管型尿細管性アシドーシス

Column 1.

なぜペンギンの脚は凍傷にならないのか？

　通常の直流のシステムでは 37℃ の動脈血が，末梢において 30℃ に冷やされたとしよう。そうすると静脈血は 30℃ になり，そのまま体は冷え込んでしまう。そこで，動脈と静脈を Figure 4 のように隣り合わせにして，逆方向に流れるようにする。これを向流（counter current）というが，冷やされた静脈血は並走している動脈から熱を受け取ることにより，上部にいくにしたがって動脈血に近い温度になっていく。一方で，動脈血は末梢にいくにしたがって冷えていく。

　ペンギンをはじめとして，水鳥達の足の先はヒレになっていて，血流は細く遅くなっている。そして，ここまで到達した血液がすでに冷えていれば外の氷との温度差が少なくなるために，この部位での熱の放出が最大限に抑えられる。しかも，凍傷になるよりわずかに高い温度を保つことができる。また，体に戻っていく血液の温度は次第に上昇し，動脈血と大差がなくなる。

　この原理を浸透圧に置き換えたのがヘンレのループとその間を満たす間質液で，この場合はループの先の部位の間質液の浸透圧がもっとも高くなり，上部では浸透圧が低くなるという浸透圧勾配を無駄なく形成できる。そして，この部位に網カゴのように分布している血管の vasa recta の血流は遅く，ここでも向流を形成して浸透圧勾配を押し流さないようにつくられているのである。

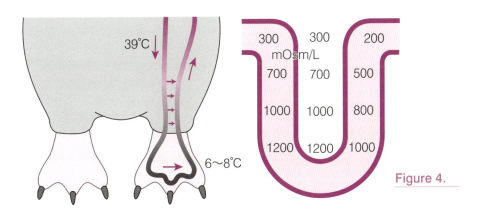

Figure 4.

Part I. 生体の水電解質調節機構

Chapter 2.
血清ナトリウム・水調節機構

> **Essence**
> 1. ヘンレの太い上行脚と遠位尿細管MD細胞にはループ利尿薬が抑制するNKCC2があって，この部位への尿量が増えるとNa$^+$，Cl$^-$再吸収も増加し，その信号を輸入細動脈に伝え糸球体濾過量（GFR）を抑制するという尿量を調節するフィードバックを司っている。
> 2. 遠位尿細管にはサイアザイド系利尿薬が抑制するNCCが存在する。K負荷はNCCを抑制することでNa$^+$再吸収も抑制する。このNCCはアルドステロンによってではなくAngⅡによって刺激されるので体液量の減少がNCCの増加を導く。
> 3. Na$^+$再吸収の最終的な調節を行う集合管主細胞にはNaチャネル（ENaC）とKチャネル（ROMK）があり，アルドステロンはこの両者を刺激してNa$^+$再吸収とK$^+$排泄を促進する。ただ脱水ではAngⅡが増加し，ROMKを抑制するのでK$^+$排泄は増加しない。ここで調節されているNa$^+$再吸収量のマーカーがFENa（%）で，K$^+$排泄のマーカーがTTKGである。
> 4. 髄質部ヘンレの太い上行脚でNKCC2がNa$^+$を間質に再吸収し，加えて髄質集合管で尿素が再吸収されることで髄質深部に向けて浸透圧勾配が形成される。その次第に浸透圧が濃くなる間質を集合管がおりていくと，ADHによって開けられた水チャネル（AQP2）を通って水が間質のほうに流れこみ，尿は最終的に濃縮されることになる。

● 体内でのナトリウムと水の動き

1. 循環血漿量

　　総体液量は体重の約60%を占めるが，その2/3は細胞内液で1/3が細胞外液になる。さらに細胞外液の1/4が循環血漿量（いわゆる血管内ボリューム）である。したがって総体液の1/12（60 kgの体重なら36 L×1/12=3L）が循環血漿量となる（Figure 1）。ここに生理食塩液（0.9%w/v NaCl）を静注すると，Na濃度異常がなければ基本的に細胞外液にのみ分布するので，静注量の1/4が血管内ボリュームを増やすことになる。一方，5%グルコースを静注すればこれは総体液にほぼあまねく分布するので，静注量の1/12しか血管内ボリュームに反映されない。もちろんこれは，同時に進行する尿中排泄量を計算しない場合である。

2. 血漿張度と浸透圧

　　血漿Na濃度を決定するのは血漿張度（plasma tonicity）で浸透圧（osmolality）ではない。浸透圧は，溶質の単位容量あたりの分子数で示されている。血漿においてその浸透圧を測定することは，おもに細胞内外の水の出入りの方向，すなわち張力（tonicity）を知ることにある。その血漿浸透圧はNa$^+$（計算式ではこれを2倍することで，それに伴うCl$^-$，HCO$_3^-$，有機酸などの陰イオンを含む），グルコース，尿素窒素といった溶質によって決定されている。このなかで通常，張力を発生させる主要な浸透圧物質（すなわち有効浸透圧物質）はNa$^+$とそれにカップルする陰イオンである。一方，通常グルコースはインスリンによってすぐに細胞に取り込まれ通過するの

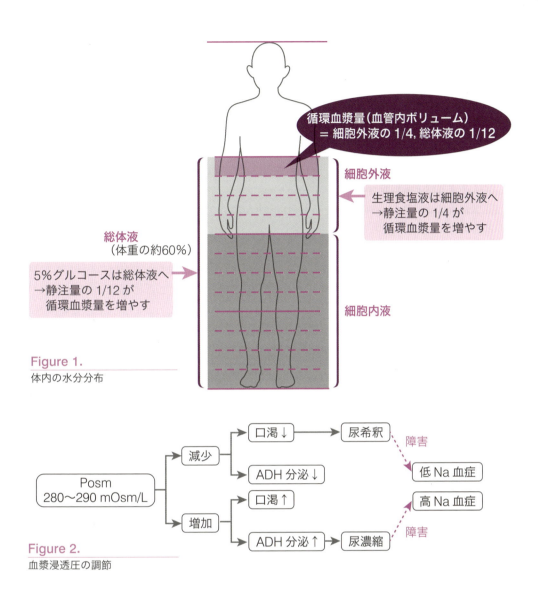

Figure 1.
体内の水分分布

Figure 2.
血漿浸透圧の調節

で，自由に細胞膜を通過できる尿素窒素と同じく張力を発生できず，無効浸透圧物質となる．しかしながらインスリン欠乏によって高血糖になるとグルコースは細胞内へ通過できず，張力が発生することになる．尿細管のなかでも尿素の透過性が低いヘンレループや集合管では，尿素の濃度勾配により水の動き（張力）を引き起こす．このことから，高血糖や高窒素血症に伴い糸球体から多くのグルコースや尿素窒素が排泄されると，マニトールを点滴したときと同様に浸透圧利尿が生じることになる．したがって，病態によってどの溶質が張力を発生しているかを知ることで正しく血漿浸透圧を読む必要がある．

3. 血漿浸透圧の調節

　血漿浸透圧（plasma osmolality：Posm）が上昇すると，視床下部の浸透圧受容体を介して抗利尿ホルモン（ADH；バソプレシンとも呼ぶ）の分泌が促進されて尿を濃縮させ，同時に口渇中枢を刺激して飲水を促すことでPosmを正常に戻す．一方Posmが低下すると，逆にADHの分泌が抑制されることで尿を希釈させ，口渇中枢を抑制してPosmを上昇させる．このPosmが上昇したときに，尿濃縮が阻害され飲水が適切に行われないと血清Na濃度は上昇する．Posmが低下しても飲水が抑制されない場合や尿希釈されない場合に，血清Na濃度は減少する（Figure 2）．

4. 大量のナトリウムを濾過する糸球体

2015年度日本人男性の1日平均食塩摂取量は11.0 g（Na$^+$ 4.4 g；1Na$^+$≠2.5 NaCl），女性では9.2 g（Na$^+$ 3.7 g）となっている。糸球体濾過量（GFR）が約180 L/24時間で血清中のNa$^+$が140 mEq/Lとすると，腎臓は1日に25,200 mEqのNa$^+$を濾過しており，1.5 kgの塩（NaCl）に相当する。これは細胞外液全体に存在する塩の量の10倍になり，その99.6 %を尿細管が再吸収する。実際に尿として排泄されるNa$^+$Cl$^-$の量は，GFRの0.4 %程度で，食事によって摂取される量にほぼ等しくなる。

5. 尿量と尿濃縮・希釈能（Figure 3）

健常人では，Posmの約1/6である50 mOsm/Lまで尿を希釈することができる。産生および摂取され排泄されなければならない溶質（おもにNaCl，KCl，尿素）は1時間に換算すると25 mOsm/時間（70 kg体重として）なので，健常人では25 mOsm/50 mOsm/時間＝0.5 L/時間まで，低Na血症をきたさずに尿量を確保することが可能である。すなわちNaClを伴わない水の経口摂取や静注では，この0.5 L/時間を超えると低Na血症をきたすことになり，経口摂取のない入院患者の場合はこの水分量がさらに少なくなる。したがって少なくとも1日12 L以上の飲水は低Na血症を引き起こすことになる。さらに浸透圧物質が正常に摂取されない状態（NaCl摂取制限）では，これ以下の飲水でも血清Na濃度は減少する。これはビールなどの大酒飲みにみられる低Na血症の原因として知られている（Beer Potomania — Column 2）。ちなみに健常人が1 Lの飲水を一気に行うと約45分間に利尿が最高となり，尿浸透圧（urine osmolality：Uosm）は1/6となり約150分続く。ただし尿量は増えても排泄される浸透圧物質の時間あたりの量は変化しない。

一方，ヒトは尿をPosmの4倍である1,200 mOsm/Lまで濃縮することができる。すなわち，25 mOsm/時間×24時間÷1,200 mOsm=0.5 L/日まで尿を少なくできるということになる。これ以下の尿量を乏尿と呼び，結果として溶質が体内に蓄積することになる。

● ネフロン各部位でのイオン輸送と利尿薬の作用部位

ネフロン各部位での主要な輸送体ポンプと，利尿薬の作用機序をFigure 4に示す。

最初の近位曲尿細管（PCT；S1, S2セグメント）では大量のNa$^+$が濃度勾配によって再吸収され，ともにHCO$_3^-$，ブドウ糖，アミノ酸なども再吸収される。マニトールや尿素による浸透圧利尿が起こると浸透推進力（osmotic driving force）が棄却され，この部位での細胞間を通る水・Na再吸収が抑制される。結果として尿濃縮に必要な皮質髄質部浸透圧勾配をつくれなくなり，尿が希釈される。Na$^+$排泄量も増えるが水排泄量がより多いために，血清Na値は上昇する傾向がある。

続く近位直尿細管（pars recta；S3セグメント）では，有機酸や薬剤の再吸収が行われる。

ヘンレループは尿素による皮質髄質浸透圧勾配形成の本体で，ヘンレの太い上行脚にはループ利尿薬の作用部位であるNa$^+$-K$^+$-2Cl$^-$共輸送（NKCC2）が，MD細胞に至るまで分布する。

遠位曲尿細管にはサイアザイド系利尿薬によって阻害されるNa$^+$-Cl$^-$共輸送（NCC2）が分布し，続く集合管はアルドステロン（後述するがNa$^+$再吸収を促進するホルモンである）の主要な作用部位であり，上皮型Na$^+$チャネル（ENaC），H$^+$，K$^+$-ATPase，Kチャネル（ROMK）などがNa$^+$再吸収とK$^+$分泌，H$^+$分泌の最終調節を行うとともに，水チャネル（AQP2）により尿の濃縮を決定する。K保持性利尿薬，バプタンの作用部位でもある。

● 血清ナトリウム調節のメカニズム

1. ナトリウム再吸収量を調節する遠位部ネフロン

遠位部ネフロンでは，塩分摂取量に応じてNa$^+$再吸収調節が行われる。塩分摂取量が細胞外液

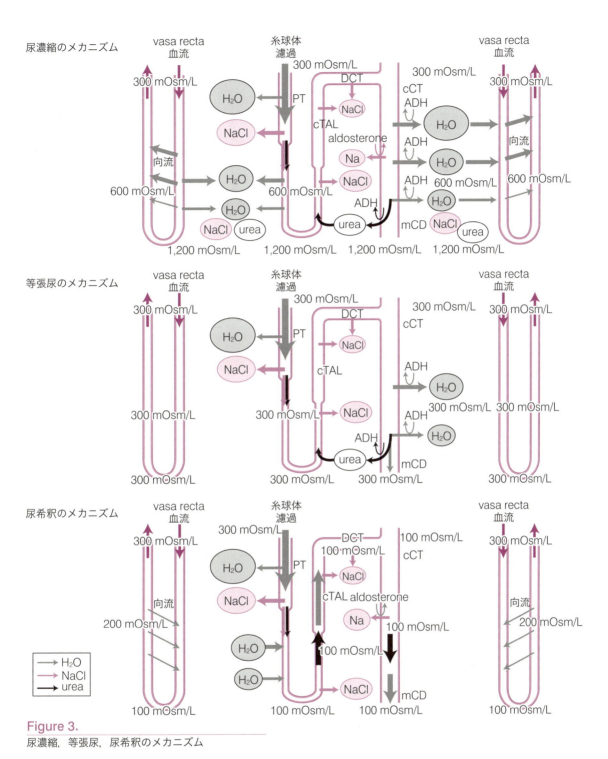

Figure 3.
尿濃縮, 等張尿, 尿希釈のメカニズム

量を決定し, 心拍出量とそれにつながる腎血流量の変化が, おもにレニン-アンジオテンシン-アルドステロン (RAA) 系を介して, 腎における水 Na^+ 再吸収量の変化へとつながる。摂取した Na^+ の等量は常に腎から分泌されるが, 糸球体から濾過される Na^+ は大量で, 塩分摂取量が例え10倍になっても Na^+ 再吸収量は97%から99.7%と2～3%しか変化する必要がない。その変化とは Na^+ 再吸収の60%を行う近位尿細管ではなく, おもに遠位部ネフロンによる Na^+ 再吸収量の変化

Chapter 2. 血清ナトリウム・水調節機構

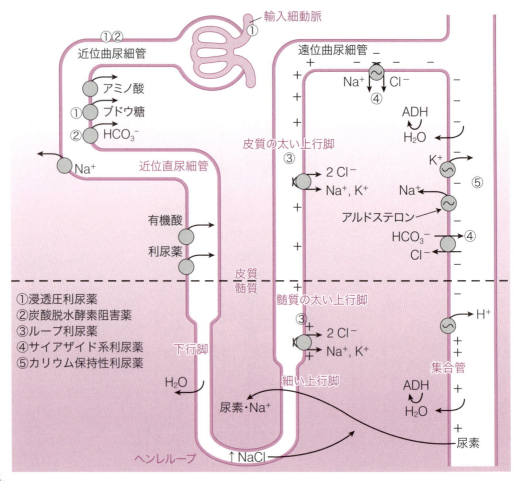

Figure 4.
ネフロン各部位でのイオン輸送と利尿薬の作用部位

なのである。このことが，Na$^+$排泄分画（部分排泄率）(fractional excretion of sodium：FENa)（％）を遠位部ネフロンによるNa$^+$再吸収量の指標としている所以である。

2. 血液側膜のNa, K-ATPaseはナトリウム再吸収の要

Na, K-ATPaseは間質/血管側の細胞膜（側底細胞膜；basolateral membrane）に存在し，濃度勾配に逆らってATPのエネルギーで細胞内Na$^+$濃度を低く，K$^+$濃度を高く維持する。Na$^+$能動輸送はNa, K-ATPaseによって可能になるので，それぞれの部位でのATP1分子により再吸収されるNa$^+$の分子量を知ることで，能動輸送とエネルギーを必要としない受動輸送の割合がわかる。近位尿細管ではNa$^+$9分子，ヘンレの太い上行脚では6分子，アルドステロン作用部位である遠位部ネフロンでは3分子である。Na, K-ATPaseは，1分子のATPあたり3分子のNa$^+$を輸送できる。すなわち大量のNa$^+$を再吸収する近位尿細管では能動輸送の2倍を受動輸送によって行うという，大量輸送に最適なエネルギー効率を有している。遠位部ネフロンではすべて能動輸送であることからアルドステロンの調節を全面的に受けることができ，塩分摂取量に応じてNa再吸収量の調節をこの部分が担うことになる。

3. GTバランスとGTフィードバックとは？

1) GTバランス

尿細管におけるNa再吸収量は流速に依存する。GFRの変化は近位尿細管を通過する流速の変化の影響を受ける。尿管腔に突出している絨毛（cilia）がその変化に対するセンサーとなって水Na

の再吸収量が調節され，それ以降のネフロンへの流速が一定に調節される。これが糸球体-尿細管バランス（GTバランス）である。ちなみにこのciliaに存在するPKD遺伝子の異常が，常染色体優性多発性囊胞腎（ADPKD）の原因である。

2）GTフィードバック

ヘンレの太い上行脚の最終部にMD細胞が局在する。MD細胞は輸入細動脈と輸出細動脈に糸球体外メサンギウム細胞を介して接しており，輸入細動脈壁にはレニンを分泌する顆粒細胞が控えている。これらを総称して傍糸球体装置（juxtaglomerular apparatus）と呼ぶ。

ここに接する尿細管腔への水-Na^+の流量が増加するとMD細胞の流速センサーであるNa^+-K^+-$2Cl^-$共輸送（NKCC2）が増加して「水Na流量の増加」を知らせる。その情報がレニン分泌とメサンギウム細胞の収縮につながり，GFRを低下させる。これを糸球体-尿細管フィードバック（GTF）と呼び，重要なGFR調節機序となっている。ちなみにループ利尿薬はヘンレの太い上行脚だけでなくMD細胞のNKCC2も抑制するので，GFRを低下させないとされる。

4. カリウム摂取増加は塩化ナトリウム再吸収を抑制

K^+摂取量によりNa^+再吸収量は変化する。K^+負荷は遠位曲尿細管におけるNCC活性を低下させ，この部位でのNa^+，Cl^-再吸収を抑制する。その結果，アルドステロン感受性の遠位部ネフロン（接合尿細管/皮質集合管）へのNa^+供給が増加し，この部位でENaCによるNa^+再吸収が増加することで管腔内荷電が陰性化してROMKによるK^+分泌が増加する。また，K^+負荷はアルドステロン分泌を増加させることで遠位部ネフロンにおけるこの過程を促進する。同時にアンジオテンシンⅡ（AngⅡ）の減少はNCCの抑制にもつながる。このためK^+負荷はK^+排泄を増加させるが，水Na$^+$再吸収にはむしろ抑制的に働く（アルドステロン・エスケープ）。逆に食事中K^+摂取量の低下はレニン分泌を促進し，NCCにおいてCl^-とともにNa^+の再吸収を促進する。このことが，食塩感受性高血圧に対して食事中K^+摂取量増加が有用である根拠となっている。

● ネフロンの部位によるナトリウム再吸収メカニズム

糸球体で濾過されたNa^+の再吸収は，60%が近位尿細管において，水とともにほぼ等浸透圧下で起こる。続くヘンレの太い上行脚で25〜30%が再吸収されることにより，遠位尿細管のMD細胞に到達するときにはすでに約90%が再吸収されていることになる。

このように大量の再吸収が行われるにもかかわらず，ここまでのネフロンではNa^+再吸収はあまり能動的な調節を受けていない。一方，残りの10%が再吸収される遠位尿細管以降の集合管にいたるネフロン（遠位部尿細管）では，アルドステロンの働きを受けて高度に調節されている。また，水もこのNa^+再吸収に伴いヘンレの上行脚にいたるまで，細胞間壁を通って受動的に再吸収され，そのあとの遠位部尿細管においてADHによる高度な調節を受けることになる（Figure 5）。

1. 近位尿細管（PT）

近位尿細管細胞は尿管腔側に刷子縁膜（brush border membrane）を有し，尿に接する入り組んだ絨毛が表面積を最高36倍にまで大きくしている。このミトコンドリアに富んだ絨毛は最初のS1セグメントが最長で，次第に短くなる。S1セグメントではNa^+との共輸送でグルコース，アミノ酸，リン酸などが再吸収され（10〜30%に寄与），最初の部分（S1）ではNa^+の動きにより尿管腔内が陰性に荷電する。こうして形成された電位差によって，Cl^-がNa^+と等量に細胞間を再吸収される。同時に尿管腔Na^+/H^+交換輸送（NHE3）と，炭酸脱水酵素と血管側Na^+-HCO_3^-共輸送の共演によってHCO_3^-再吸収が起こり，これ以降の尿管腔（S2，S3）を陽性に荷電する。

大量のNa^+，Cl^-が再吸収されるのはむしろこれ以降で，Na^+は形成された陽性荷電による電位差によって，Cl^-は濃度勾配によって，細胞間を通過する。細胞内を通過するNa^+は，血管側の細

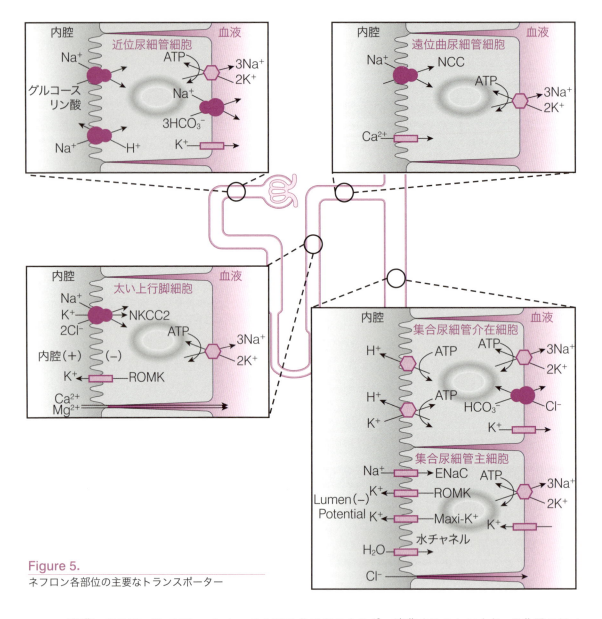

Figure 5.
ネフロン各部位の主要なトランスポーター

　胞膜にあるNa, K-ATPaseによってATP1分子をエネルギー消費することにより，3分子のNa$^+$を血液側に能動的に汲み出す。そうすることで細胞内のNa$^+$濃度を低く保って濃度勾配を形成し，尿側からのNa$^+$流入を維持する。一方，水は細胞間を通ってNa$^+$の動きとともに受動輸送される。claudin-2というチャネルが細胞間のtight junctionに存在して，そのゲートキーパーになっている。水とNa$^+$はほぼ等量再吸収されて等浸透圧を保ち，Cl$^-$も等量が細胞間と細胞内を通過して再吸収される。

　総体的にこの部位ではATP1分子の消費により9分子のNa$^+$が再吸収，すなわち受動輸送が2/3というネフロン間では，もっとも効率よく大量のNa$^+$輸送が行われている。

【影響を与える薬剤】
　　Na, K-ATPaseの抑制：ジギタリス
　　NHE3の抑制：炭酸脱水酵素阻害薬によって間接的に抑制される
　　Na$^+$-グルコース共輸送の抑制：SGLT2阻害薬

【Na⁺再吸収が抑制される病態】
　　Fanconi症候群，Sjögren症候群，Ⅱ型RTA，ほか

2. **ヘンレのループ（Loop of Henle）**
　　Na⁺や尿素の透過性は少なく，AQP1に富んで水透過性がすこぶる良いので，尿濃縮に重要な働きを有する。

3. **ヘンレの太い上行脚（TALH）**
　　近位尿細管同様に血液側膜にNa, K-ATPaseが存在し，尿管側膜にNHE3とNa⁺-K⁺-2Cl⁻共輸送（NKCC2）が存在して25〜30%のNa⁺再吸収を行っている。エネルギー効率はATP1分子の消費により6分子のNa⁺が再吸収され，近位尿細管の次に効率が良い。
　　尿管側膜にはK⁺チャネルがあって，NKCC2で再吸収されたK⁺を再度分泌してリサイクルする。血管側膜にはCl⁻チャネルがあって，Cl⁻の再吸収はこの部位では細胞内を通過して行われる。
　　ヘンレの太い上行脚の最終部に局在するMD細胞にはNKCC2が同様に存在し，この部位を通過するNa⁺，Cl⁻の流量が増えると，NKCC2活性が亢進してGTFを惹起させ，GFRを低下させる。ヘンレの太い上行脚のNKCC2を阻害するループ利尿薬は，MD細胞のNKCC2も抑制し，GTFも同時に抑制するのでGFRを低下させない。

【影響を与える薬剤】
　　NKCC2抑制：ループ利尿薬

【Na⁺再吸収が抑制される病態】
　　Bartter症候群，高Ca血症，アミノグリコシド中毒，ほか

4. **遠位曲尿細管（DCT）〜接合尿細管（CNT）〜集合管（CCD，OMCD）**
　　この部位では濾過されたNa⁺の6〜10%が再吸収される。
　　血管側ではNa, K-ATPaseが重要で，ATP1分子に対してNa⁺3分子が運搬されるなど，ほぼこの能動輸送によってNa⁺再吸収が行われるというもっともエネルギーを要し，調節を受ける部位である。
　　尿管側の再吸収は，遠位尿細管前半ではNaCl共輸送（NCC2）が主で，Na⁺はCl⁻とともに再吸収される。後半の集合管ではアルドステロンによって調節される主細胞にある上皮型Na⁺チャネル（ENaC）によって，K⁺と鏡面的に輸送されるようになる。そのため後半の部位はアルドステロン感受性遠位部ネフロン（ASDN）といわれ，大きくその調節を受けている。

【影響を与える薬剤】
　　NCC抑制：サイアザイド系利尿薬
　　ENaC抑制：K保持性利尿薬：トリアムテレン，アミロライド，スピロノラクトン，エプレレノン

【Na⁺再吸収が抑制される病態】
　　Ⅳ型尿細管性アシドーシス（RTA）

● アルドステロンの働き―アルドステロン・パラドックスとエスケープとは？

　　アルドステロンは，この遠位部ネフロンでNa⁺再吸収とK⁺分泌の促進という2つの働きを有している。にもかかわらず，循環血漿量の減少によってアルドステロン作用が増強する場合はK⁺分泌は促進されず（アルドステロン・パラドックス），K⁺負荷によってアルドステロン作用が増強する場合や，アルドステロン症の場合はNa⁺再吸収の増加を伴わない（アルドステロン・エスケープ）。

1. **アルドステロン・パラドックス**
　　循環血液量の低下はRAA系を刺激してアルドステロン分泌を増加させ，この部位でのENaCによるNa⁺再吸収を増加させるが，K⁺分泌の増加は生理的な状態では起こらない。同様に分泌が

増えるADHにもK$^+$分泌作用があると考えられるが，やはりNetでのK$^+$分泌の増加は起こらない。その機序として，第一にGFRの減少は近位尿細管における水Na再吸収を増やし，遠位曲尿細管への流速とNa$^+$供給量を低下させることで，K$^+$分泌には抑制的に働く。第二にアルドステロンと同時に増加するAng II は近位尿細管および遠位曲尿細管におけるNa再吸収を増加させるが，遠位曲尿細管以降のROMKを阻害することで，K$^+$分泌に関してはアルドステロンと拮抗的に働く。

2. アルドステロン・エスケープ

　急性にK負荷が増加すると，NCCのリン酸化が抑制されNa利尿に傾く。さらにK負荷が慢性化するとNCCの発現そのものが減少するが，代償性に接合尿細管・皮質集合管でのENaC活性がROMKとNa$^+$-K$^+$-ATPaseとともに増加して，この部位でのNa$^+$再吸収とK$^+$分泌がともに増加する。言い換えればNa$^+$再吸収の主役が，Cl$^-$再吸収とともに起こる遠位曲尿細管からK$^+$分泌と鏡面的に起こる接合尿細管・皮質集合管といったアルドステロン感受性部位に移行することで，Na$^+$とK$^+$のバランスが保たれる現象を示している。これがアルドステロンレベルは高くてもNa$^+$バランスが保たれる機序で，"アルドステロン・エスケープ"と呼ばれ，Ang II の抑制を伴うアルドステロン症でも同様に水Naバランスを保つ。

● 尿濃縮機構

1. 血漿浸透圧の上昇による抗利尿ホルモンの分泌（Figure 3）

　体液からの水の喪失は血漿浸透圧を上昇させ，渇水中枢を刺激して喉の渇きとなって飲水行動を促す。血漿浸透圧の上昇は浸透圧受容体を刺激して，下垂体からの抗利尿ホルモン（ADH；バソプレシンとも呼ばれる）の分泌を促し，腎におけるV$_2$受容体を介して水チャネルAQP2を誘導し尿濃縮が促進される。ADH濃度は等浸透圧では0.5〜5 pg/mL程度だが，総体液量の2％以内の変化で3倍にまで増加する。この程度のADHの分泌は貯蔵量に比してわずかなのですぐに補充されるが，心虚脱状態では圧受容体を介してADH濃度が100倍にまで跳ね上がることから貯蔵は容易に枯渇してしまう。これが，ショックが維持されるひとつの機序になっている。

2. ヘンレループによって形成される腎髄質の溶質濃度勾配

　尿が濃縮される原理は，皮質部を走るネフロン部位では水と溶質が等量で再吸収され，それが髄質部を通過するときに水のみが再吸収されて尿が濃縮されることにある。この濃縮には，髄質部の間質で高い尿素濃度が保たれることが必須になる。そのために，この部位の尿細管周囲を網の目のように走行する血管（vasa recta）は下方に向かってヘアピンカーブを形成しており，向流の原理（ペンギンの脚が凍らない原理）によって血漿浸透圧がループの先端ほど高く維持されることになる。このメカニズムにより，間質中の溶質が髄質部ではwash outされずに浸透圧勾配を形成できることになる。なおヘンレループの長さには細い上行脚を有しない外側髄質部に限局する短いものと細い上行脚を有する内側髄質部にまで達する長いものがある。後者はより尿濃縮に寄与する。

3. ネフロン各部位における水と溶質の透過性の違いによって可能になる尿濃縮

　以上を達成するために，①皮質部に存在する近位尿細管では細胞内（水はAQ1によって輸送）と細胞間（tight junctionが不在であることにより）を通って，水は溶質（おもにNa$^+$，Cl$^-$）とともに自由に再吸収される。②ヘンレの細い下行脚からループにかけては，水の透過性（AQ1が存在）は維持されるも溶質は通過できないために髄質部間質が高浸透圧であれば尿が下方に向かうほど浸透圧が高くなる。③ヘンレの太い上行脚にはAQ1はないために水は細胞内を通過できないが，NKCC2により尿細管から間質へのNa$^+$，Cl$^-$の再吸収が起こることで髄質部間質の浸透圧の上昇が起こる。こうして皮質部から髄質部に浸透圧勾配があまりエネルギーを使わずに形成され，このメカニズムにより最大尿濃縮能である1,200 mOsm/Lのうちの半分が達成される。この向流の原

理により尿濃縮が起こるメカニズムを対向流増幅系（counter current multiplication）と呼ぶ。そしてネフロン最終部の集合管で尿濃縮が最終的に調節される。すなわち集合管では，溶質はtight junctionのclaudin-2の存在により通過できないが，ADHによりAQP2が誘導されるときのみ水が細胞内を通って再吸収され，尿濃縮が起こることになる。

4. 尿素によって形成される髄質部間質での浸透圧勾配

尿濃縮のためには髄質深部のヘンレループに向かい，それを囲む間質において浸透圧勾配をつくる必要があるが，その浸透圧を形成するのは50％がNa^+で，残りの半分が尿素である。尿素は糸球体でほとんど濾過され，その30〜50％が排泄される（FEUN＝30〜50％が正常値）。その再吸収のうちの75％は近位尿細管で行われ，ここを通過することで尿中尿素濃度は血漿中濃度よりも約50％濃くなる。この部位での尿素再吸収はNa輸送に依存し，ADHには依存しない（すなわち尿濃縮の有無とは独立している）。尿素再吸収がADHによって変化するのは，そののちのヘンレの細い下行脚（ロング・ループにのみ存在）とネフロン最終部にある内側髄質部集合管（inner medullary collecting duct：IMCD）である。IMCDには尿管側の細胞膜に尿素輸送系のUT-A1が存在し，ADHはAQP2を尿管側膜に誘導するだけでなく，UT-A1を刺激して尿素の再吸収，すなわちこの内側髄質部間質における尿素の濃度を最大限に増加させる。この浸透圧勾配により水はAQP2を通って再吸収され，尿が濃縮されることになる。この尿素によってつくられた浸透圧勾配はIMCDと並行して下降するヘンレの細い下行脚での水再吸収も引き起こし，遠位部ネフロンに到達する尿中の尿素濃度を高くする。

参考文献

a) Palmer LG, et al：Integrated control of Na transport along the nephron. Clin J Am Soc Nephrol 10：676–687, 2015
b) Itzchak N, et al：Disorders of sodium balance. Brenner and Rector's The Kidney, 10th ed, pp390–459, 2016（epub）
c) Berl T, et al：Disorders of water metabolism. Comprehensive Clinical Nephrology, 5th ed, pp94–110, 2015
d) Danziger J, et al：Osmotic homeostasis. Clin J Am Soc Nephrol 10：852–862, 2015
e) Weiner ID, et al：Urea and ammonia metabolism and the control of renal nitrogen excretion. Clin J Am Soc Nephrol 10：1444–1458, 2015

Column 2.

Beer Potomania

珍しい低Na血症の原因として1976年に報告された。

アルコール依存症のとくに高齢者に起こりやすい病態で，Na^+の含有量の少ないビールを1日12缶から20缶以上（3,500〜7,000 mL），ほかの食事を取らずに飲むことで起こっている。ドイツでは20 Lもビールだけを飲んで起きた例もあるようである。高齢者は濃縮能だけでなく希釈能も低下しているのでとくに起こりやすい。

だいたい普通は塩分を取らずにそんなにビールを飲む気にならないもので，体はよくわかっているということである。

Column 3.

皮下ナトリウムプール

　Na^+ は細胞外液量を決定するもっとも重要な浸透圧物質である。これまで，全身の細胞外液内の Na^+ は摂取量の変化によりすぐに均衡に達すると考えられていたが，最近になって皮下 Na プールの存在が明らかにされたことで，そうではないことがわかってきた。皮下 Na プールは局所のマクロファージが浸透圧受容体となって調節されており，腎での Na^+ 排泄量がすぐには反映されない。このことが Na^+ 摂取量と尿中 Na^+ 排泄にタイムラグを生じさせると考えられている。また塩分過剰摂取による血圧上昇や浮腫の発生に，この皮下 Na プールの存在が関与していると考えられるようになっている[1]。

引用文献
1) Titze J, et al：Spooky sodium balance. Kidney Int 85：759–767, 2014

Column 4.

海水を飲むと脱水になり高ナトリウム血症を起こすのはなぜだろう

　面白い例題が成書[1] に紹介されている。

　海水はおよそ 1,200 mOsm/L の NaCl を含んでいる。したがってこれを 1 L 飲んだ場合，尿を最大限 1,200 mOsm/L まで濃縮すれば脱水にはならないはずである。しかしながらこの濃縮の半分，すなわち 600 mOsm/L は実は尿素で排泄されなければならない。したがって 1,200 mOsm の NaCl を排泄するにはさらに 0.5 L の尿量，すなわち 1.5 L の水分量の摂取が必要になるので，1 L の海水を飲むたびに 0.5 L ずつ脱水になり，血清 Na 濃度は急速に上昇することになる。

　ちなみにヒトの 10 倍近く尿を濃縮できる砂漠に住んでいるマウスは，海水では脱水にならないことになる。

引用文献
1) Hall J：Urine concentration and dilution；regulation of extracellular fluid osmolarity and sodium concentration. Guyton and Hall Textbook of Medical Physiology, 13th ed, pp371–387, 2016

Part I. 生体の水電解質調節機構

Chapter 3.
血清カリウム濃度調節機構

> **Essence**
> 1. インスリンおよびカテコラミンは，ともに平滑筋細胞のNa,K-ATPaseを刺激し，細胞内へK$^+$をさらに移行させる。カテコラミンはβ$_2$受容体を介するので，β$_2$受容体作動薬は血清K値を下げ，遮断薬は逆に上げる作用がある。
> 2. 高AG性アシドーシスで有機酸（OH$^-$）が血中に増加すると，細胞膜のH$^+$-OA$^-$共輸送によって細胞内にH$^+$が増加する。これがNa$^+$/H$^+$交換輸送とNa$^+$-HCO$_3^-$共輸送を増加させて細胞内Na$^+$が増加，その結果Na,K-ATPase活性は亢進してK$^+$の細胞内への移行が増加する。一方，正AG性アシドーシスではその反対に，細胞外H$^+$増加とHCO$_3^-$減少により細胞内へのNa$^+$取り込みが減少して，Na,K-ATPase活性は抑制され，K$^+$は細胞外へ移行する。
> 3. 尿細管におけるK分泌量の増加は，①K摂取量の増加による直接的およびアルドステロン分泌を介したROMKチャネル活性増加，②Na$^+$供給量増加による遠位部ネフロン尿管腔側の陰性荷電形成，③尿流速増加による遠位部ネフロンでのMaxi-Kチャネルの活性化，④ADHによるROMK刺激，にまとめられる。したがって生理食塩液の点滴静注によりK$^+$排泄は増加し，とくにSIADHではADHの存在下でその傾向が強くなる。

　血清K濃度を調節しているのは細胞内外でのK$^+$のシフトと腎であり，酸塩基平衡と密接に結びついて調節されている。調節ホルモンで重要なのはアルドステロンであり，細胞内外のシフトにはインスリン，カテコラミンの働きが重要である。正常例では消化管からのK排泄は少ないが，下痢，嘔吐などの病態はK喪失が起こる重要な原因となる。

● 細胞内外のカリウムシフトと酸塩基平衡の調節

1. 細胞内外でのカリウムシフト（Figure 1）
　細胞内外のK$^+$シフトのキーはATPのエネルギーによって，濃度勾配に逆らい3個のNa$^+$を細胞外へ排泄する代わりに2個のK$^+$を細胞内へ能動輸送するNa, K-ATPase活性にある。この活性は細胞内Na$^+$濃度に強く依存する。インスリンおよびカテコラミンは，ともに平滑筋細胞のNa, K-ATPaseを刺激する。カテコラミンはβ$_2$受容体を介するのでβ$_2$受容体作動薬は血清K値を下げ，遮断薬には逆に上げる作用がある。α受容体作動薬には血清K値をあげる作用がある。

2. 代謝性アシドーシスにおける細胞内外のカリウムシフト（Figure 2）
　代謝性アシドーシスでは細胞内外のK$^+$シフトが起こるが，その方向は正アニオンギャップ（AG）性と高AG性で異なる。正AG性アシドーシスではK$^+$は細胞内から細胞外へ移行する。その理由としては，正AG性では細胞外にH$^+$が増加（HCO$_3^-$が減少）することで，細胞内にNa$^+$を輸送するNa$^+$/H$^+$交換輸送と，Na$^+$-HCO$_3^-$共輸送が低下して細胞内Na$^+$が減少し，Na, K-ATPaseの抑制およびK-Cl共輸送の増加により血清K値が上昇することがあげられる（Figure 2-A）。一方，有機酸（陰イオン）が増加する高AG性アシドーシスでは細胞外に増加した有機陰イオンOA$^-$が

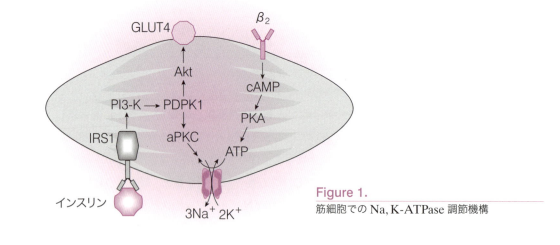

Figure 1.
筋細胞でのNa, K-ATPase調節機構

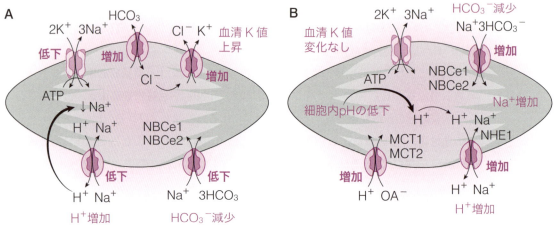

Figure 2.
正アニオンギャップ性（A）と高アニオンギャップ性（B）代謝性アシドーシスにおける血清カリウム濃度上昇効果の違い

H⁺とともに細胞内に流入することにより細胞内H⁺濃度の増加が起こり，それがH⁺/Na⁺交換輸送とNa⁺-HCO₃⁻共輸送を増加させることで細胞内Na⁺が正AG性とは逆に増加する。このためにNa, K-ATPaseが刺激されK⁺は細胞内に取り込まれる（Figure 2-B）。

● ネフロン各部位におけるカリウム調節機構

尿細管におけるK⁺調節は，その90％が再吸収される近位尿細管からヘンレ上行脚までではなく，残りの10％が輸送される遠位曲尿細管とそれに続く集合尿細管において行われる。K⁺分泌量の増加は，①K⁺摂取量の増加によるアルドステロン分泌量の増加および直接的なKチャネルのROMK活性の増加，②遠位尿細管・集合尿細管へのNa⁺供給量増加による尿管腔側の陰性荷電形成，③遠位尿細管・集合管での尿流速増加によるもう1つのKチャネルであるMaxi-Kの活性化，④ADH分泌促進，にまとめられる。

1. 近位尿細管（PT）

この部位でK⁺は受動輸送で再吸収される。K⁺は，前半部で細胞間を通って水と一緒に再吸収（この輸送形式をsolvent drugと呼ぶ）され，後半部では細胞間の電位差が－から＋に傾くために，その電位差に乗って，細胞間を通って再吸収される。この部位での電解質や有機物質の輸送に必要な

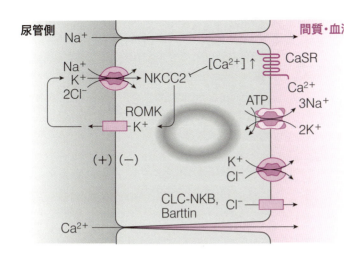

Figure 3.
ヘンレ上行脚における K^+，Na^+，Cl^- 輸送と CaSR による調節
血液側細胞膜の側底細胞膜には CaSR があり，血清 Ca^{2+} 濃度の上昇はこの CaSR を介して細胞内の Ca^{2+} 濃度を増加させ NKCC2 活性を阻害する。

エネルギーは，血液側の Na, K-ATPase が細胞内 Na^+ をより低く保つことによって供給される。

2. ヘンレ上行脚（TALH）（Figure 3）

この部位では ROMK と NKCC2 活性が K^+ を再吸収する。血液側にある Na, K-ATPase（アルドステロンにより刺激）により濃度勾配に逆らって，K^+ は Na^+ と交換に血液側から細胞内に取り込まれる。尿管側にある Na^+-K^+-$2Cl^-$ 共輸送系（NKCC2）（ループ利尿薬が特異的に抑制）はこれら3イオンを尿から細胞内に再吸収するが，再吸収された K^+ の90%は再び ROMK という K チャネル（Kir1.1，KCNJ1 とも呼ぶ）を通って尿管側に分泌され，NKCC2 を回す原材料となるだけでなく（K リサイクル），尿管側を＋に荷電することで，多くの K^+ は細胞間を通って血液側に再吸収されることになる。NKCC2 の活性はこの部位に運ばれてくる尿中の Na^+，Cl^- 濃度に依存している。また尿流の増加に反応して細胞内の ATP が増加し，続いて細胞内 Ca^{2+} 濃度が上昇して一酸化窒素（NO）と 20-HETE（20-Hydroxyeicosatetraenoic acid）を増やすことで，NKCC2 活性に負のフィードバックがかかる。

3. 遠位尿細管（DCT）・接合尿細管（CNT）・皮質集合管（CCD）（Figure 4）

この部位で最終的な K^+ 分泌量が決定される。

1）ENaC による陰性荷電形成と Na^+ 供給量/流速の増加が K^+ 分泌を促進する

遠位尿細管全般で尿管側に ROMK が存在し，K^+ 分泌を行う（NKCC2 が存在しないので K リサイクルはされない）。この K^+ 分泌を促進するのは遠位尿細管後半から皮質集合管にかけて増えてくる上皮性 Na チャネル（ENaC）（アルドステロンが刺激して Na^+ を再吸収）で，これにより Na^+ 再吸収が起こって尿管側がマイナス荷電され，この部位への尿流が増加する。ヘンレ上行脚以降のこの部位の尿管側での Na^+ 供給量，または尿の流速が増加すると，この部位全般では流速に機械的に反応して K^+ 通過を起こす Maxi-K（BK とも呼ぶ）といったチャネルが誘導されることで，K^+ 分泌が増加する。すなわちフロセミドで NKCC2 を阻害すると，より多くの Na^+ がこの部位に流れてきて ENaC による再吸収が増加し，それによってさらに尿管側がマイナスに荷電し，ROMK を通って K^+ 分泌が増加するとともに流速の増加により Maxi-K が開いて，K^+ 分泌が増加する。

2）アルドステロンと Ang II は相加的に ENaC 活性を促進（Figure 5）

アルドステロンは ENaC 活性を促進することで Na^+ 再吸収を増やすが，Ang II も相加的に ENaC 活性を促進する。ただし，原発性アルドステロン症や K 負荷のように Ang II の増加が起こらない状態ではこの相加的な ENaC 活性亢進はなく，Ang II による NCC 活性促進も起こらない

Chapter 3. 血清カリウム濃度調節機構

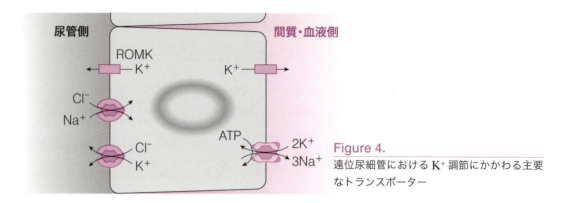

Figure 4.
遠位尿細管におけるK^+調節にかかわる主要なトランスポーター

ので，総体的にアルドステロンによるNa再吸収作用はキャンセルされる（アルドステロン・エスケープ）。逆にAng IIが増加する脱水などの病態ではNa$^+$再吸収が促進される一方，ROMKによるK$^+$分泌はAng IIによって抑制されるのでK$^+$排泄は増加しない（アルドステロン・パラドックス）。

3）高カリウム食

K負荷の増加は（例：高K食）直接にアルドステロン分泌を促進するだけでなく，アルドステロンを介さずに直接ROMKの数も増やすことが知られている。このためにK$^+$分泌の増加がみられる。一方，急なK負荷では，細胞内Ca^{2+}の増加によりCAM/CaN系を介してNCCの脱リン酸化が促進される。カルシニューリン阻害薬がこの系を抑制することで高K血症を起こす機序と考えられる。

4）ADHはK$^+$分泌を増加させる

ROMKはADHによってK$^+$分泌を増加させることから，抗利尿ホルモン分泌異常症（syndrome of inappropriate secretion of antidiuretic hormone：SIADH）において生理食塩液を付加すると血清K値が低下する。ただしこのK$^+$分泌作用は先に述べたENaCによる陰性荷電形成とNa$^+$供給量/流速の増加が前提なので，あくまで生理食塩液の付加が必須となる。尿中K$^+$排泄量の評価は，K$^+$分泌以降に尿が髄質集合管で濃縮されるので尿浸透圧で補正する必要がある。この補正した値をTTKG（Trans Tubular K Gradient）と呼ぶ。

5）K$^+$分泌は高カルシウム血症で亢進し，高マグネシウム血症で抑制される

高Ca血症で血清K値が下がるのは，この部位でCa感知受容体（Calcium-sensing receptor：CASR）を介してROMKが開くためで，CASRの機能獲得型変異（gain-of-function mutation）によるV型Bartter症候群はNa再吸収の抑制に伴って尿中K$^+$排泄が増加し，低K血症をきたす。一方，Mg^{2+}はROMKでK$^+$の通過をブロックする働きがあるために，高Mg血症は高K血症の原因となる。逆にK$^+$分泌の増加は陽性荷電を生み出してMg^{2+}再吸収を促進する。すなわちK$^+$とMg^{2+}はお互いに逆方向に動く。いずれも血液側の細胞膜にあるNa, K-ATPaseがそのエネルギーを供給する。管腔側にあっては遠位曲尿細管1ではNCCが，遠位曲尿細管2ではENaCがNa$^+$再吸収を司り，そのことで形成された管腔内陰性荷電によりROMKを介してK$^+$分泌が増加する。同様に管腔側に存在するK$^+$-Cl$^-$共輸送はNCCによって再吸収されたCl$^-$を使ってK$^+$分泌を行う。このため管腔内にCl$^-$が減少すると（再吸収されにくい陰イオンであるSO$_4^-$，PO$_4^-$，HCO$_3^-$などが増加する病態など）この輸送体によりK$^+$分泌が増加する。

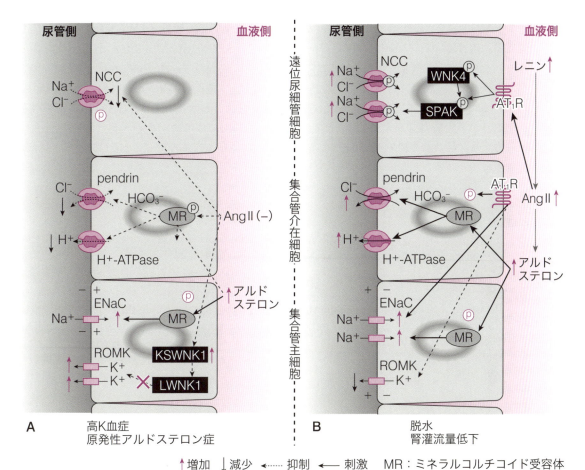

Figure 5.
アンジオテンシンⅡによるアルドステロン作用の調節
A：アンジオテンシンⅡが増加しない場合（アルドステロン・エスケープ）
B：アンジオテンシンⅡが増加する場合（アルドステロン・パラドックス）

カリウム負荷時の遠位部ネフロンでのNa$^+$およびK$^+$輸送の調節機序

1. ミネラルコルチコイド受容体（MR）の活性化（Figure 5）

　　集合管ミネラルコルチコイド受容体（MR）の活性化（脱リン酸化）には，介在細胞においてはAngⅡが必要だが主細胞では不要である。Figure 5-Aに示すようにAngⅡが低い状態では主細胞のMRのみ脱リン酸化を受けてアルドステロンにより活性化されENaC活性が増加し，ROMKを通してK$^+$分泌が増加する。Figure 5-Bで示すように脱水などのAngⅡが増加する病態ではアルドステロンは主細胞のENaCだけでなく，介在細胞のH$^+$-ATPaseとCl$^-$/HCO$_3^-$（pendrin）活性も刺激して管腔内はより陽性に荷電するために，K$^+$分泌の増加を伴わない。一方，AngⅡ増加を伴わないアルドステロン症や高K血症では，主細胞のみでその作用が発現し，ENaCの活性化とそれに伴うROMKからのK$^+$分泌の増加が起こる。

2. 低塩食と高カリウム食によるNa$^+$再吸収とK$^+$分泌の調節機序

　　Figure 5-Bで示すように脱水や低Na食ではAngⅡはAT$_1$R（アンジオテンシン受容体1）を介

して細胞内にシグナルを伝え，WNK4（with-no-lysine kinases K4）とLWNK1のリン酸化を促進する。WNK4のリン酸化はNCCの抑制を抑制し，SPAK（Ste20-related proline–alanine-rich kinase）のリン酸化も促進することでNCCの数の増加とともにリン酸化が促進される。高K食ではAngⅡは増加しないためにアルドステロンだけではNCCのリン酸化は促進されない。アルドステロンはENaCを促進するが，これと相殺されてしまう。しかしROMKを抑制するLWNK1はKSWNK1が増加することで抑制され，ROMKは増加してK$^+$分泌は増加する。

一方，急なK負荷では細胞内Ca^{2+}の増加によりCAM/CaN系を介してNCCの脱リン酸化が促進されるということが報告された。カルシニューリン阻害薬がこの系を抑制することが高K血症を起こす機序と考えられる[1]。

引用文献
1) Shoda W, et al：Calcineurin inhibitors block sodium-chloride cotransporter dephosphorylation in response to high potassium intake. Kidney Int 91：402–411, 2017

参考文献
a) Palmer BF：Regulation of potassium homeostasis. Clin J Am Soc Nephrol 10：1050–1060, 2015
b) Rastegar A：Attending rounds：patient with hypokalemia and metabolic acidosis. Clin J Am Soc Nephrol 6：2516–2521, 2011
c) DuBose TD：Disorders of acid-base balance. Brenner and Rector's The Kidney, 10th ed, pp511–558, 2016

Part I. 生体の水電解質調節機構

Chapter 4.
酸塩基調節機構

> **Essence**
> 1. 正常では，体内に有機酸が増加すると腎での酸排泄増加は起こらず，体内で還元されてCO_2と水として呼気から排泄される．しかしながら，肉に由来するS含有酸性アミノ酸を摂取したときのみに，腎からの酸排泄の増加がみられる．
> 2. 投与されたHCO_3^-の95%は約25分で細胞外液（ECF）に分布し，その1/3が細胞内でおもにNa^+/H^+交換輸送による緩衝を受ける．この結果，K^+の細胞内への取り込みが起こる．pHが7.4以上0.1増加することで，K^+は0.4～0.5 mEq/L減少する．
> 3. 〈HCO_3^-再吸収〉糸球体で濾過されたHCO_3^-は，尿中に分泌されたH^+と結合してH_2CO_3を形成したあとCO_2と水に分解される．CO_2は細胞内に拡散され，水と反応してH_2CO_3に再合成されたあと再びH^+とHCO_3^-に分解される．このH^+はNHE_3とH^+-ATPaseによって尿中に再び分泌され（リサイクル），HCO_3^-は血管側膜にあるNBCE1によってNa^+とともに血液側に再吸収される．
> 4. 〈NH_3産生とHCO_3^-再生〉近位尿細管細胞で，1分子のグルタミンから2分子のNH_4^+と2分子のHCO_3^-が再生される．そのうちNH_4^+はNHE_3によって尿管腔へ分泌され，髄質で$NKCC_2$によって再度細胞内へ取り込まれる．そこでH^+と別れ，再びNH_3となって間質・血液中へ放出される．放出されたNH_3は髄質集合管から尿中に分泌され，H^+と再結合してNH_4^+となって尿中に排泄される．

● 酸塩基調節のダイナミズム

1. 有機酸の還元はHCO_3^-の再生を伴う

人体は体内に有機酸が増加すると，それを還元してH_2OとCO_2とし，呼吸により体外に排泄して酸を中和する．その一方で，H_2CO_3を産生することでHCO_3^-の再生を等モルのH^+発生とともに行う．例えば乳酸（H lactate）は以下の式のように還元されてCO_2を産生し，同時にHCO_3^-を再生する．

$$\text{H lactate} + HCO_3^- \rightarrow \text{lactate}^- + H_2CO_3 \rightarrow H_2O + CO_2, \quad H_2O + CO_2 \rightarrow HCO_3^- + H^+$$

2. HClの増加は生理的には起こらない

一方，非生理的な体内でのHClの増加は有機酸と違ってCl^-が置換されないので，腎からH^+とともに直接排泄されなければならない．

3. 尿中酸排泄が増加するのは肉食だけである

ネフロンにおけるH^+排泄およびNH_4^+の産生と排泄は，生理的な状態では糸球体から濾過されるHCO_3^-の再吸収のために行われている．すなわち消化吸収により摂取された酸や代謝の過程で生じる酸は，腎臓からの酸排泄の増加を伴わずに中和される．尿中の酸H^+排泄が増加するのはS含有酸性アミノ酸（肉類に含まれる）を摂取したときのみで，菜食主義者ではH^+の腎排泄増加は起こらない．このタイプのアミノ酸は肝臓でグルコースに代謝される過程でH^+を発生するが，中性

Table 1. 酸塩基異常とそれに伴う代償機転（Dubose, 2016 より引用改変）[3]

基本的な異常	主要な病態	pHへの効果	代償性変化	代償の範囲	代償の限界
呼吸性アシドーシス	肺胞低換気（↑PCO_2）	↓	↑腎でのHCO_3^-再吸収	急性：Δ$[HCO_3^-]$ mEq/L =+1×（Δ$PaCO_2$/10）	$[HCO_3^-]$ =38 mEq/L
				慢性Δ$[HCO_3^-]$ mEq/L =+2.5〜5×（Δ$PaCO_2$/10）	$[HCO_3^-]$ =45 mEq/L
呼吸性アルカローシス	肺胞過換気（↓PCO_2）	↑	↓腎でのHCO_3^-再吸収	急性：Δ$[HCO_3^-]$ mEq/L =−2×（Δ$PaCO_2$/10）	$[HCO_3^-]$ =18 mEq/L
				慢性：Δ$[HCO_3^-]$ mEq/L =−4〜5×（Δ$PaCO_2$/10）	$[HCO_3^-]$ =15 mEq/L
代謝性アシドーシス	HCO_3^-欠乏またはH^+過剰	↓	肺胞過換気（↓PCO_2）	PCO_2 ↓ =1.5$[HCO_3^-]$+8（±2 mmHg）	PCO_2 =15 mmHg
代謝性アルカローシス	HCO_3^-過剰またはH^+欠乏	↑	肺胞過換気（↑PCO_2）	PCO_2 ↑ =0.7$[HCO_3^-]$ mmHg	PCO_2 =55 mmHg

アミノ酸はH^+の発生も還元も行わず，ジカルボキシアミノ酸はH^+を還元する。

4. 肉食の功罪

こうしたことから肉食が多い西洋型食事を続けることが，骨粗鬆症や腎結石のリスクとなっているというコホート研究が報告されている。また肉類には高頻度に亜硝酸Naやリン酸Naが添加されており，これらのアシドーシスに対する効果も含まれている可能性がある。一方で，酸産生性アミノ酸の成長ホルモン/IGF1を介した骨形成効果や，腸管におけるCa^{2+}吸収促進作用などの良い効果も報告されており，単純に可否は決められそうもない[1, 2]。

5. 代謝性アシドーシスと代謝性アルカローシス

このように体内のH^+は等モルのHCO_3^-によって還元されるが，こうした体内での処理能力を超える有機酸，またはHClが体内に増加するとHCO_3^-に負のバランスが生じてくる。この病態が代謝性アシドーシスである。一方で，消化管または腎からH^+がCl^-とともに喪失される病態が代謝性アルカローシスである。

● 呼吸性と代謝性の酸塩基調節における相互作用

1. $PaCO_2$変化に伴う代償機転（Table 1）[3]

病的な要因で血液中のCO_2濃度が急激に変化すると血液pHは数分で変化するが，緩衝系により血液中のHCO_3^-濃度の変化は少ない。$PaCO_2$が10 mmHg上昇すると$[HCO_3^-]$は1 mEq/L増加し（急性呼吸性アシドーシス），10 mmHg低下すると$[HCO_3^-]$は2 mEq/L低下する（急性呼吸性アルカローシス）。生理的な範囲での$PaCO_2$の変化では，4〜5 mEq/L以上の$[HCO_3^-]$変化をもたらさない。

しかしながら$PaCO_2$減少が慢性に持続すると，近位尿細管と遠位部尿細管で，H^+排泄の減少とHCO_3^-再吸収の減少が数時間から数日で起こる（慢性呼吸性アルカローシス）。その結果，$PaCO_2$の10 mmHg低下に対し$[HCO_3^-]$は5（4〜5）mEq/L減少する。また赤血球からのClシフト，体液減少，腎での再吸収増加により血中Cl濃度が増加する。

慢性呼吸性アシドーシスでは，$PaCO_2$が10 mmHg上昇すると$[HCO_3^-]$は4（2.5〜5）mEq/L増加する。またCO_2貯留が高度だとHCO_3^-の再吸収および産生が過剰に発生し，アルカローシスに傾く場合がある。典型例では睡眠時無呼吸症候群で睡眠中にCO_2とHCO_3^-の両方が貯留した

のちに，覚醒でPaCO$_2$は速やかに減少するが，HCO$_3^-$は高濃度でしばらく維持されアルカローシスを示す．

呼吸性アシドーシスが慢性化すると，近位尿細管と遠位部尿細管でのH$^+$分泌増加とNH$_4^+$分泌増加が起こる．しかしながら高K血症が併存すると，その腎調節は減弱する．またCO$_2$貯留は近位尿細管でのNa$^+$，Cl$^-$再吸収を抑制し，その結果体液減少に傾く．

2. 代謝性アシドーシスの呼吸性代償

代謝性アシドーシスによる呼吸性のPaCO$_2$低下は，以下の式で予測できる．

$$PaCO_2 = 1.5\,[HCO_3^-] + 8\,(\pm 2\,mmHg)$$

簡単には血清[HCO$_3^-$]濃度+15で予測できる（pH 7.2〜7.5で有効）．

3. 代謝性アルカローシスに伴う変化

投与されたHCO$_3^-$の95％は約25分で細胞外液（extracellular fluid：ECF）に分布し，その1/3が細胞内でおもにNa$^+$/H$^+$交換輸送により緩衝を受ける．少量は乳酸（H lactate）産生とCl$^-$/HCO$_3^-$交換輸送も関与している．この結果，K$^+$の細胞内への取り込みが起こるが，それはpHが7.4から0.1増加することでK$^+$が0.4〜0.5 mEq/L減少する程度である．いずれにしろ細胞内の塩基の緩衝機能は酸のそれに対し弱い．これが代謝性アシドーシスに対する重炭酸Naの急速な投与が細胞内のアシドーシスをもたらすと考えられている根拠で，とくに腎障害時と呼吸不全時に顕著となる．

● 腎における酸塩基コントロール（Figure 1）

1. 近位尿細管におけるHCO$_3^-$再吸収（Figure 2）

糸球体から濾過される4,000〜5,000 mEqのHCO$_3^-$の約90％はPTで再吸収を受ける．このHCO$_3^-$は，管腔側（尿側）にあるNa$^+$/H$^+$交換輸送（NHE3）とH$^+$-ATPaseによって尿管側に分泌されたH$^+$と結合して，炭酸（H$_2$CO$_3$）を形成する．炭酸はそのままでは細胞膜を通過できないので，IV型炭酸脱水酵素（CA IV）によってCO$_2$と水に分解される．このCO$_2$はPT細胞内に自由に濃度勾配で拡散して入り，水と反応して炭酸に再合成される．炭酸はII型炭酸脱水酵素（CA II）によって細胞内で再びH$^+$とHCO$_3^-$に分解される．このH$^+$が先のポンプによって尿中に分泌され，同時にHCO$_3^-$は血管側膜にあるNa$^+$-HCO$_3^-$共輸送（NBCE1）によってNa$^+$とともに血液側に再吸収される．したがって，この部位でのHCO$_3^-$再吸収はほかのアミノ酸やグルコース，リン酸と同様にNa$^+$再吸収に伴って行われる．このNa$^+$再吸収のエネルギー源は血管側膜にあるNa, K-ATPaseである．

2. 遠位部ネフロンでの酸排泄機構（Figure 3）

遠位部ネフロンではH$^+$排泄とHCO$_3^-$再吸収による酸塩基の，最終的な調節を行っている．H$^+$排泄のこの部位での主要なポンプは皮質集合管のA型介在細胞の管腔側にあるH$^+$-ATPaseとH$^+$, K$^+$-ATPase（H$^+$分泌とK$^+$再吸収）で，分泌されたH$^+$はNH$_3$または滴定酸（おもにリン酸）と結合して排泄されるが，アシドーシスに対して増加するのはおもにNH$_4^+$である．細胞内に入ったCO$_2$は炭酸を形成し，CA IIによりH$^+$とHCO$_3^-$に分解される．HCO$_3^-$は血液側にあるCl$^-$/HCO$_3^-$交換輸送（AE1）により，Cl$^-$と交換に血液側へ再吸収される．このCl$^-$は尿管側にあるClチャネル（A11）によって尿に分泌される．B型介在細胞は皮質集合管と髄質集合管の両方に分布するA型と異なり，おもに皮質集合管に局在し，管腔側にあるCl$^-$/HCO$_3^-$（pendrin）によってCl$^-$と交換にHCO$_3^-$を尿に排泄する．この部位でHCO$_3^-$減少と引き換えに増加した細胞内のH$^+$は，血液側のH$^+$-ATPaseによって血液側に排泄される．このようにA型とB型介在細胞では，H$^+$とHCO$_3^-$の輸送する方向が逆になっている．アルドステロンはこの部位でのNa$^+$再吸収，H$^+$

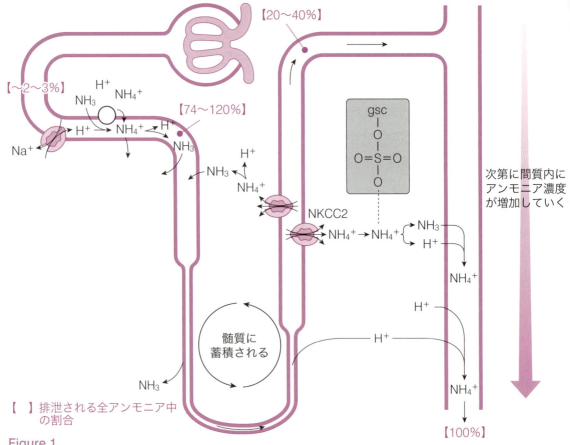

Figure 1.
ネフロンにおけるアンモニアの産生と集合管での酸分泌の仕組み
近位尿細管で産生された NH_4^+ の50%は尿管腔に排泄され，髄質部ヘンレの太い上行脚の NKCC2 により K^+ の代わりに再吸収される。そこで NH_3 と H^+ に分解されたあとに NH_3 は髄質間質をへて集合管から尿中に排泄され，そこで分泌された H^+ と再度結合して管腔側膜を通過できない NH_4^+ となって尿中に排泄される。

排泄，HCO_3^- 再吸収に主要な調節を担っている。

3. アンモニア産生と HCO_3^- 再生

1）近位尿細管（Figure 4）

尿中に排泄される NH_3 はすべてが腎臓でつくられ，アンモニア濃度は腎静脈中が腎動脈中よりも高い。近位尿細管細胞内で1分子のグルタミンから2分子の NH_4^+ と，同時に等量の HCO_3^- が産生される。したがって NH_3 産生は H^+ 分泌の促進による HCO_3^- の再吸収と再合成の両方で，アルカリを増加させることになる。NH_3 は拡散で細胞膜も通過するが，アンモニウムイオン NH_4^+ は H^+ または K^+ の能動輸送体（おもにNHE3とNKCC2）によって細胞膜を通過する。グルタミンは管腔側を B^0AT-1が，側底細胞膜をSNAT3が細胞内に取り込む。

2）髄質部ヘンレの太い上行脚（medullary thick ascending limb of Henle：mTALH）（Figure 5）

つくられた NH_4^+ の50%はNHE3（Na^+/NH_4^+ 交換輸送としても働く）によって尿側へ分泌され，残りは NH_3 として拡散によって血中へ移動し，肝臓で尿素に代謝される。細胞内に H^+ が増加すれば，より NH_4^+ は増え，いっそう尿中へ分泌されることになる。分泌された NH_4^+ は髄質部ヘンレの太い上行脚にあるNKCC2（フロセミドが阻害する）によって再吸収されて，細胞内で H^+ と NH_3 に戻る（Figure 5）。したがってこの髄質部ヘンレの太い上行脚では細胞内が酸性に傾くが，

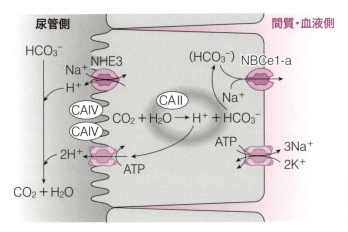

Figure 2.
近位尿細管における HCO_3^- 再吸収の仕組み

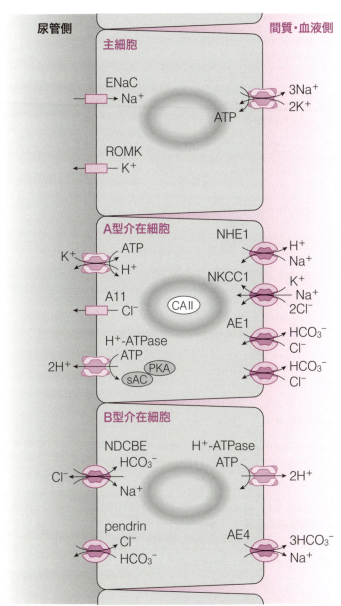

Figure 3.
集合管の主要なポンプ
集合管（皮質集合管，髄質集合管）には3種類の細胞があり，酸排泄を担うのはA型介在細胞（A-intercalated cell）で，B型介在細胞（B-intercalated cell）は HCO_3^- 排泄，主細胞（principal cell）はアルドステロンの作用部位でNaチャネル（ENaC），Kチャネル（ROMK）を有し，ADHの作用する水チャネル（AQP2）を有する。

Chapter 4. 酸塩基調節機構

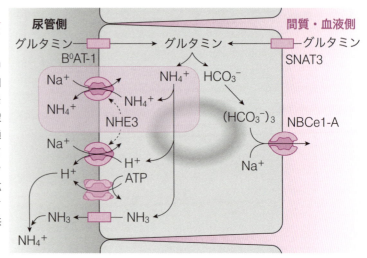

Figure 4.
近位尿細管細胞におけるアンモニアとHCO$_3^-$合成
グルタミン酸（Gln）は血中および尿中からNa-アミノ酸共輸送により近位尿細管細胞内に取り込まれ，2分子のアンモニウムイオン（NH$_4^+$）と2分子の重炭酸を産生する。NH$_4^+$は尿管側細胞膜を通過できないのでNHE3輸送体によってH$^+$の代わりに分泌される。一方，アンモニア（NH$_3$）は尿中に血液側同様に拡散で排泄される。血液側はNH$_3$/NH$_4^+$ともに拡散で通過できるので髄質部へ供給される。

B^{0}AT-1：Na-dependent neutral amino acid transporter-1,
SNAT3：sodium-coupled neutral amino acid transporter-3

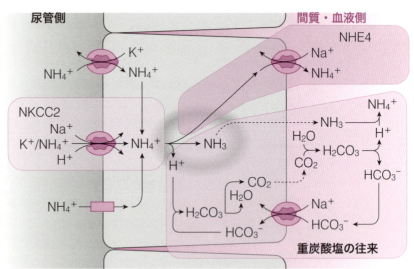

Figure 5.
太いヘンレの上行脚におけるNH$_4^+$の再吸収と髄質間質への供給

側底細胞膜から吸収されたHCO$_3^-$とH$_2$CO$_3$を形成することで中和される。

3）髄質集合管（Figure 6）

NH$_3$は側底細胞膜を介して髄質間質に移行し，髄質で隣接する集合管に拡散したのちに尿中にRh proteinによって分泌される。この分泌されたNH$_3$は，集合管のA型介在細胞の管腔側にあるH$^+$-ATPaseによって分泌されたH$^+$と結合して，再度NH$_4^+$となり尿中へ排泄されることになる。

4）尿細管性アシドーシス

NH$_3$は近位尿細管での酸排泄機構に異常があってもそのまま尿中に排泄されるが，遠位ネフロンでの酸排泄機構に異常があると細胞膜に透過性が悪いNH$_4^+$が形成されず，尿中に排泄されなくなる。またアンモニア産生には酸の分泌だけでなくHCO$_3^-$の再生の役割もあるため，近位尿細管細胞の障害はHCO$_3^-$再吸収だけでなくその再生も障害することになる。

4．アンモニア産生の調節

代謝性アシドーシスでは筋肉におけるタンパク異化の亢進によりグルタミンの腎への供給が増

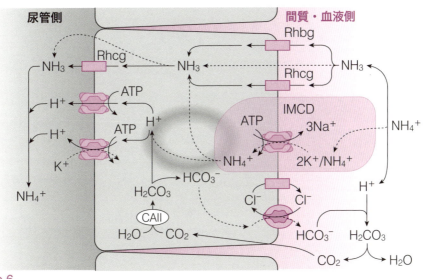

Figure 6.
髄質集合管での間質からの NH_4^+ の取り込みと NH_3 の分泌による H^+ 排泄

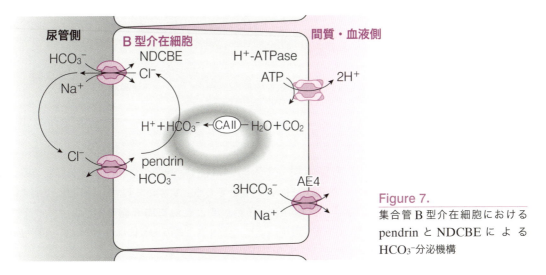

Figure 7.
集合管B型介在細胞における pendrin と NDCBE による HCO_3^- 分泌機構

え，アンモニア産生が増加して酸排泄を促進する．低K血症では HCO_3^- 合成が増加して代謝性アルカローシスを惹起し，アンモニア排泄が増加する．小児では，低タンパク食＋低K血症で窒素バランスが負になることが知られている．糖質コルチコイドはアシドーシスによって増加するアンモニア排泄を刺激し，タンパク異化を促進することでグルタミン供給を増加させる．高タンパク食，とくに肉食では酸排泄が増えることでアンモニア産生が増加する．消化管出血で血液尿素窒素（blood urea nitrogen：BUN）が増加するように，溶血によるヘモグロビンの放出は同様に腎におけるアンモニア産生を増加させる．

5. HCO_3^- 分泌機構-Pendrin（Figure 7）

一方，代謝性アルカローシスに対しては，近位尿細管での HCO_3^- 合成の抑制と，集合管のB型介在細胞にある Cl^-/HCO_3^- 交換輸送（NDCBE）による HCO_3^- の分泌によって代償される．

集合管B型介在細胞の管腔側には Cl^-/HCO_3^- 交換輸送（pendrin）と，運搬する方向が逆の Na^+ を再吸収することで動く Cl^-/HCO_3^- 交換輸送がある．Cl^- をこの2つのトランスポーターがリサイクルしながら，pendrin2サイクルに対し1サイクルのNDCBEの回転により，結果的に1モル

Chapter 4. 酸塩基調節機構

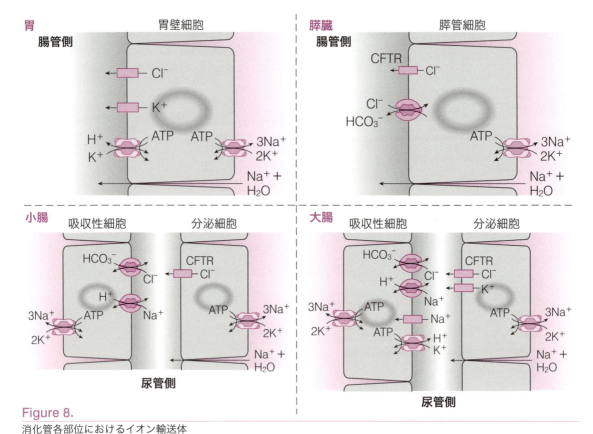

Figure 8.
消化管各部位におけるイオン輸送体
CFTR：cystic fibrosis transmembrane regulator

のNa$^+$とCl$^-$の細胞内への取り込みに対して2モルのHCO$_3^-$を電位中和的に分泌している。この輸送のためのエネルギーは血液側膜のH$^+$-ATPaseである。すなわちH$^+$を血液側に排出することで細胞内のHCO$_3^-$濃度が上昇し，pendrinを動かすとともに血液側のHCO$_3^-$/Na$^+$交換輸送（AE4）によってNa$^+$を血管側に汲み出す。それによって，この部位にはないNa,K-ATPaseの代わりに細胞内Na$^+$濃度を低く維持してNDCBEを動かしている。

　pendrinは遺伝子欠損によるPendred症候群からその機能が明らかにされてきた。pendrinは代謝性アルカローシスで賦活化され，アシドーシスでは抑制を受ける。また，pendrinの抑制はこの部位でのNDCBEによるNa$^+$，Cl$^-$再吸収を抑制し，体液減少の原因となる。一方，体液減少によりRAA系が賦活化されるとAng IIはpendrinを増加させる。最近になってpendrinは主細胞のENaC活性に必要なことが明らかになりつつあり，アシドーシスによるENaC活性低下はpendrinを介していると考えられるようになった。またNCCだけでなく，NDCBEもサイアザイド系利尿薬によって抑制されることが明らかになった。pendrinを標的とした拮抗薬が開発されたことでさらにその研究が進んでいる。pendrin拮抗薬とサイアザイド系利尿薬の併用はNa$^+$，Cl$^-$利尿を促進しないが，フロセミドにpendrin拮抗薬を加えるとさらに利尿が亢進する。このように，集合管介在細胞における酸塩基調節とNa$^+$，Cl$^-$再吸収調節は密接に連携して動いている。

● 腎臓外での酸塩基コントロール

1. 消化管の役割（Figure 8）

　消化管においては水，Na$^+$，Cl$^-$，HCO$_3^-$の分泌および再吸収が行われており，体内で酸の還元

に必要なHCO₃⁻は消化管からの再吸収によるものである。ただし，消化管以外における酸塩基異常の代償機転への寄与に関しては明らかでない。ほとんどすべての腸管において血管側は尿細管同様にNa,K-ATPaseが存在し，エネルギー源となっている。そのうえでH⁺を分泌する胃と大腸においては，管腔側にH⁺, K⁺-ATPaseがK⁺をリサイクルするKチャネルが存在し，H⁺分泌とK⁺の吸収を行っている。一方，HCO₃⁻を分泌して腸管内をアルカリにする膵臓と小腸には，Cl⁻/HCO₃⁻交換輸送とCl⁻をリサイクルするCFTR Cl⁻チャネルが存在する。

消化管においては1日に7～8 Lが消化液として，いったんは分泌されたのちに水，Na⁺, Cl⁻, HCO₃⁻ともにほとんどが再吸収される。したがって病態や体外へのドレナージはこれらの喪失につながる。まず胃液は0～2 L/日排泄される。Cl⁻を120～150 mEq/L含有するために，嘔吐や胃管によるドレナージではCl喪失性アルカローシスを呈する。次に膵液，胆汁から小腸に至るまで多くのHCO₃⁻が分泌され，腸内容のアルカリ化が行われる。膵液・胆汁は1～2 L/日，小腸ではやはり1～2 L/日が分泌される。このため回腸に形成するイレオストミーからのドレナージにはHCO₃⁻が15～30 mEq/L含まれており，水分の喪失とともに，K⁺排泄の増加をあまり伴わない正AG性代謝性アシドーシス（正～高K血症）を呈することになる。また大腸では通常は0.15 L/日程度の水分排泄だが，感染性下痢ではその量は3 L，分泌性下痢では20 L/日にまで増えることがある。感染性下痢でHCO₃⁻は10 mEq/L，K⁺は15～20 mEq/L含まれており，分泌性下痢ではHCO₃⁻は20～75 mEq/Lと，より多く失われることになる。その結果K⁺排泄の増加を伴う正AG性代謝性アシドーシス（低K血症）を呈することになる[4]。

2. 骨のバッファーとしての役割

骨基質はHCO₃⁻とリン酸を大量に含有するhydroxyapatiteからできており，体内における重要な緩衝系となっている。代謝性アシドーシスにより骨吸収が亢進しCaCO₃として放出され，尿中にはCa²⁺排泄の増加がみられる。実際にその増加に見合う腎からの酸排泄の増加がみられないことから，相当量が骨の緩衝系に貢献していると考えられる[5]。

引用文献

1) Heaney RP：Protein intake and bone health：the influence of belief systems on the conduct of nutritional science. Am J Clin Nutr 73：5–6, 2001
2) Rizzoli R, et al：Dietary protein and bone health. J Bone Miner Res 19：527–531, 2004
3) Dubose TD Jr：Disorders of acid-base balance. Brenner and Rector's The Kidney, 10th ed, 2016
4) Gennari FJ, et al：Acid-base disturbances in gastrointestinal disease. Clin J Am Soc Nephrol 3：1861–1868, 2008
5) Lemann J Jr, et al：Bone buffering of acid and base in humans. Am J Physiol Renal Physiol 285：F811–832, 2003

参考文献

a) Dubose TD Jr：Disorders of acid-base balance. Brenner and Rector's The Kidney, 10th ed, pp511–557, 2016
b) Soleimani M, et al：Pathophysiology of Renal Tubular Acidosis: Core Curriculum 2016. Am J Kidney Dis 68：488–498, 2016
c) Hamm LL, et al：Acid-Base Homeostasis. Clin J Am Soc Nephrol 10：2232–2242, 2015
d) Weiner ID, et al：Urea and ammonia metabolism and the control of renal nitrogen excretion. Clin J Am Soc Nephrol 10：1444–1458, 2015
e) Krapf R, et al：Clinical syndromes of metabolic acidosis. Seldin and Giebisch's The Kidney, 5th ed, pp2049–2112, 2012
f) Moe OW, et al. Clinical syndromes of metabolic alkalosis. Seldin and Giebischs The Kidney, 5th ed, pp2021–2048, 2012

Part I. 生体の水電解質調節機構

Chapter 5.
ヘモダイナミクスと腎臓

> **Essence**
>
> 1. 腎動脈には心拍出量の1/5もが流れ込む。そののち輸入細動脈に流入する段階で血圧が1/2に低下し，さらに輸出細動脈では1/3に低下して，この圧較差が糸球体濾過量（GFR）を生み出す。髄質ではvasa rectaが尿細管をカゴのように包み，血流に向流を形成する。髄質では血流が皮質の10〜15％と減少して，尿濃縮のための間質濃度勾配を維持するのに有利な血管構造になっている。
> 2. 血圧の低下は輸入細動脈内の腎血流量（RBF）の低下を起こして交感神経系を刺激し，エピネフリンによるβ_1受容体刺激によりレニンを分泌させるとともに，輸入細動脈を収縮させる。レニンはAng IIを増加させ輸入輸出細動脈ともに収縮させるが，後者をより収縮させることでRBFを維持する。
> 3. 血圧の上昇に対しては，RBFが増加して遠位尿細管への流量とNa^+，K^+，Cl^-供給を増やすことで，MD細胞のNKCC2を介してNa,K-ATPaseを活性化し，傍糸球体装置でのアデノシン産生を増加させる。アデノシンはA_1受容体を介して傍糸球体メサンギウム細胞内Ca^{2+}を増加させ，輸入細動脈を収縮およびレニン分泌を抑制してRBFとGFRに負のフィードバックをもたらす。
> 4. Ang IIのAT_1受容体を介した作用は，PLCβ/PKCを介した血管収縮，交感神経系刺激，ADH分泌刺激，アルドステロン分泌のほかにもMAPKを介した細胞増殖迷入，線維化，酸化ストレスと，細胞にとっては破壊的に働く一方，もう1つのAT_2受容体はこれらに拮抗し，2つのバランスによって"fly or fight"に対応している。

● 腎におけるヘモダイナミクスの特徴

　　腎血流量（renal blood flow：RBF）は心拍出量の20％に及び，1〜1.2 L/分となる。その血流は糸球体に入る輸入細動脈（afferent arteriole）では血圧が半分程度まで下がり，輸出細動脈（efferent arteriole）ではさらに1/3以下に低下し，その圧力の差がGFRを調節していく。腎臓の中で血流の分布は，その血管構造の違いにより異なる。腎皮質は糸球体と尿細管への血流を担保することで髄質に比して酸素消費量は多く，ほとんどの腎血流を利用している。髄質部はvasa rectaを形成し，皮質の10〜15％程度の血流しかないが，この血流の少なさを利用し，この部位で向流（counter current）を形成して尿濃縮と希釈のための間質の濃度勾配を形成する。髄質には血流が少ないとはいえ肝臓や静止状態の筋肉と同程度の血流であることからも，腎血流が多いことを表している（Figure 1）。血圧の調節は血管抵抗，心拍出量，腎における水Na再吸収の調節によって行われている。腎におけるヘモダイナミクスは，低血圧や循環血液量の低下から交感神経系，RAA系および神経内分泌系を守っている。

● GFRの自動調節のメカニズム

　　RBFおよびGFRはFigure 2に示すように，正常な血圧の範囲では一定に保たれるように自動

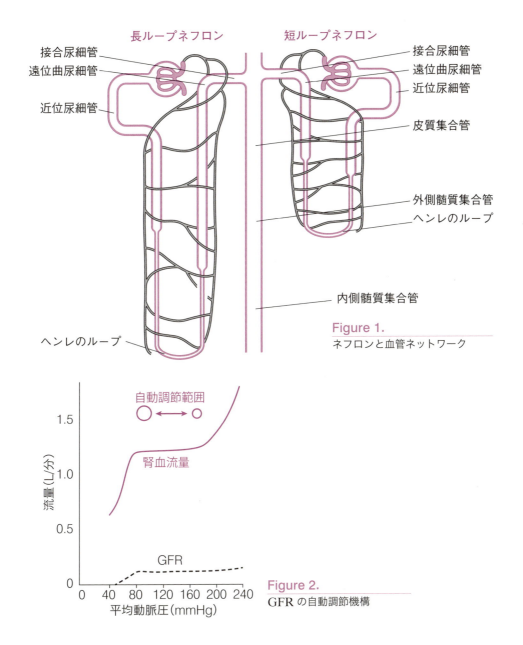

Figure 1.
ネフロンと血管ネットワーク

Figure 2.
GFR の自動調節機構

調節されている。

　GFR は輸入細動脈および輸出細動脈の血管抵抗と糸球体基底膜の透過性すなわち糸球体濾過係数（Kf）を調節することで一定に保たれている。交感神経系や Ang Ⅱ は血管抵抗を増加させることと Kf を低下させることで GFR を減少させ，NO や血管拡張性プロスタグランジンはこれに拮抗して GFR を増加させる（Table 1）。

1. 腎灌流圧の低下からの防御

　血圧の調節と GFR の調節は相互の連携で行われ，血圧低下に伴って優位になる血管収縮系の因子と，血圧上昇に伴って優位になる血管拡張系のシステムが，常に相互にフィードバックをかけながら調節を行っている。血圧の低下によって腎灌流圧が低下すると，Figure 3 で示すように血管拡張系を下方調節して輸入細動脈を拡張する。一方で，血管収縮系は上方調節して輸出細動脈を収縮（抵抗増加）させ，糸球体内の静水圧（P_{GC}）と血流量を増加させる。これらの調節系は血管だけ

Chapter 5. ヘモダイナミクスと腎臓

Table 1. 糸球体濾過量調節系における外的調節因子の役割

	増加	減少
輸入細動脈抵抗	インスリン，腎交感神経系，Ang II（AT₁R），ET-1（ETₐR）	NO，血管拡張性 PG（PGE₂ ほか）
Kf（糸球体濾過係数）	NO，血管拡張性 PG（PGE₂ ほか）	腎交感神経系，Ang II（AT1R），ET-1（ETₐR），TX
輸出細動脈抵抗	腎交感神経系，Ang II（AT₁R），ET-1（ETₐR）	NO，血管拡張性 PG（PGE₂ ほか），インスリン，ET-1（ET_BR）

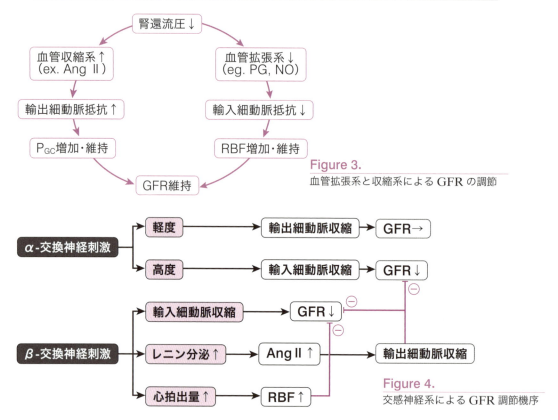

Figure 3. 血管拡張系と収縮系による GFR の調節

Figure 4. 交感神経系による GFR 調節機序

でなくメサンギウム細胞や足突起などにも働きかけて，Kfを変化させることによってもGFRを調節する．

2. 血圧の低下に対する反応

　血圧の低下は輸入細動脈内の腎血流量の低下によって交感神経系を刺激し，エピネフリンによるβ₁受容体刺激により顆粒細胞からレニンを分泌させるとともに輸入細動脈を収縮させる．レニンは，血管収縮そのものの物理的な変化によっても分泌され，Ang II の産生を促す．Ang II は輸入，輸出細動脈ともに収縮させるが，後者をより収縮させることでRBFを維持し，GFRの低下を防ぐ．Ang II による血管収縮作用は，輸入細動脈においては一酸化窒素（NO）やプロスタグランジン（PG）などの自らがその産生を刺激する内因性血管拡張物質により，常に負のフィードバックがかかるようになっているが，輸出細動脈にはそうした拮抗作用はなく，Ang II は輸出細動脈をより収縮させる働きを有する．また血圧低下に伴う交感神経系の賦活化はノルエピネフリンによるα受容体刺激において，その刺激が少ない場合は輸出細動脈を収縮させてGFRを保ち，例えばショックのような激しい刺激は輸入細動脈を収縮させてGFRを低下させる（Figure 4）．

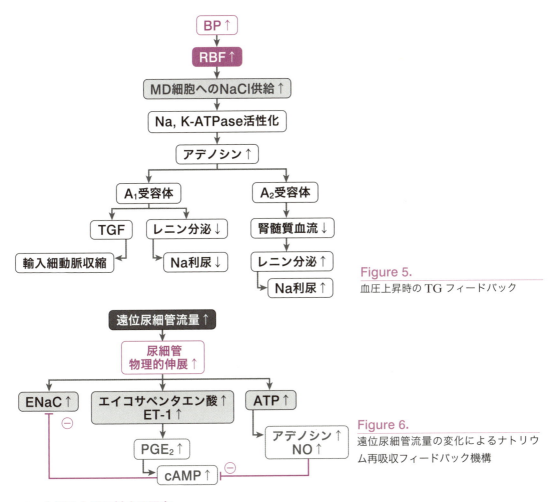

Figure 5.
血圧上昇時のTGフィードバック

Figure 6.
遠位尿細管流量の変化によるナトリウム再吸収フィードバック機構

3. 血圧の上昇に対する反応

一方，血圧の上昇に対しては，RBFが増加して遠位尿細管，MD細胞への流量とNa^+，K^+，Cl^-供給を増やすことで，NKCC2を介してNa, K-ATPaseを活性化し，この部位の細胞内外でのアデノシン産生（AMPから）を増加させる。アデノシンはA_1受容体を介して糸球体外メサンギウム細胞内のCa^{2+}濃度を増加させ，輸入細動脈を収縮およびレニン分泌を抑制してRBF低下，GFR低下をもたらす。これを尿細管糸球体フィードバック（TGF）と呼ぶ。アデノシンのA_2受容体はこれとは逆に腎髄質の血流を減少させ，その結果レニン分泌が増加してNa利尿を促進することで，A_1受容体の作用に拮抗的に働く（Figure 5）。

4. 尿細管流量による調節（Figure 6）

最終的な水Na^+再吸収を決定するアルドステロン感受性部位の集合管でも，内因性血管拡張因子によるフィードバック機構が存在する。この部位への尿細管流量の増加は尿細管を拡張し，この物理的な変化がENaCを活性化させてNa^+再吸収を増加させる。一方，この物理的な刺激は同時にNO，エイコサペンタエン酸，エンドセリン-1（ET-1），ATPの産生と，これらによって産生が亢進するPGE_2の集合管での産生を増加させ，ENaC活性を抑制する。

● 腎臓のヘモダイナミクスを調節する因子

1. アンジオテンシンⅡ（AngⅡ）

AngⅡのAT_1受容体は血管だけでなくメサンギウム細胞，足突起細胞，毛細管内皮細胞にも存

Table 2. アンジオテンシンIIの働き

アンジオテンシンII受容体	増強される作用	優位で起こる作用
AT₁受容体	血管収縮，交感神経刺激，アルドステロン分泌，ADH分泌，細胞肥大作用，細胞増殖作用，線維化作用，酸化ストレス	腎有害効果
AT₂受容体	血管拡張，NO放出，抗増殖作用，抗肥大作用，抗線維化作用	腎保護効果

Table 3. エンドセリンの働き

エンドセリン-1受容体刺激	作用
ET_A 受容体	腎血管収縮，メサンギウム細胞収縮
ET_B 受容体	腎血管拡張，Na利尿（ENaC抑制），水利尿（ADH作用抑制）

在しており，そのKfを低下させてGFRを抑制する。そしてAng IIは近位尿細管でのNa, K-ATPaseの誘導，遠位尿細管におけるNCC活性の亢進およびアルドステロン分泌亢進による集合管でのENaCによるNa⁺再吸収を増加させることで，循環体液量を維持しようと働く。有効循環血液量の低下や血圧低下に対するAng IIの反応は迅速だが，それによって分泌が刺激されるアルドステロンによるNa再吸収の増加には1〜2時間を要する。

　Ang IIのAT₁受容体を介した作用は，phospholipase C（PLCβ）/protein kinase C（PKC）を介した血管収縮，交換神経系刺激，ADH分泌刺激，アルドステロン分泌のほかにもmitogen activated protein kinase（MAPK）を介した細胞増殖迷入，線維化，酸化ストレスと，細胞にとっては破壊的に働く一方，もう1つのAT₂受容体はこれらに拮抗し，2つのバランスによって"fly or fight"に対応していると考えられる（Table 2）。

2. エンドセリン（ET）（Table 3）

　Ang IIの作用を調節していると思われるもう1つのプレーヤーはエンドセリンである。エンドセリンは21のアミノ酸からなるペプチドで，腎臓を含めた心血管系に広く分布し，3種類のアイソフォームET-1，ET-2，ET-3からなる。腎臓の血管系でもっとも多いのはET-1で，おもにET_A受容体とET_B受容体からなり，前者はおもに血管系にあって血管収縮を，後者はおもに集合管細胞にあってNOおよびPGE₂を介した血管拡張とNa利尿をもたらす。ET_B受容体の刺激はPKCおよびNOSを介したNOによる，ENaC抑制によってNa利尿を結果する。またPLCおよびPKC賦活化は，V₂受容体を介したADH作用をブロックすることで水利尿も起こす[1]。

3. 交感神経系

　腎にはTh12〜L4から供給される交感神経が分布している（副交感神経系は腎には存在しない）。血圧の低下を大動脈弓，頸動脈洞，輸入細動脈にある圧受容体が察知し，交感神経を刺激して血管収縮を促す。Gタンパク共役型受容体（GPCRs）が血管平滑筋細胞，メサンギウム細胞などに分布し，エピネフリンおよびノルエピネフリンによるα₁受容体交感神経刺激により輸入，輸出細動脈の収縮を起こすほか，Ang II，バソプレシン，ET-1，platelet activating factor，ロイコトリエンの作用も媒介する。α₁受容体交感神経刺激は近位尿細管にも分布していて，ノルエピネフリンの刺激によりNa⁺再吸収を促進する。β₁受容体の刺激は先に述べたようにレニン分泌を促す（Figure 4）。

4. アルギニン・バソプレシン（AVP）

　AVPは抗利尿ホルモンADHの主要成分で，血漿浸透圧の上昇，有効循環血液量の低下，血圧の低下に素早く反応して下垂体後葉から分泌される。血漿浸透圧の上昇を感知するのは視床下部に

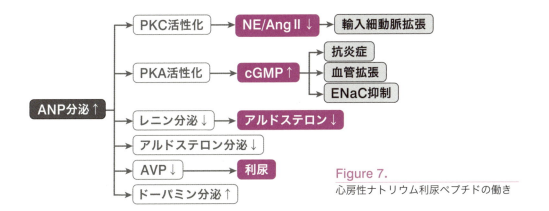

Figure 7.
心房性ナトリウム利尿ペプチドの働き

ある浸透圧受容体で，わずか1％の血漿浸透圧の変化を感じとることができる。血漿浸透圧が280〜290 mOsm/Lを閾値として，それ以上に上昇すると急峻なAVP濃度の上昇がみられる。次に有効循環血液量の低下は，左心房と肺静脈にある受容体によって察知されてAVPを分泌させる。この刺激は浸透圧刺激よりも強い。血漿浸透圧が低下しても血管内ボリュームが減少するとAVPが分泌され，低浸透圧すなわち低Na血症を結果する。SIADHの機序にもなる。そしてもっとも強力なAVP分泌のトリガーは血圧低下であって，大動脈弓と頸動脈洞にある圧受容体が察知して，10〜1,000倍までの濃度のAVPを放出する。この高濃度ではAVPは血管収縮因子として，とくに腎外側皮質部でその作用を発揮する。血管平滑筋細胞，メサンギウム細胞，vasa rectaにV_{1a}受容体があり，ここを介して，AVPはこれらの細胞を収縮させることができる。そしてAVPは輸出細動脈を収縮させるが輸入細動脈には作用しないので，GFRが維持される。V_{1a}受容体を介したAVPの血管収縮作用はPLC/PKCを介するが，集合管における水再吸収の促進はV_2受容体を介して行われ，その信号伝達系はcAMP/Protein kinase A（PKA）を介している。

5. 心房性Na利尿ホルモン（ANP）（Figure 7）

Na利尿ホルモンは25〜32個のアミノ酸からなるペプチドホルモンで，ANPのほかにB（またはbrain）型Na利尿ホルモン（BNP）などがある。ANPはおもに心房の拡張や容量負荷により分泌され，BNPは心室が拡張すると分泌される。ほかにも多くの種類がみつかっている。これらのペプチドは血管平滑筋細胞cGMP産生を増加させて動脈と静脈を拡張するほか，抗炎症作用や抗細胞増殖作用も仲介すると考えられている。またPhospholipase Cを介してノルエピネフリンの作用を競合的に，Ang IIの作用を非競合的に抑制して血管拡張を行う。ANPは分泌されると速やかにGFRと糸球体濾過量（GFR/RPF）を増加させ，おそらく髄質血流を増加させてNa利尿を起こす。ANPはほかにもレニン分泌とアルドステロン分泌の抑制作用も報告されており，髄質血流の増加と相まって集合管でのNa^+再吸収を抑制して，Na利尿を起こすと考えられる。

6. プロスタグランジン（PG）（Figure 8）

血圧低下や虚血といったストレスが加わるとノルエピネフリン，Ang II，AVPといった血管収縮因子が分泌され作用するが，それらから腎を保護するためにGPCRsを介してPKAが活性化される。この活性化はcyclooxygenase-1を介してPGE_2，PGD_2，PGI_2を産生することで血管が拡張し，さらに集合管におけるENaCが抑制され，水Na再吸収が減少する。キニンもPKAを活性化し，同様の作用を発現する。一方，病的な状態ではcyclooxygenase-2が活性化されトロンボキサンA_2（TXA_2）およびPGF_2が増加し，血管収縮，血小板凝集，GFR低下をきたす。

7. ドーパミン（DA）（Figure 9）

ドーパミンはカテコラミンとして脳ニューロン，または副腎髄質でおもに産生される。NaCl負

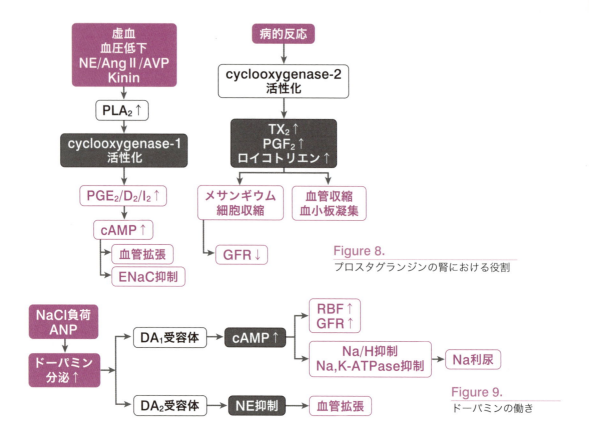

Figure 8. プロスタグランジンの腎における役割

Figure 9. ドーパミンの働き

荷やANPはドーパミンの産生を増加させるが、その腎臓における作用はcAMP産生（PLA/PKA）を増加させるDA₁受容体を介して血管を拡張し、RBFとGFRを増加させる。DA₁受容体は近位尿細管と髄質部ヘンレの太い上行脚（mTALH）にあって、前者のNHE₂と後者のNa, K-ATPaseを抑制してNa再吸収を低下させる働きを有する。もう1つの受容体のDA₂受容体は神経シナプスに存在して、ノルエピネフリンの分泌を抑制する。DA₂受容体は相補的にDA₁受容体を刺激して、ドーパミンはノルエピネフリン、Ang II、アルドステロンによる抗Na利尿作用に拮抗する。ドーパミンのこうした作用は非代償性心不全に対する利尿薬治療との低用量（1〜5μg/kg/分）の併用が、利尿と平行してRBFおよびGFRの低下を防ぐ働きが期待されて、いくつかのRCTが行われている[2]。

引用文献

1) Kohan DE：Endothelin and collecting duct sodium and water transport. Barton M, et al, eds. Endothelin in Renal Physiology and Disease. pp94–106, 2011
2) Xing F, et al：A meta-analysis of low-dose dopamine in heart failure. Int J Cardiol 222：1003–1011, 2016

参考文献

a) Mcilroy D：Renal Physiology, Pathophysiology, and Pharmacology. Miller's Anesthesia, 8th ed, pp545–588.e7, 2015

Part I. 生体の水電解質調節機構

Chapter 6.
カルシウム，リン，マグネシウム調節機構

Essence

1. Ca^{2+}再吸収量の70％を担う近位尿細管では水・Na^+再吸収によってできたCa^{2+}濃度勾配と管腔内陽性荷電により，また，20％を担うヘンレ太い上行脚ではNKCC2とROMKによってつくられる管腔内陽性荷電により，細胞間隙を通って再吸収される。残り8％を担う遠位尿細管では，管腔側のTRPV5と側底細胞膜にあるPMCAおよびNCXによって，血液側へ能動的に再吸収される。

2. 血清Ca^{2+}が低下すると副甲状腺ホルモン（PTH）が血中に分泌され，①近位尿細管におけるリン再吸収の抑制と1α-水酸化酵素の刺激による1,25D産生促進，②遠位尿細管におけるCa^{2+}再吸収の促進，③骨吸収の促進，によりCa摂取不足による血中Ca^{2+}濃度の低下を正常化する。

3. FGF23は食事によるリン摂取量が増えると骨細胞から分泌され，近位尿細管におけるリン再吸収を抑制する。PTHの作用と異なるのは1α-水酸化酵素の抑制と24-水酸化酵素の刺激による1,25D産生の抑制にある。

4. Mg^{2+}再吸収の20％を担う近位尿細管ではCa^{2+}と同様にNa^+再吸収に正相関して細胞間隙を受動輸送される（サイアザイド系利尿薬が促進）。70％と多くが再吸収されるヘンレの太い上行脚ではNKCC2によって生じる管腔内陽性荷電により，細胞間隙を通過する（フロセミドが抑制）。5％を担う遠位尿細管ではKv1.1によって尿中に分泌されるK^+による管腔内陽性荷電によってTRPM6（EGFが促進）を通ってMg^{2+}は細胞内へ入る。

● 血清カルシウム濃度調節機構

1. カルシウムの役割とCa^{2+}代謝の概要（Figure 1）

　　全身のCa含有量は1～1.2 kgでその99％は骨に，残りのわずか1％が細胞内および細胞外に分布している。骨中のCaの1％は骨吸収により血液との間に交換されている。このため，骨中のCaは常に新しくされており，血中Ca^{2+}濃度調節にも重要な働きをしていると思われる。細胞内外の細胞膜を介したCa^{2+}の移動は膜電位を生じるだけでなく，細胞内Ca^{2+}濃度を微妙に変化させることで種々の情報伝達系を動かし，神経伝達，筋収縮，ホルモン分泌，細胞間接着などに重要な働きを調節している。

　　このCa調節機構は進化の過程で獲得されてきたものである。魚などの海中に棲む生物は，海水中に塩と同様に豊富に存在するCaを，体内にいかに少なく保つかという機構が発達している。その役割を果たすのがカルシトニンで，血中Ca^{2+}濃度を低く保つ働きを有する。したがってウナギや鮭のように海水と淡水を行き来する動物ではこのカルシトニンの産生が活発で，治療に使われるカルシトニンはこれらから採取したものである。一方，陸に棲む動物は常にCa欠乏の危機に晒されることとなり，Ca^{2+}を低下させない機構が発達した。それが副甲状腺ホルモン（PTH）とビタミンDである。ヒトではカルシトニンの過剰・欠乏症は今のところみつかっていないが，PTHおよ

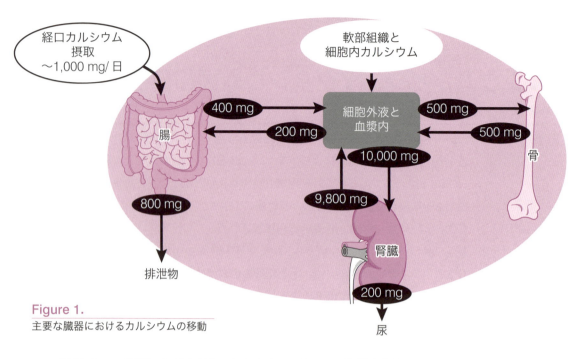

Figure 1.
主要な臓器におけるカルシウムの移動

びビタミンD過剰・欠乏症がもっともよくみられるCa代謝異常症となっている。

血清中にCaは，約45〜48％がイオン化Ca（Ca^{2+}），40〜46％がタンパク（おもにアルブミン）結合，7〜15％がそのほかの陰イオンとの結合型と，3種類が存在している。しかし生体活動の調節に携わっているのはCa^{2+}のみで，血中Ca^{2+}濃度は約2.3〜2.6 mEq/L（1.15〜1.33 mmol/L）に調節されている。一方，細胞内にCa^{2+}は血中の100万分の1以下のnmol/L単位で存在している。この血清Ca^{2+}濃度の変化（低下）をもっとも早く調節するのはPTHで，PTH分泌量は血清Ca^{2+}濃度（SCa^{2+}）と分単位で細かく相反して変動している。SCa^{2+}が増加すると副甲状腺細胞の細胞膜にあるCa感知受容体（CaSR）が活性化され，PTHの合成および分泌が抑制される。逆にSCa^{2+}の低下は，CaSRの不活化によってPTHの合成分泌を促進することになる。PTH血中濃度の上昇は，まず直接的に腎尿細管におけるCa^{2+}再吸収の促進とリン酸再吸収の抑制に働く。そして同じく腎において25（OH）ビタミンD_3を，1α-水酸化酵素の働きで1,25（OH）$_2$ビタミンD_3（カルシトリオール，1,25 D）に変換する。1,25 Dは小腸からのCa^{2+}吸収を促進し，体内でのCa^{2+}欠乏を防ぐ。またPTHは骨吸収を促進して，Ca^{2+}を豊富な骨から血中に動員する。健康な状態では骨吸収と骨形成は等しく行われるので，骨のミネラル量が減少することはない。1,25 Dの血中濃度が上昇すると副甲状腺細胞のPTH合成を抑制し，また上昇した血中Ca^{2+}濃度によりPTHの合成および分泌が抑制されフィードバックが完成する。そしてPTHによって骨細胞から産生されるFGF23は，1,25 D合成を抑制することにより血中Ca^{2+}濃度は定常状態に維持される。

2. Ca^{2+}の腸管による吸収（Figure 2）

わが国の食事中推奨Ca摂取量は800 mg/日とされているが，仮に1日に1 gのCaを摂取すると400 mgは腸管により吸収され，200 mgは便中に分泌されるので，実質的には200 mgが消化吸収され，その同量の200 mgが尿中に排泄されることになる。無駄なことをやっているように思われるが，実際にこれらの吸収されたCaは「生きており」，この出し入れによって多くの生体活動が担保されている。

食事中のCaは，まず十二指腸，空腸，回腸で吸収される。これは，細胞間を通過する受動輸送と細胞内を通過する能動輸送によって行われる。食事後に腸管内のCa^{2+}濃度が高いときはおもに

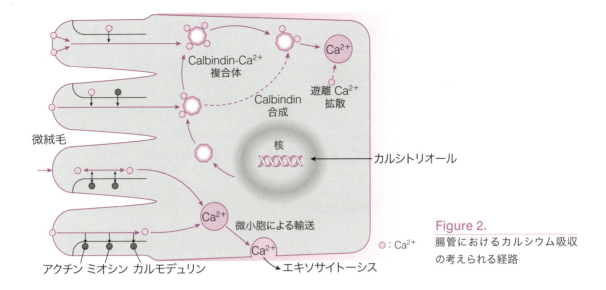

Figure 2.
腸管におけるカルシウム吸収の考えられる経路

受動輸送で吸収されるが，その調節を1,25(OH)₂ビタミンD₃（以降1,25D）が細胞間のtight junctionの透過性を調整することで行っている．しかし，1,25Dの大きな役割は細胞内の能動輸送を促進することにある．Ca^{2+}が細胞間を運搬されるには3つのステップがある．第1にCa^{2+}は濃度勾配で管腔側膜を通過し，calmodulin-actin-myosin I complexに結合して細胞内を微小胞（microvesicle）によって運搬される．この小胞（vesicle）がCa^{2+}で飽和すると，1,25DはCa結合タンパク（calbindin）を誘導して，先のcomplexからCa^{2+}を受け取る．そして最後に血液側（間質側）の細胞膜にあるNa^+/Ca^{2+}交換輸送が，Na^+の濃度勾配によりCa^{2+}を細胞外へ運び出す．

3. 骨の役割（Figure 3）

骨は，成長期に起こるモデリングと古い骨を新しくつくり変えるリモデリングによって維持されている．成人ではリモデリングが基本で，1年間に骨の1/4が新しくつくりかえられている．食事によるCa摂取量が不足していなければ，先に述べたように健常人では吸収と排泄が同じで体内のCa総量は変わらないことになり，骨からのCaの出入りは変化せずに基本的にプラスマイナス0となる．このバランスが崩れるのは，のちに述べる病的な状態だけである．健常人では200万箇所でリモデリングが行われているといわれ，通常骨吸収には10〜13日，骨形成には3か月を要する．健康な状態では，骨吸収量と骨形成量は等しく骨量は減少しない．こうした骨の新陳代謝を維持しているのは破骨細胞と骨芽細胞，そして最近になってその働きが明らかになりつつある骨細胞である．

リモデリングの開始が何からかというのは卵と鶏のようなものであるので，まずそのメカニズムの解説は破骨細胞から始める．骨吸収はPTH，1,25 D，インターロイキンなどにより促進されるが，それを行う破骨細胞にはこれらに対する受容体が欠如しており，受容体が存在するのは骨芽細胞である．骨芽細胞にこれらの骨吸収促進因子が結合すると骨芽細胞に存在するreceptor activator for nuclear factor κB ligand（RANKL）に蓋をするように結合していたosteoprotegerin（OPG）が遊離し，破骨細胞前駆細胞（osteoclast progenitor）の膜表面に存在するRANKと結合することができるようになる．この骨芽細胞との結合により前駆細胞は破骨細胞へと分化誘導される．そして成熟した破骨細胞はダメージを受けた古い骨に接着してカテプシンKとH^+の働きで骨を溶かし始める．これを骨吸収と呼ぶ．

骨吸収が始まると，次にrunt関連転写因子2（RUNX2）およびOsterix（Sp7）といった転写因子，および前回の骨形成の際に骨梁に埋め込まれていたIGF-1やTGF-βなどの成長因子の働きで間

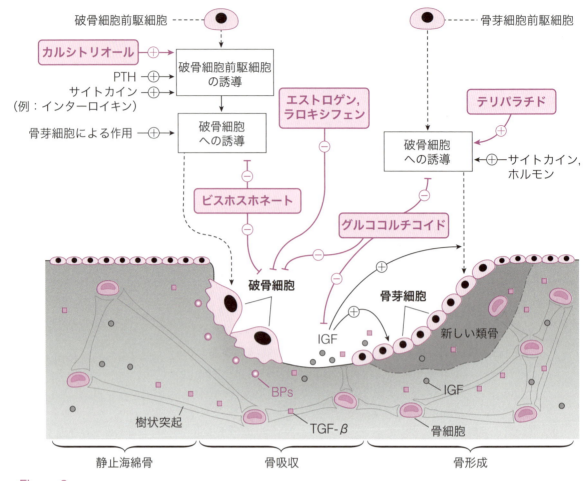

Figure 3.
骨リモデリングとホルモン，サイトカイン，薬剤の働き

葉系細胞から骨芽細胞が分化誘導されて吸収されてできた穴を覆い隠し，骨形成が始まる。骨芽細胞は一部，休止期に入って骨表面に残っていた元骨芽細胞が再活性化されることでも，活動性を再獲得するようである。骨芽細胞は長鎖のprocollagenからN末端のpropeptide (P1NP) とC末端のpropeptide (P1CP) を切り離し，type I collagenとしてこれを分泌する。このコラーゲンは架橋物質であるpyridinoline (Pyr) やdeoxypyridinoline (DPD) によってメッシュのように結合されて，石灰化される前の骨基質である類骨の骨組みをつくる。コラーゲン繊維にさらに非コラーゲンタンパクであるビタミンK依存性のosteocalcinやMatrix Glaタンパク，decorin, osteopontin，種々のproteoglycanなどによって基質が形成され，石灰化が調整されている。ここで形成された基質がhydroxyapatiteによって石灰化され，新しい骨梁が完成する。この過程から骨芽細胞が作成するP1NPおよびP1CPが血中に放出され，その濃度によって骨形成の程度を知ることができる。また骨芽細胞の細胞膜に存在するアルカリホスファターゼ (alkaline phosphatase：ALP)（骨型），および分泌して骨基質に埋蔵されるosteocalcinの血中濃度も骨形成のマーカーとなる。さらに骨吸収によってコラーゲンが切断され架橋物質であるPyrとDPDが血中に放出されることから，その血中濃度または尿中濃度も骨吸収のマーカーであり，加えて破骨細胞の細胞膜に存在する酒石酸抵抗性酸ホスファターゼ (tartrate-resistant acid

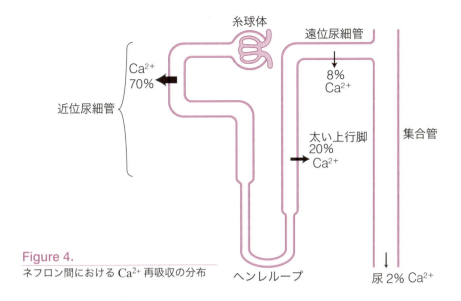

Figure 4.
ネフロン間における Ca^{2+} 再吸収の分布

phosphatase：TRACP）も骨吸収の良いマーカーとなる。

さて血中 Ca^{2+} 濃度の減少にもっとも早く反応するのはPTHで，骨吸収を促進して血中に Ca^{2+} を迅速に放出するが，PTHに対する受容体は先に述べたように骨芽細胞のほかに骨細胞（osteocyte）にも存在する。そして骨細胞にはPTH受容体のほかにRANKLも発現する。骨細胞は骨芽細胞が骨形成の過程で骨中に埋没してできたもので，樹状突起によって相互にネットワークをつくっている。この骨細胞ではPTHによってRANKLの産生が増え，破骨細胞の活性化に寄与している。これがPTHによって，数分単位で Ca^{2+} が骨から血中に遊離されるメカニズムと考えられるようになってきた。骨細胞ではそれだけでなくsclerostinという骨芽細胞の抑制因子とFGF23の合成分泌も行われており，骨リモデリングの調節に重要な働きを有している。PTH，エストロゲン，そして物理的な骨への加重はこのsclerostinの合成を抑制して，間接的に骨形成を促進する。一方，グルココルチコイド，BMP-2,4,6，そして1,25 Dは（少なくとも in vitro では）これを促進する。

こうした骨代謝の理解の深化に基づいて種々の骨粗鬆症治療薬が開発されるようになった。最初は，骨梁に取り込まれ破骨細胞活性を抑制するビスホスホネート製剤，閉経後骨粗鬆症の治療のために破骨細胞活性を抑制するエストロゲン製剤やエストロゲン受容体を刺激するラロキシフェンなどである。さらにRANKLの抗体製剤であるデノスマブ，骨芽細胞の分化を促進するPTH製剤であるテリパラチドなどが臨床に用いられるようになった。また骨芽細胞抑制因子であるsclerostinの抗体製剤も現在開発されている（Figure 3）。

4．腎における Ca^{2+} 調節（Figure 4）

Ca^{2+} は糸球体によって濾過されたのち，98～99％が再吸収される。その70％は近位尿細管，20％はヘンレの太い上行脚，残り8％は遠位尿細管で再吸収される。こうしたネフロンでの再吸収のうち，多くが再吸収される近位尿細管とヘンレの太い上行脚では細胞間隙を通る受動輸送によって行われ，最後に少量が再吸収される遠位尿細管でのみ能動輸送が主になる。

1）近位尿細管および皮質部ヘンレの太い上行脚（Figure 5）

近位尿細管では Na^+/H^+ 交換輸送（NHE3）によって起こる Na^+ 再吸収に伴って，水が細胞間隙を通って再吸収されることにより Ca^{2+} の濃度勾配が生じ，また管腔内電位が陽性になることにより Ca^{2+} は細胞間隙を通って再吸収される。そのため，この部位での Ca^{2+} 再吸収量は常に Na^+ 再

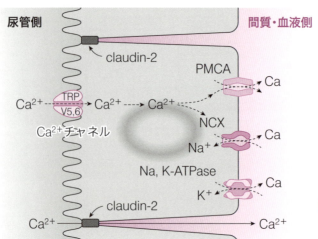

Figure 5.
近位尿細管における Ca^{2+} 再吸収のメカニズム

吸収量に規定され，GFRの低下は Na^+ とともに Ca^{2+} 再吸収を増加させる。このことがサイアザイド系利尿薬使用例またはGitelman症候群で，Ca^{2+} 再吸収が Mg^{2+} とともに増加する理由となっている。近位尿細管で細胞間隙を通る Ca^{2+} 輸送の調節では，tight junctionに存在するclaudin-2という陽イオン選択的チャネルがゲートキーパーの働きをしている。この部位でも細胞内を通る Ca^{2+} 再吸収は存在しており，このため尿管側にはCaチャネル（TRPV5），血液（間質）側の側底細胞膜にはATP依存性 Ca^{2+} ポンプ（PMCA），Na^+/Ca^{2+} 交換輸送（NCX）が備わっているが，その割合は細胞間輸送に比べ極めて少なく，1,25Dなどによる調節はほとんど受けていないようである。

2）ヘンレの太い上行脚（TALH）

ヘンレの太い上行脚にあってはNKCC2とROMKによってつくられる管腔内陽性荷電によって，Ca^{2+} は細胞間隙を通って再吸収される。したがってNKCC2の阻害は尿中Ca排泄量を増やすことになる。これら細胞間隙を通る Ca^{2+} 輸送の調節ではclaudinという陽イオン選択的チャネルがtight junctionに存在してゲートキーパーとなっている。血液側の側底細胞膜にはCaSRが備わっていて，血清 Ca^{2+} 濃度が上昇するとclaudin-14が導入され，これがclaudin-16とclaudin-19を抑制して細胞間隙を通過する Ca^{2+} 再吸収が抑制されることになる。またCaSRの刺激はNKCC2とROMKも抑制して，Ca^{2+} 再吸収のための陽性荷電をキャンセルする。このCaSRの刺激型遺伝子異常がV型Bartter症候群の原因となる。

3）遠位尿細管（Figure 6）

濾過された Ca^{2+} の残り10％以下は，遠位曲尿細管（DCT）で細胞内を能動輸送される。Ca^{2+} は管腔側をCaチャネルTRPV5によって再吸収され，細胞内をCa結合タンパクcalbindin-D_{28K} によって運ばれ，側底細胞膜にある Ca^{2+}-ATPase（PMCA）と Na^+/Ca^{2+} 交換輸送（NCX）によって血液側へ再吸収される。PTHはTRPV5を刺激してリン酸尿を増加させ，1,25DはTRPV5，calbindin-D_{28K} とPMCAを発現することで Ca^{2+} 再吸収を促進する。

5. 血清 Ca^{2+}，リン，Mg^{2+} 濃度の調節因子

1）副甲状腺ホルモン（PTH）（Figure 7）

PTHは84個のアミノ酸でできたペプチドホルモンで，主要な機能はN末端側の34個のアミノ酸配列に存在し，そのうちとくに最初の14番目までのアミノ酸配列が受容体との結合に必須となっている。血中に分泌されると速やかに肝臓と腎臓で種々のフラグメントに分解される（半減期

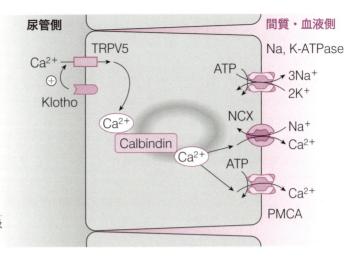

Figure 6.
遠位尿細管における Ca^{2+} 再吸収のメカニズム

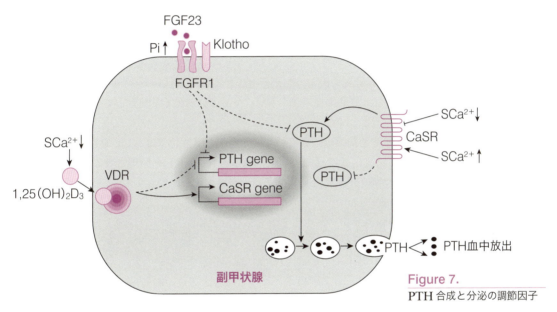

Figure 7.
PTH 合成と分泌の調節因子

2〜4分）。これらのフラグメンツは最初の14番目までのアミノ酸が連続して揃っていないとPTH/PTHrP受容体に結合してグアニンヌクレオチド結合タンパク質（Gタンパク）を活性化するPTHとしての生理活性を発揮することができない。

　血中 Ca^{2+} 濃度が減少するとCaSRが不活化され，PTHの合成と分泌の両方を促進する。CaSRは7回膜貫通型で，副甲状腺細胞膜に存在するGタンパク結合型受容体のsuperfamilyに含まれる。Mg^{2+} もアゴニスト（作動物質）になるが通常では Ca^{2+} に比して血中濃度が低く，どれだけ生理的な役割を有しているかは不明である。CaSRがクローニングされ，アゴニスト（Ca感知受容体作動薬；calcimimetics）が合成されてCKDにおける二次性副甲状腺機能亢進症の有効な治療薬として使用されるようになり，CaSRの機能が解明されるようになった。

　一方，1,25Dの血中濃度の上昇はPTH遺伝子上にあるビタミンD受容体を活性化し，転写抑制によりPTH合成が抑制される。PTH合成の促進は，血中 Ca^{2+} 濃度の減少だけでなくグルココルチコイドやエストロゲンによって，またPTH分泌の促進はカテコラミンやPGE₂によっても起こる。

　PTHの血中への分泌は，①ネフロンにおける Ca^{2+} 再吸収の促進，②近位尿細管における 1α-

水酸化酵素の刺激による1,25Dの産生促進，③骨吸収の促進，によりCa摂取不足による血中Ca^{2+}濃度の低下を正常化する。PTHは腸管のCa^{2+}吸収を直接促進しないが，1,25Dを介して間接的に促進する。

PTHは1型PTH/PTHrP受容体(PTH1R)に結合して，その種々の機能を発揮する。このPTH1Rは骨(骨芽細胞と骨細胞)と腎(糸球体，近位尿細管，皮質部ヘンレの太い上行脚，遠位尿細管)に多数存在するが，実はほかの細胞にも存在しており，副甲状腺機能亢進症やPTHrPの高濃度の場合に生じる種々の症状に関連していると思われる。

近位尿細管では両側の細胞膜にPTH1Rが存在し，PTHが尿管側細胞膜にあるNa^+-リン酸共輸送体のNaP1を細胞膜から除去してこの働きを抑制し，リン酸尿を起こす。この部位ではPTHは直接Ca^{2+}調節には関与しないが，1α-水酸化酵素を促進して1,25D合成を盛んにする。このPTHの働きによりCa^{2+}が増加してCaSR，1,25D濃度上昇と拮抗する一方で，24α-水酸化酵素を抑制して1,25Dの異化を抑制する。

皮質部ヘンレの太い上行脚でもPTH1Rは両側の細胞膜に存在するが，リン酸輸送，Ca^{2+}輸送ともに明らかな効果はないようである。

PTHがCa^{2+}再吸収を促進するのは遠位尿細管で，PTH1Rは血液側細胞膜のみに局在する。この部位でPTHは，PTH1Rに結合するとcAMP/PKAシグナルカスケードとホスホリパーゼDの両方の経路を刺激し，尿管側の膜電位を過分極させることでCaチャネルのTRPV5を開門してCa^{2+}を細胞内に流入させ，同時に血液側のPMCAおよびNCXを刺激してCa^{2+}を血液側に汲み出すことになる。

PTHの骨吸収を刺激する効果は，直接的な破骨細胞の活性化ではない。PTH1Rは骨芽細胞および骨細胞に存在していて，骨芽細胞が刺激されるとRANKLを発現させる。RANKLが破骨細胞の前駆細胞に発現するRANKと結合すると，破骨細胞が成熟し骨吸収が開始される。

2) ビタミンD (Figure 8)

脂溶性のビタミンDはステロイドホルモンであり，食事から摂取できるビタミンD_2およびD_3のほかに，皮膚が紫外線を浴びることによりコレステロールから7-デヒドロコレステロールを経て産生されるビタミンD_3によって維持されている。肝臓でビタミンD_2とD_3の25位が水酸化されて25(OH)ビタミンD(D_2およびD_3)となり，さらに近位尿細管細胞にある1α-水酸化酵素によりもっとも生理活性の強い1,25(OH)$_2$ビタミンD_3(以降1,25D)へと変換される。この細胞には24α-水酸化酵素も存在していて，前者の活性が低い状態では生理活性のない24,25(OH)$_2$ビタミンDを産生することで働きを調節している。ちなみに，サルコイドーシスなど肉芽腫疾患では24α-水酸化酵素をもたないので，24,25(OH)$_2$ビタミンDの血中濃度は上昇しない。

1,25D合成はPTH，低Ca^{2+}，低リン，カルシトニンによって刺激され，高Ca^{2+}，高リン，FGF23，1,25D自身によって抑制される。1,25DはPTH合成を抑制し，フィードバックを構成する。この作用が長くCKDにおける二次性副甲状腺機能亢進症の治療としてカルシトリオールが使用されてきた所以である。

ビタミンDはCa，P代謝だけでなく免疫系から細胞増殖に至るまで幅広い作用を有していると考えられている。

血中1,25D濃度が上昇すると腸管の，おそらく細胞内および細胞間の両面でCa^{2+}吸収が促進される。細胞内を通る吸収では管腔側のCaチャネルTRPV6，細胞内を運搬するcalbindin D_{9k}およびcalbindin D_{28k}，血液側へ汲み出すPMCA1bを刺激する。細胞間では，tight junctionに存在する陽イオン選択的チャネルのclaudin-2およびclaudin-12を誘導してCa^{2+}吸収を促進する。また1,25Dは腎同様に管腔側にあるNaP1の発現を増加させて，リン酸再吸収を直接的に促進する。

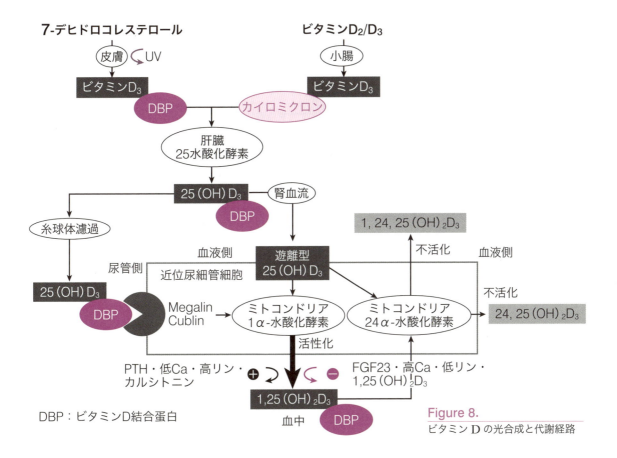

Figure 8. ビタミンDの光合成と代謝経路

　1,25Dの骨に対する作用は多面的で，1型コラーゲンとオステオカルシンの骨芽細胞における合成を高める。おもに in vitro の実験では，高濃度で骨芽細胞にRANKLを発現させて骨吸収を促進するが，薬理的作用と思われる。種々の in vitro の効果は，in vivo でどれだけ生理的範囲に行われているかが問題である。ビタミンD欠乏による骨軟化症が十分なCa補給で改善されることからも，1,25Dの基本的な役割は腸管におけるCaとリン輸送の促進による，骨における正常なミクロ環境の維持にあると思われる。

3）FGF23（Fibroblast Growth Factor 23）

　常染色体優性遺伝低リン血症性くる病（ADHR）や腫瘍性低リン血症骨軟化症（TIO）の原因として，永らく未知のリン利尿ホルモンがあると考えられていた。FGF23がクローニングされて，その遺伝子異常や腫瘍からの過剰産生が病因であることが判明したのは21世紀になってからである。FGF23遺伝子は251のアミノ酸をコードするが，そののち24個のアミノ酸が切り離され227個のアミノ酸からなるペプチドになって分泌される。

　FGF23は食事によるリン摂取量が増えると骨細胞（osteocyte）から分泌される，と考えられる。しかし，リン摂取量の増加が何をセンサーにしてその分泌を促進するかはよくわかっていない。

　FGF23の明らかな作用は近位尿細管におけるNaPi抑制で，これによりリン酸尿を呈する。ほかに1α-水酸化酵素の抑制，24-水酸化酵素の刺激による1,25D産生の抑制，24,25(OH)₂ビタミンDの産生亢進による1,25D作用の抑制がある。これらの作用は膜に存在するFGF受容体との結合によるが，その受容体の活性化にはco-receptorである1回膜貫通型のKlothoの存在が必須となる。FGF受容体/Klothoの活性化はERKリン酸化を経てSGK1キナーゼを活性化して，そ

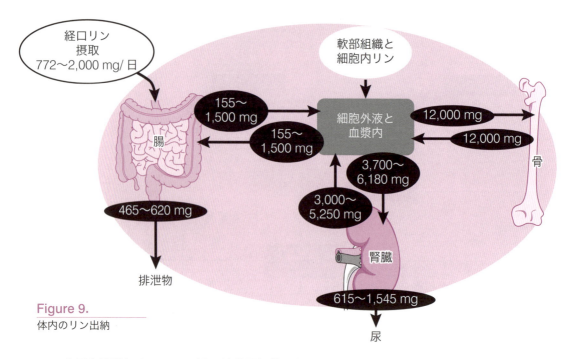

Figure 9.
体内のリン出納

の作用を発現させる。FGF23は遠位尿細管においてCaチャネルTRPV5, NCCの発現を増加させ，Ca^{2+}およびNa^+再吸収を増加させる働きもあるようである。

4）カルシトニン

カルシトニンは32個のアミノ酸からなるペプチドで，甲状腺のC細胞から分泌される。CaSRはこのC細胞にも存在しており，血清Ca^{2+}濃度が上昇するとカルシトニンが分泌される。破骨細胞にはカルシトニン受容体があってカルシトニンの分泌は破骨細胞の活動性を抑制して骨吸収をできなくする。ただし，この作用は短寿命で通常のCa調節への寄与は少ないと考えられる。そして，妊娠や授乳期におけるCa負荷時には骨Caの保持に役立っているようである。

一方，その薬理的作用は明確である。高Ca血症に対してはもっとも即効性があり，破骨細胞から分泌される酒石酸抵抗性酸ホスファターゼの活性を容量依存的に抑制する。さらにカルシトニンは1α-水酸化酵素を刺激して1,25D産生を増加させる。この1,25Dの増加がカルシトニン受容体の数を減少させるため，高Ca血症に対するカルシトニンの有効性は数日間で減弱すると思われる。

● 血清リン濃度調節機構

1. リンの役割とリン代謝の概要（Figure 9）

健常人1日のリン摂取量は700〜2,000 mg程度で，日本人成人の推奨量は1,000 mgとなっている。通常，1,000 mgのリンが十二指腸と空腸で吸収されるとすれば，200 mgは膵液から分泌されるので総リン吸収量は800 mgとなる。そして等量の800 mgが尿中から排泄され，Ca同様に吸収と排泄で蓄積量はプラスマイナス0となる。体内のリンは85%が骨，14%が筋肉や脂肪組織，1%が細胞外液に存在する。骨へのリンの出納は1,200 mg程度で骨のリモデリングに伴ってCaとともに新しく入れ替わっているが，骨量が変化しない限りプラスマイナス0である。リンは骨のhydroxyapatiteを形成するだけでなく，核酸やリン脂質として細胞のエネルギー源，シグナル伝達系，細胞膜の構成成分など，その役割は多岐にわたっており，欠乏は骨軟化症のほか，血球系異常，筋融解，心筋障害などの重大な病態を招く。

リンはほとんどの体液に無機リン，またはリン酸（Pi）とphosphoric ester phosphorusの形で

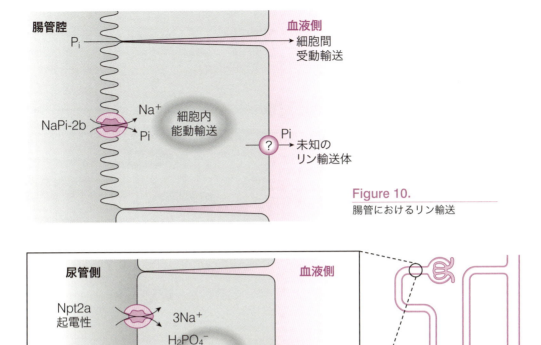

Figure 10.
腸管におけるリン輸送

Figure 11.
近位尿細管におけるリン輸送

存在しており，血清総リン濃度は8.9〜14.9 mg/dLである。そのうち臨床検査で血清リン濃度として測定しているのは，無機リンまたはリン酸（Pi）で2.56〜4.16 mg/dL（0.83〜1.34 mmol/L）である。血清リン濃度の調節を行っているのがPTH，1,25D，そしてFGF23である。このためリンはCa^{2+}と協調して調節を受ける。リンの摂取量が不足すると，血清リン濃度が低下すると同時に反比例してCa^{2+}濃度が上昇する。このためPTHが抑制され尿中リン排泄が減少する。同時に腎における1α-水酸化酵素がPTHとは独立した機構で刺激されて1,25D産生が増加した結果，腸管からのリン酸吸収が増加しリン欠乏を補正する。反対にリン摂取量が過剰な場合はCa^{2+}濃度減少→PTH分泌増加→腎からのリン排泄増加→1,25D産生減少→腸管リン吸収抑制，という流れで過剰なリンを補正する。

2. リン酸の腸管による吸収（Figure 10）

小腸におけるリン酸の吸収は，管腔側細胞膜である刷子縁膜にあるNa^+-リン酸共輸送体（NaPi-Ⅱb）によって細胞内を能動輸送されるものと，細胞間を輸送されるものがある。その調節は腸管内のリン濃度と1,25Dによる。リン摂取量低下，または血清リン濃度低下は腎における1,25D産生を増加させる。

3. 腎におけるリン調節（Figure 11）

リンは糸球体から約5,000 mg/日濾過されるとして，その75〜85%（総リン再吸収量：TRP）が再吸収される。したがってCa^{2+}よりも多くが排泄されている。濾過されたリン酸の85%は近位

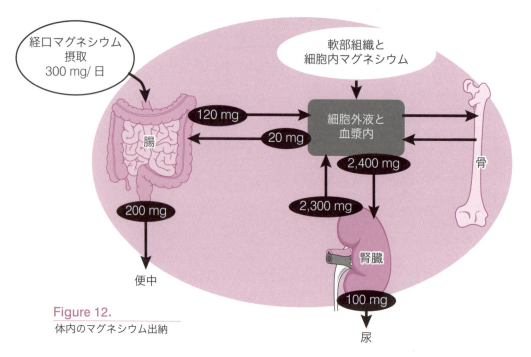

Figure 12.
体内のマグネシウム出納

尿細管で再吸収される。そのほかの部位の寄与については，よくわかっていない。

近位尿細管でのリン酸再吸収に必要とされるエネルギーであるNa^+濃度勾配は，血管側膜にあるNa, K-ATPaseがつくり出している。ちなみにこのエネルギー源のATPはリンからつくられる。尿管側の刷子縁膜には，NaP1-IIa（またはNpt2a），NaP1-IIb（またはNpt2b），PiT-2の3つのリン酸輸送体がある。そのうちNaP1のIIaとIIcは，3個のNa^+を使って1個のHPO_4^{2-}（2リン酸）を，PiT-2は2個のNa^+を使って$H_2PO_4^-$（1リン酸）を再吸収している。ほとんどはこの2つで賄われているようで，PiT-2の生理的な役割はまだよくわかっていない。ちなみに血管側細胞膜におけるリン酸輸送も不明である。PTHはNaP1の細胞膜での数を減らしてリン再吸収を抑制し，リン酸尿を起こす。

食事中のリンが増加すると10分という早い時間で尿中リン排泄が増加することが，ラットの実験で示されている。その再吸収の抑制は血清リン濃度，PTH，FGF23のいずれからも独立したもので，細胞膜のNaP1が減少することで起こっている。食事中リンのセンサーが何かは，ヒトではまだ不明である。また，1,25D，甲状腺ホルモンはリン酸再吸収を増加させる。NaP1-IIa遺伝子には甲状腺ホルモン応答エレメントがあり，T3によって転写段階で刺激される。一方でFGF23，K欠乏，代謝性アシドーシス，グルココルチコイド，ドーパミン，エストロゲンはリン再吸収を低下させる働きがある。K欠乏はNaP1の輸送体量は増やすが，細胞膜の脂質構成を変化させてNaP1活性を抑制すると思われる。ドーパミンはNaP1を膜から回収し，エストロゲンはFGF23を増加させる[1]。

● 血清マグネシウム濃度調節機構 (Figure 12)

Mg^{2+}は細胞内陽イオンのうちでK^+についで多く，細胞内情報伝達系，タンパク・DNA合成のcofactor，心筋収縮，神経筋興奮，骨形成など種々の重要な働きをしている。体内の総Mg量は24 g程度で99％が細胞内，とくに筋，骨，軟部組織に含まれている。血清中濃度は1.7〜2.6 mg/dL（1.14〜2.2 mEq/L）で，その60％がフリーイオンとして存在し，生理学的働きを有している。アルブミン結合は30％で，そのうち10％は陰イオンとの結合型である。

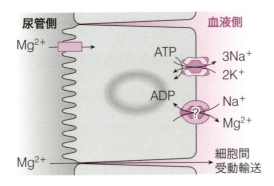

Figure 13.
腸管のマグネシウム輸送

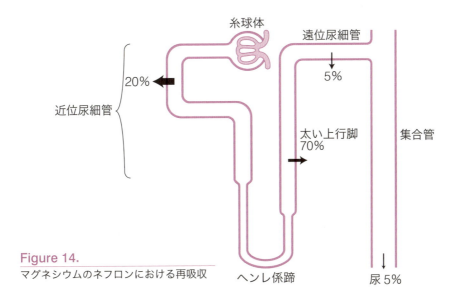

Figure 14.
マグネシウムのネフロンにおける再吸収

1. マグネシウムの腸管による吸収（Figure 13）

日本人の食事中Mg摂取推奨量は300 mg/日前後である．多くのMgは小腸で吸収されるが，一部大腸でも吸収される．その吸収は食事中のMgが少ない場合の75％から，多いときの25％まで食事摂取量により調節され大きく変動する．約120 mgのMgが吸収され20 mgが分泌されるので，総Mg吸収量は100 mg/日程度になる．その100 mgは便中に排泄されるので，Mg出納は0となる．Mg吸収には，管腔側細胞膜でTRPM5/6という選択的陽イオンチャネルを通過する経路と，細胞間を濃度勾配に応じて通過する経路がある．通常のMg摂取量では30％が細胞内を通過するが，Mg摂取量が増えると細胞間を多く通るようになる．

2. マグネシウムの腎における調節（Figure 14）

通常糸球体からは2,000〜2,400 mg/日のMgが濾過され，96％が再吸収される．再吸収の20％は近位尿細管，70％がヘンレの太い上行脚，5％が遠位尿細管で行われる．近位尿細管ではほとんどが細胞間を通過する再吸収で，Ca^{2+}と同様に起こる．すなわちNa^+再吸収に伴い細胞間隙を通って水が再吸収されることによりMg^{2+}の濃度勾配が生じ，管腔内電位が陽性になることによりMg^{2+}は細胞間隙を通って再吸収される．そのため，この部位でのMg^{2+}再吸収量は常にNa^+再吸収量に規定され，GFRの低下はNa^+とMg^{2+}再吸収をともに増加させる．ヘンレの太い上行脚ではNKCC2によって生じる管腔内陽性荷電により細胞間を通過して再吸収され，この細胞間輸送はtight junctionに存在するclaudin-16と19が調節している．この部位ではCaSRがMg^{2+}再

吸収を調節しており，CaSRの活性化はMg^{2+}輸送を減弱させる。ループ利尿薬によるNKCC2の阻害は，管腔内陽性荷電をキャンセルしMg^{2+}再吸収を抑制する。遠位尿細管では管腔側にあるKチャネルKv1.1によって尿中に分泌されるK^+が陽性荷電を増加させ，Mg^{2+}がTRPM6を通って細胞内へ入る。EGF（epithelial growth factor）はこのTRPM6を通過するMg^{2+}を増加させる。このためEGF阻害薬はMg^{2+}排泄を増加させることになる。細胞内のMg^{2+}濃度が上昇すると，血管側へは最近発見されたNa^+/Mg^{2+}交換輸送により排泄されると思われる[2]。

引用文献

1) Cannata-Andia JB, et al：Estrogens and bone disease in chronic kidney disease: role of FGF23. Curr Opin Nephrol Hypertens 19：354–358, 2010
2) Hurd TW, et al：Mutation of the Mg^{2+} transporter SLC41A1 results in a nephronophthisis-like phenotype. J Am Soc Nephrol 24：967–977, 2013

参考文献

a) Blaine J, et al：Renal control of calcium, phosphate, and magnesium homeostasis. Clin J Am Soc Nephrol 10：1257–1272, 2015
b) Dumitru C, et al：Disorders of Calcium Metabolism. Seldin and Giebisch's The Kidney, 5th ed, pp2273–2310, 2012
c) Bringhaust FR, et al：Hormones and Disorders of Mineral Metabolism. Williams Textbook of Endocrinology, 13th ed, pp1253–1322, 2016

Part II.

水電解質異常症の診断と治療

Chapter 7.
低ナトリウム血症の診断と治療

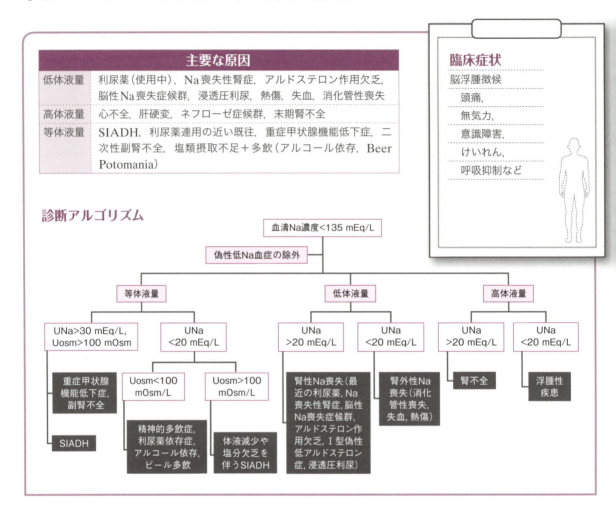

●低ナトリウム血症の診断

1. 病態生理

　　血清Na濃度の正常値は136〜143 mEq/Lとされており，135 mEq/L以下を低Na血症と定義している場合が多い。低Na血症は入院患者の30〜40％にみられる一般的な症状で，多くは一般医がみている。原因は，基本的には有効循環血液量（血管内ボリューム）の減少によるADH分泌の亢進，またはADH分泌調節の不全（SIADH），そして腎臓が尿を適切に希釈できないことである。鑑別は体液量の増減を基に行うのが有用で，1) 体液減少に伴い総Na量（total body Na）が全身水分量（total body water）よりも減少する低体液量hypovolemicタイプ，2) 全身水分量は増加するが総Na量は不変な等体液量euvolemicタイプ，そして3) 両者とも増えるが，より全身水分量が増える高体液量hypervolemicタイプ，の3つに分類される。最近の欧米のレジストリーによると体液過剰タイプと等体液タイプがほぼ半々で，前者では心不全についで肝硬変，後者では圧倒的にSIADHとなっている[1]。

1) **体液減少に伴い総ナトリウム量が全身水分量よりも減少する低体液量 hypovolemic タイプ**
   (1) 尿中 Na ＞ 20 mEq/L の場合は腎性の Na 喪失を考え，原因としては利尿薬，ミネラルコルチコイド欠乏，Na 喪失性腎症，Ⅱ型 RTA，代謝性アルカローシス，脳性 Na 喪失症候群がある。
   (2) 尿中 Na ＜ 20 mEq/L の場合は腎外性の Na 喪失で消化管による喪失（下痢，嘔吐）のほか，重症熱傷，急性膵炎，外傷などが原因となる。
2) **全身水分量は増加するが，総ナトリウム量は不変な等体液量 euvolemic タイプ**
   代表的なのは ADH 分泌過剰に伴う SIADH，ほかにはグルココルチコイド欠乏，甲状腺機能低下症，薬剤性などを考える。
3) **両者とも増えるが，より全身水分量が増える高体液量 hypervolemic タイプ**
   (1) 尿中 Na ＞ 20 mEq/L の場合は腎不全が原因と考えられる。
   (2) 尿中 Na ＜ 20 mEq/L の場合はネフローゼ症候群，肝硬変，心不全などが原因と考えられる。

2. 低ナトリウム血症の診断アルゴリズム

低 Na 血症（SNa ＜ 135 mEq/L）の多くが体液過剰を伴う心不全などの浮腫性疾患，または体液変化を伴わない SIADH だが，利尿薬も含めて体液減少を伴う Na 喪失性も鑑別する必要がある。というのはそれぞれ補正方法が異なるからで，とくに Na 喪失を伴う病態に急速に生理食塩液を付加すると脱髄症候群の危険があり，また SIADH とすれば生理食塩液投与でかえって悪化してしまう。とくに緊急かつ緩徐（＜ 8 mEq/L/24 時間）に補正しなければならないのは，急性に進行した低 Na 血症（SNa ＜ 120 mEq/L）で，意識障害などの症状を呈する場合である。以下のアルゴリズムで診断を行う。

【Step 1】偽性低ナトリウム血症の除外

まず正しい意味での低 Na 血症であるかを知るために，低張性であるかを確認する（血漿浸透圧 Posm ＜ 280 mOsm/L）。Posm が低くなく脂質異常症，異常タンパクの存在（骨髄腫ほか）がある場合は測定上の偽性低 Na 血症の可能性が高いので，それを補正した測定系で依頼する。そして浸透圧は必ずしも張力と等しいとは限らないので，無効浸透圧物質の多い高窒素血症の場合は以下の式で Posm を，また高血糖では見かけの血清 Na 濃度（SNa）が低く出るので補正する。

1) BUN が高いときの補正 Posm は，

$$\text{補正 Posm (mOsm/L)} = \text{測定 Posm} - \text{BUN (mg/dL)} \div 2.8$$

2) 血糖値が高いときの補正 Posm（有効血漿浸透圧）は，

$$\text{有効血漿浸透圧} = 2[Na^+] + (\text{血糖値 (mg/dL)})/18$$

3) 血糖値が高いときの補正 Na 濃度は，

$$\text{補正 Na 濃度 (mEq/L)} = (1.6 \times \text{血糖値 (mg/dL)} - 100)/100 + [\text{測定 Na 濃度}]$$

【Step 2】尿中 Na 排泄量（UNa（mEq/L））と体液量増減で大まかな鑑別診断を行う（Table 1）

体液量は SIADH 単独では減少することがなく，減少している場合は水・NaCl の体外への喪失（腎性または腎外性）を考える。増加していて浮腫や胸水，腹水を伴う場合は心不全，腎不全，肝硬変の可能性が高い。利尿薬の連用や常習嘔吐などは，初期であれば尿中 Na^+ は増加しているが，慢性化して Na 欠乏に陥っていると必ずしも尿中 Na^+，Cl^-，K^+ の増加がないことに注意する。ただし，体液量の変化はあくまで相対的な指標と考える。

Table 1. 体液量と尿中Na排泄の増減に基づく低Na血症の鑑別

体液量		UNa（mEq/L）	疾患
減少	腎性Na喪失	>20	最近のループ/サイアザイド系利尿薬投与，Na喪失性腎症（Bartter/Gitelman症候群，Fanconi症候群，I型RTA，薬剤性，高Ca血症，低K血症，低Mg血症），アルドステロン欠乏，一次性副腎不全，脳性Na喪失症候群（くも膜下出血ほか），浸透圧利尿，異所性ANP分泌（肺小細胞癌）
	腎外性Na喪失	<20	熱傷，消化管性喪失（急性膵炎，腹膜炎，閉塞性イレウス），失血
過剰		>20	末期腎不全
		<20	循環不全（心不全），肝硬変，ネフローゼ
変化なし		>20～30	SIADH，重症甲状腺機能低下症，二次性副腎不全（体液減少の場合は一次性副腎不全），サイアザイド系利尿薬（減少の場合も）
		<20	塩類摂取不足＋多飲（精神的多飲症，ビール多飲，アルコール依存症）

Table 2. 低ナトリウム血症のUosmとUNaによる鑑別

Uosm・UNa	疾患	生理食塩液によるNa急速補正のリスク
Uosm<100 mOsm/kg・UNa<20 mEq/L	精神的多飲症，多飲＋低タンパク栄養不良（ビール多飲，アルコール依存症），利尿薬依存症，reset osmostat（水分負荷直後）	SNa<120 mEq/Lで危険
Uosm>100 mOsm/kg・UNa>30 mEq/L	SIADH，reset osmostat（水分制限時），重症甲状腺機能低下症，副腎不全（体液減少の場合も）	生理食塩液だけでは補正されない
Uosm>100 mOsm/L・UNa<20 mEq/L	体液減少や極端な塩分欠乏を伴うSIADH	SNa<120 mEq/Lで危険

〈体液量の判定法〉

(1) 理学所見：血圧・脈圧低下，脈拍増加，脱水所見（皮膚，舌，頸静脈）および全身性浮腫，胸水，腹水の有無をチェックする
(2) ICU，ERなどではエコー検査にて下大静脈径を測定する
(3) BUN/Cr>20，FEUN<35%はEABV減少（脱水）を強く示唆する
(4) インピーダンス法による体液量の推定

【Step 3-1】体液量に変化がなく乏尿を伴わない場合

1) UosmとUNaの組み合わせでSIADH以外の鑑別を行う（Table 2）

　　体液変化がなく乏尿を伴わない低Na血症は，SIADHのほかにも精神的多飲症やアルコール依存症などの鑑別が必要である。腎の濃縮希釈能に異常がなければ，低Na血症ではUosmが100 mOsm/L以下になる。このため，精神的多飲症，reset osmostat，利尿薬依存症などではUosm<100 mOsm/Lとなり，SIADHではUosm>100 mOsm/Lとなる。ただしSIADHでは腎におけるNa排泄調節には異常がないので，塩分摂取量が低いか欠乏している場合はUNa<20 mEq/Lにもなる。

2) SIADHを診断する

　　Table 3[2)]の診断基準を参考にして確定診断をしていく。

3) SIADH類似症候群を除外する

　　(1) **重症甲状腺機能低下症**：甲状腺機能低下症は上記のSIADHの基準を満たす低Na血症の原因

Table 3. SIADHの診断基準（Verbalis）[2]

必須条件	有効血漿浸透圧の減少（＜270 mOsm/L）
	不適切な高張尿（＞100 mOsm/L）
	臨床的な等体液量
	通常のNa・水摂取量下でのUNaの増加（＞30 mEq/L）
	副腎・甲状腺・下垂体不全がなく，腎機能の低下，利尿薬の使用がない
副次的条件	水負荷試験の異常（4時間で20 mL/kg水負荷量の90%以上が排泄されない，またはUosmを100 mOsm/L未満に希釈できない）
	Posmに比較し不適切な血中ADH濃度
	体液を増加しても血清Na濃度を補正できないが，水制限で改善する

Table 4. SIADHの原因疾患（薬剤性以外）

悪性腫瘍	肺疾患	中枢神経障害	その他
肺癌（小細胞癌，中皮腫），候咽頭癌，胃癌，膵臓癌，尿管膀胱癌，前立腺癌，胸腺腫，リンパ腫，Ewing肉腫	感染症（細菌性，ウイルス性，結核，アスペルギルス，喘息，呼吸不全（＋陽圧補助呼吸）	感染症（脳炎，髄膜炎，脳膿瘍，AIDS），出血，腫瘍，水頭症，海綿静脈洞血栓，多発性硬化症，Guillain-Barré症候群，Shy-Drager症候群，振戦せん妄，急性間欠性ポルフィリン尿症	遺伝性，特発性，一過性（激しい運動，全身麻酔，ストレス，激しい疼痛など）

Table 5. SIADH（非乏尿性，乏尿性）と体液減少性低ナトリウム血症の鑑別方法（Decaux, et al）[3]

	FENa（%）	FEUN（%）
それぞれの意義	適切なNa排泄量をみる	EABV低下を否定する
非乏尿SIADH	＞0.5	＞55
乏尿性SIADH（UCr/PCr＞140）	＞0.15	＞45
EABV減少を伴う低Na血症	＜1.0	＜35

FEUN＝[尿中UN（mg/dL）×血清Cr（mg/dL）]／[BUN（mg/dL）×尿中Cr（mg/dL）]

となり得るが，その機序はよくわかっていない。しかしながら，直接的な原因となるのは粘液水腫などの重症例に限られると考えられる。高齢の入院患者には甲状腺機能低下症が多く認められるので，甲状腺機能低下だけでSIADHを除外しない。

（2）**二次性副腎不全**：ACTH低下による二次性副腎不全もSIADHの基準を満たすことが多い。一方，一次性副腎不全による低Na血症は体液減少を伴う。

4) **SIADHの原因疾患**

原因疾患をTable 4に記載する（薬剤によるものを除く）。

【Step 3-2】**体液量が低下している場合**

SIADHでもNa喪失による体液量減少が起こっていることがある。

1) **乏尿を伴う場合にはFENa（%）とFEUN（%）を測定する（Table 5）**[3]

SIADH単独では乏尿が伴わないが，SIADHの存在下でも体液減少やNa摂取不足が合併している病態が多く存在する。これらを鑑別するのにFENa（%）とFEUN（%）の測定が有用である。脱水（有効循環血液量EABV低下）があると近位尿細管での尿素再吸収が増加するため，FEUNは低下する。FEUN＜35%の場合はSIADHではなく，EABV減少を伴う低Na血症を強く疑う。加えて尿中Na排泄量はNa摂取量にも依存して増えるので，UNa＞30 mEq/L（SIADHの診断

Table 6. 2 L 生理食塩液負荷試験（Robertson）[4]

生理食塩液負荷試験による反応	SNa 上昇 > 5 mEq/L	FENa 上昇 > 0.5%
SIADH	なし ・Uosm 300 程度の type B では増加することあり ・Uosm > 530 の type A では低下する	急速な上昇あり
Na 喪失性	あり（増加しない場合もある）	やや上昇程度 < 0.5%/24 時間後
Na 喪失 + SIADH	あり	上昇する

Table 7. 薬剤性低ナトリウム血症とその機序（Baylis, et al）[5]

自由水クリアランスの減少	Na 喪失
SIADH：ドパミン拮抗薬，MAO 阻害薬，三環系抗うつ薬，SSRI，カルバマゼピン，オピアト，オクスカルバゼピン，バルプロ酸 Na，MDMA（エクスタシイ），クロフィブレート，シクロホスファミド，SU 薬，ニコチン，アミトリプチリンほか	利尿薬：ループ利尿薬，サイアザイド系利尿薬，サイアザイド類似薬，スピロノラクトン，エプレレノン，トリアムテレン
バソプレシン様活性：DDAVP，オキシトシン	ACE 阻害薬，アンジオテンシン受容体阻害薬
バソプレシン作用増強：NSAIDs，アセトアミノフェン，メトホルミン，SU 薬，SGLT2 阻害薬，カルバマゼピン，シクロホスファミドほか	直接的腎障害：シクロホスファミド，イホスファミド，シスプラチン，カルボプラチン，ビンクリスチン，ビンブラスチンほか

Table 8. 血清カリウム値変化および酸塩基異常を合併する低ナトリウム血症の鑑別

血清 K 値・酸塩基異常	疾患
代謝性アルカローシス + 低 K 血症	利尿薬，嘔吐，尿細管障害（薬剤性，高 Ca 血症，低 K 血症，低 Mg 血症），アルドステロン作用亢進，アルコール依存症，Bartter 症候群，Gitelman 症候群
代謝性アシドーシス + 低 K 血症	下痢，I 型 RTA
代謝性アシドーシス + 高 K 血症	アルドステロン作用欠乏，偽性低アルドステロン症，副腎不全，腎不全（GFR < 20 mL/ 分）
基本的に変化なし	SIADH（やや HCO₃⁻ 上昇），下垂体性副腎不全（やや HCO₃⁻ 低下）

基準）でない場合も FENa を計算して確認する。EABV 減少を伴う SIADH では通常の SIADH より尿中 Na は排泄量が少ない。

2）SIADH とナトリウム喪失症の鑑別が困難な場合は 2 L 生理食塩液負荷試験を行う（Table 6）[4]

FEUN > 55% + FENa > 0.5% であっても診断が難しく，緊急性がない場合は生理食塩液を 24 時間かけて 2 L 点滴静注し，SNa と FENa を測定することで鑑別する。この場合頻回の採血で急激な SNa の上昇に十分注意する。もし 6 時間以内に SNa 上昇 > 3 mEq/L になればその時点で評価する。この結果 SNa が低下すれば SIADH であり，増加すれば Na 喪失性である。

【Step 4】原因診断を確定する

1）薬剤性の低ナトリウム血症は意外に多いのでそれを否定する（Table 7）[5]

とくに SSRI の服用はセロトニンにより直接刺激され，投与開始後 2〜3 週間で ADH 分泌が起こることが多く，高齢者で起こりやすい。

2）血清カリウム値および酸塩基異常を伴う低ナトリウム血症の鑑別診断（Table 8）

SIADH とは異なり血清 K 異常を伴う場合は，代謝性アルカローシスかアシドーシスを示すの

Table 9. 低ナトリウム血症補正の緊急性

絶対的適応	意識障害，けいれん，呼吸抑制など脳浮腫徴候がある
相対的適応	症状は非特異的で軽いが，48時間以内の急性低Na血症がある場合
適応がない	慢性＞48時間で無症状の場合。とくに精神的多飲の場合

で診断は容易である。代謝性アルカローシスでは低K血症を起こすが，代謝性アシドーシスでは，水Na喪失を伴う病態では血清K濃度が低下し，ミネラルコルチコイドの作用低下を伴う病態では血清K濃度が増加する。

●低ナトリウム血症の治療

【Step 1】浸透圧性脱髄症候群（ODS）のハイリスク患者を予測する

SIADH以外で，生理食塩液の投与によって急速に血清Naが上昇し，浸透圧性脱髄症候群を起こすリスクの高い疾患を鑑別する。

(1) ビール多飲にみられるような低タンパク，低塩分に加え，大量の水分をとる栄養不良状態で起こる場合では，長期にわたる低Na血症が疑われ，生理食塩液による急速な補正は脱髄症候群のリスクが高い。利尿薬依存症ではこうした栄養不良が同時にみられることが多く，同様に高いリスクを有している。

(2) ADH分泌の原因が除かれて間もなくは尿が希釈された状態になっており，ここに生理食塩液を投与すると急速にSNaが上昇することがある（例：薬剤性SIADHの原因である薬剤の中止，副腎不全に対するステロイド補充，手術による原因除去など）。補正前のSNa＜120 mEq/Lでは脱髄症候群になるリスクが高い。

【Step 2】補正を緊急で行う必要があるかを判断する（Table 9）

SNa＜120（125）mEq/Lであり，症状がある場合は緊急性がある。

【Step 3】補正を開始する

低Na血症の補正にはコンセンサスがないが，これまでの文献では以下のようにほぼ集約される。症状の有無で緊急性をトリアージするが，症状がなければ急ぐ必要はなく，なるべく緩徐に補正する（ΔSNa＜8 mEq/L/24時間）。

1) 緊急時の補正法（ER/ICUでの方法）：SNa＜120 mEq/Lで症状がある場合

(1) **脳圧亢進症状がある場合**：3％NaClを100 mL静注し，SNaを2〜3 mEq/L上昇させる。結果，意識状態の回復，またはけいれんの消失がなければ，30分間隔で3回まで同様に繰り返す。それでも症状が改善しない場合は，ほかの原因を考える。数時間以内にSNaを4〜6 mEq/L上げたのちは急速補正を停止し，24時間以内に8 mEq/Lを超えないように以下の方法で補正を継続する。

(2) **溢水がなく脳圧亢進症状がない場合**：SNa＜120 mEq/Lで軽度の症状がみられる場合は，3％NaClを15〜30 mL/時間で静注する。これによって水利尿が起こり，さらに体液減少が想定される場合は，デスモプレシン（dDAVP）を8時間ごとに1〜2μg皮下注もしくは静注する。症状が改善次第，2) に移る。

2) 緊急性がない場合または緊急時を脱したのちの補正法

(1) **体液減少（−）＋溢水（−）**

SIADHと考えられSNa＞120 mEq/Lで無症状な場合は，Table 10，Table 11[6]に基づいて飲水制限を施行する。

Table 10. SIADHのタイプ（頻度%）と治療反応性

タイプ（頻度）	病態	Uosmと治療反応性
A型（30%）	SNaに依存せず不規則にADHが分泌される。	Uosm > 600 mOsm/kg H₂Oで1日500 mL以下の厳しい飲水制限が必要。バプタンが必要になることがある。
B型（30%）	SNaに依存せずゆっくりと持続的にADHが漏れている。	Uosm 300～400 mOsm/kg H₂Oであまり変化しないタイプ。飲水制限により容易に補正が可能。
C型（30%）	reset osmostat：UosmもADHも高くないが，高張食塩水を投与するとSNaが補正される前にADHが分泌され，かつPosmと相関した動きをする。水制限をするとUosmおよびUNaは上昇するが，水負荷の直後では減少する。SNaは125～135 mEq/Lと軽症が多い。	水制限時にはUosm > 300で水負荷時には< 100 mOsm/kg H₂Oにもなる。軽度の水制限でOK。
D型（10%）	ADH分泌の制御にはまったく異常ないが，V₂受容体の活性化遺伝子異常で，V₂Rアゴニストへの反応がなくADHも高くない場合に疑う。Nephrogenic syndrome of inappropriate antidiuresis（NSIAD）	

タイプ分けは水負荷試験によって行う

Table 11. CH₂O（e）に基づく飲水制限量（Ellison, et al）[6]

CH₂O（e）	飲水制限
< 0	< 500 mL/日
± 0	500～700 mL/日
> 0	< 1,000 mL/日

Table 12. 輸液の種類による細胞外液への移行割合の変化（Stern, et al）[7]

輸液種類	輸液中Na⁺濃度（mEq/L）	細胞外液への移行（%）
3%NaCl	513	100
0.9%生理食塩液	154	100
乳酸リンゲル液	130	97
0.45%生理食塩液	77	73
5%ブドウ糖	0	40

（2）体液減少？ ＋溢水（−）

体液減少，またはそれとの鑑別が難しく，脱髄症候群のリスクが低い場合は，2 L生理食塩液負荷を24時間で行い診断的治療を行う。SIADHであればSNaは不変もしくは減少し，Na喪失であれば増加する（Table 6）。

（3）溢水（＋）

3%NaCl 1～2 mL/kg体重/時間で点滴静注を開始し，フロセミド20 mgを静注する。毎時間SNaをチェックしてSNa上昇が2 mEq/L/時間になるよう速度を調節し，症状が改善したところで中止する。24時間以内に8 mEq/Lを超えないように注意する。適応があればトルバプタンを投与する。

（4）体液減少（＋）

Na輸液剤によって補正する場合は，輸液中Na⁺濃度により（Table 12）[7]，以下の計算式を用いてΔSNaが5 mEq/L/24時間に近づくことを目指して投与する（iOSアプリのMedCalX™（Ossus GmbH）で自動計算できる）。

〈1Lの輸液により予想される血清Na変化量〉

$$\Delta SNa (mEq/L) = [輸液中Na^+濃度 - 補正前血清Na^+濃度] / [TBW+1]$$

$$\Delta SNa (mEq/L) = [輸液中(Na^+濃度 + K^+濃度)] - 補正前血清Na^+濃度] / [TBW+1]$$

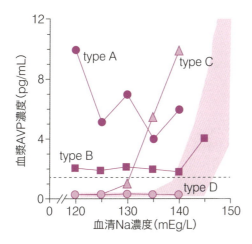

Figure 1.
SIADH の各タイプ（Zerbe, et al）[8]

TBW（総体液量）＝男性：0.6×体重，女性：0.5×体重，高齢または重症脱水症の男性：0.5×体重，同 女性：0.4×体重

〈SIADH のタイプ別治療法〉

1）Uosm によるタイプ分類

SIADH は水負荷試験による ADH の分泌様式により 4 型に分類されるが，型により必要な飲水制限量が異なる．病型の分類のための水負荷試験は有害な場合が多いが，Uosm により飲水制限の程度を推定することが可能である（Table 10, Figure 1[8]）．

2）電解質自由水クリアランス（$C_{H_2O}(e)$）によるタイプ分類

$C_{H_2O}(e)$ は尿中に浸透圧物質が存在しても水利尿の程度を反映する．タイプ分類と飲水制限量を Table 11[8] に示す．

$$C_{H_2O}(e) = 尿量(mL/日) \times \{1 - (U_{Na} \times U_K)/S_{Na}\}$$

引用文献

1) Greenberg A, et al : Current treatment practice and outcomes. Report of the hyponatremia registry. Kidney Int 88 : 167–177, 2015
2) Verbalis J : The Syndrome of Inappropriate Antidiuretic Hormone Secretion and Other Hypoosmolar Disorders. Schrier R, ed : Schrier's Diseases of the Kidney and Urinary Tract, 9th ed, Lippincott Williams & Wilkins, pp2012–2054, 2012
3) Decaux G, et al : Clinical laboratory evaluation of the syndrome of inappropriate secretion of antidiuretic hormone. Clin J Am Soc Nephrol 3 : 1175–1184, 2008
4) Robertson GL : Regulation of arginine vasopressin in the syndrome of inappropriate antidiuresis. Am J Med 119 Suppl 1 : S36–S42, 2006
5) Baylis PH, et al : The Neurohypophysis : Endocrinology of Vasopressin and Oxytocin. http://www.endotext.org
6) Ellison DH, et al : Clinical practice. The syndrome of inappropriate antidiuresis. N Engl J Med 356 : 2064–2072, 2007
7) Stern RH, et al : Ch. 44. Hyponatremia . Seldin and Giebisch's The Kidney, 5th ed, pp1511–1539, 2016
   Adrogue HJ, et al : Primary Care；Hyponatremia. New Engl J Med 342 : 1581–1589, 2000
8) Zerbe R, et al : Vasopressin function in the syndrome of inappropriate antidiuresis. Annu Rev Med 31 : 315–327, 1980

参考文献

a) Stern RH, et al：Ch. 44. Hyponatremia. Seldin and Giebisch's The Kidney, 5th ed, 2016
b) Verbalis J：The Syndrome of Inappropriate Antidiuretic Hormone Secretion and Other Hypoosmolar Disorders. Schrier R, ed：Schrier's Diseases of the Kidney and Urinary Tract, 9th ed, Lippincott Williams & Wilkins, pp2012–2054, 2012
c) Decaux G, et al：Clinical laboratory evaluation of the syndrome of inappropriate secretion of antidiuretic hormone. Clin J Am Soc Nephrol 3：1175–1184, 2008
d) Guber HA, et al：Ch. 24. Evaluation of Endocrine Function. Henry's Clinical Diagnosis and Management by Laboratory Methods, 23rd ed. pp362–399, 2016
e) Ellison DH, et al：Clinical practice. The syndrome of inappropriate antidiuresis. N Engl J Med 356：2064–2072, 2007

トリビア　低ナトリウム血症

1. 低ナトリウム血症での酸塩基平衡はアルドステロン分泌に左右される？

　　古典的なSIADHでは，低Na血症によりアルドステロン分泌が直接刺激されることによって，重炭酸イオン濃度は25.5±2.4 mmol/Lと代謝性アルカローシスに傾くのに対し，ACTH欠乏による低Na血症では20.5±3 mmol/Lと低アルドステロンによって代謝性アシドーシスに傾いている。

2. SIADHではアルドステロン作用が高まっていても，なぜ血清カリウム値は低下しない？

　　腎でのK^+排泄はアルドステロン濃度と遠位尿細管への水・Na到達量にもっとも強く支配される。ADHにより抗利尿が起こると遠位尿細管への水・Na到達量が減少することから，K分泌量が低下しK貯留に動くが，ROMKに阻害作用のあるアンジオテンシンⅡが増加していないこととバソプレシンにはK分泌を促進する作用があることから，代償されて血清K値には大きな変化が起こらない。

3. SIADHでは，なぜ体液過剰とならない？

　　SIADHにおいて体液過剰にならずNa排泄が持続する理由は，アンジオテンシンⅡが増えないことにある。SIADHの急性期は，水貯留により体液量の増加が起こることでNa利尿がNa摂取量を超える。しかし数日後にはNaバランスは戻り，ADH作用の減弱が起こり体液量は正常に戻る。これを"バソプレシンエスケープ"といい，アクアポリン2（AQ2）とバソプレシンV_2受容体の減少が観察されている。アンジオテンシンⅡはV_2受容体を増やす働きがあるが，SIADHでは体液量の減少がなければ増加せず，これがNa排泄を保っている機序と考えられる。

4. 低カリウム血症で，なぜ尿濃縮障害とナトリウム利尿が起こる？

　　低K血症では近位尿細管でアンモニア産生が亢進してNa^+/H^+交換輸送（NHE3）が刺激され，Na^+，Cl^-，HCO_3^-の再吸収が亢進，遠位尿細管ではNCC活性が亢進する。一方で，口渇中枢の刺激による多飲と皮質部集合管におけるAQ2減少によってバソプレシン抵抗性を生じ，ヘンレの太い上行脚ではK^+の供給不足によるNKCC2の活性低下の結果，Na利尿を起こす。以上から，尿濃縮障害とNa利尿が起こり得る。ただし慢性の低K血症では，器質的な障害を引き起こす。

5. 下垂体性と原発性副腎不全で，なぜ低ナトリウム血症の頻度が違う？

　　低Na血症は下垂体機能不全でも起こり得るが，通常はアルドステロン欠乏を伴わないことやコルチゾール欠乏状態が完全ではないことから，顕著にはならない。低Na血症は原発性副腎不全でより顕著で心拍出量低下，血圧低下に伴ってADH過分泌状態を作り出し，SIADH様となる。ただし，さらにアルドステロン欠乏も伴うために代謝性アシドーシスと血清K値上昇（50〜60％にみられる）も伴う。アルドステロンはADH分泌を抑制するので，この欠乏はADH過分泌にさらに拍車をかける。この場合の低Na血症は生理食塩液だけでは改善せず，コルチゾールの補充が必須になる。

6. 末期腎不全でなぜ低ナトリウム血症になることがある？

　　末期腎不全では，残った単位ネフロンあたりのNaや尿素窒素など浸透圧物質の排泄増加がUosmを200〜250 mOsm/kg以下に希釈できず，その結果，水を貯留してSIADHと

同様に低Na血症を起こす。

7. 精神的多飲症はなぜ低ナトリウム血症を起こす？

　　健常人では400～600 mL/時間まで，低Na血症をきたさずに尿を排出することが可能である。すなわちADH作用を完全に抑制すれば，尿浸透圧は40～100 mOsm/Lまで希釈できる。言い換えれば，40 mOsm×0.6 L＝24 mOsm/時間までは浸透圧物質（UNおよびNa$^+$，Cl$^-$）を腎臓で産生できるということである。したがって400～600 mL/時間以上飲水すると，血清Na濃度は減少し始める。また，浸透圧物質が正常に産生されない状態ではこれ以下の飲水でも血清Na濃度は減少し始める。さらにこの原因となる精神疾患では，口渇中枢のPosmに対する閾値の減少によるreset osmostatや，向精神薬，嘔吐などによりADH分泌やADH作用の亢進が合併することもあり，これより少ない飲水でも低Na血症を起こすことがある。

8. ビールの大量飲酒はなぜ低Na血症を起こす？

　　ビール多飲症（Beer Potomania）に限らず，Na摂取不足に多量の飲水が加わると尿希釈に伴って失われる浸透圧物質量を上回る溶質を産生できずに，400～600 mL/時間以下の飲水量でも低Na血症を起こすことになる。

Part II. 水電解質異常症の診断と治療

Chapter 8.
高ナトリウム血症の診断と治療

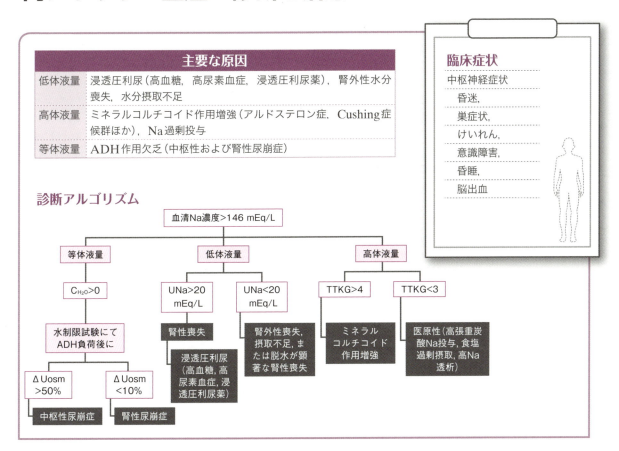

●高ナトリウム血症の診断

1. 病態生理

　　血清Na濃度が146 mEq/L以上を高Na血症と定義している場合が多い．どの病態であっても，口渇を正しく感じて自由に飲水が行われ，GFRの低下がなければ基本的に血清Na濃度は正常に保たれるので，実際に高Na血症になるのはこれらのどれかが失調している場合である．入院患者の高Na血症の多くは意識障害，人工呼吸器の装着や抑制などの身体自由の制限などによる自由な飲水の制限，口渇中枢の障害（高齢者には多い）などに対する不適切な輸液療法にある．このうち高Na血症をきたすのは，ADH作用の欠如および不感蒸散の異常な増加に伴う状態である．3つのタイプがあり，もっとも多いのは全身水分量（total body water）のみが減少するが総Na量（total body Na）は不変な1) 等体液量euvolemicタイプ，次に水分量，Na量ともに減少するがより水分量が減少する2) 低体液量hypovolemicタイプ，そして両者とも増えるがよりNa量が増える3) 高体液量hypervolemicタイプ，である．したがって診断のためにはまず体液量の把握が重要である．

1）等体液量euvolemicタイプ

　　水分量のみが減少するが，総Na量は不変である．ADH作用の欠如である尿崩症による高Na血症で，中枢性と腎性に分類される（Chapter 9参照）．薬剤性の腎性尿崩症としては，バソプレ

シンV₂受容体阻害薬（トルバプタン）が最近になって心不全や常染色体優性多発性囊胞腎に高用量使われるようになり，適切な水分補給ができないと容易に高Na血症を起こす。もうひとつの原因は不感蒸散の増加で，これは人工呼吸器における不適切な蒸散量や高熱下における作業が原因となる。尿中Na排泄量（UNa）には一定した傾向がない。

2）低体液量hypovolemicタイプ

水分量，Na量ともに減少するが水分量がより減少する。腎性喪失と腎外性喪失がある。腎性喪失は高血糖や浸透圧物質による浸透圧利尿や，閉塞性腎障害の解除後の利尿でもみられることが多い。腎外性としては過剰な発汗，下痢，熱傷，直腸瘻などがある。

3）高体液量hypervolemicタイプ

水分量，Na量ともに増えるが，よりNa量が増える。ミネラルコルチコイド作用の増加，高張食塩水，高張重炭酸Na投与，食塩過剰摂取，高Na透析などに伴う。ただし高アルドステロン症ではアルドステロン・エスケープにより，通常は体液過剰および高Na血症はあっても軽度である。UNa＞20 mEq/Lとなる例が多く，Na排泄は保たれる。

2. 高ナトリウム血症の診断アルゴリズム

【Step 1】体液量を推算する

体液量の推算には主観的な要素が多々あるが，以下のように進めるのが基本である。

(1) 理学所見：脱水症状の基本として，口腔内の乾燥，皮膚の乾燥と緊張の消失，浮腫（−）などがあるが，高浸透圧の場合に皮膚の紅潮も加わる
(2) 血圧と脈圧の評価
(3) FEUN＜35％は有効循環血液量（すなわち腎血流量）の判定に有効だが，全身の体液量は必ずしも反映しない
(4) エコーにてIVC径を測定する
(5) 体重測定：普段の体重との比較は重要で，輸液で補正する際にも体重変化をみるのが，もっとも有用かつ容易（重症患者では大変だが）な方法である
(6) 血清中BNPまたはNT-proBNP測定
(7) インピーダンス法による体液量の推定

【Step 2】体液量の推定と病態の推測に基づき，以下のように鑑別する

1）等体液量euvolemicタイプ

ADH作用の欠如である尿崩症による高Na血症で，中枢性と腎性に分類される（Chapter 9参照）。尿崩症は水利尿（Na排泄を伴わない）の増加で，自由水クリアランス（C_{H_2O}）が＋になる。

$$C_{H_2O} = V - ((U_{osm} \times V)/P_{osm}) = V(1 - U_{osm}/P_{osm})$$

V＝尿量，Uosm＝尿浸透圧，Posm＝血漿浸透圧

2）低体液量hypovolemicタイプ

(1) 低体液量性高ナトリウム血症の原因

体液中の水もNaも減少し，より水が減少するタイプである。腎性喪失と腎外性喪失の鑑別が必要で，腎性ではUNa＞20 mEq/Lの場合が多く，腎外性ではUNa＜20 mEq/Lが多いとされている。ただし脱水が顕著な場合は腎性であってもUNa＜20 mEq/Lになるので，これに惑わされずに病歴を含めた病態の把握によって鑑別する。

(2) DKAとHHS

ERでみる機会が多いのが，高血糖に伴う高浸透圧血症である。ケトアシドーシスの有無で，教

科書的に糖尿病性ケトアシドーシス（DKA）と高血糖高浸透圧症候群（HHS）に分類される（Chapter 12参照）。ただし，実臨床ではクリアカットに分類できない場合が多い。したがって代謝性アシドーシスの有無と重症度，血漿浸透圧の重症度，血清Na濃度異常があるかで治療を選択すればよい。重要なのは高血糖の存在下では血清Na値が見かけ上低くなることで，血糖値が100 mg/dL上昇するごとに，血清Na値は実際には1.6 mEq/L高くなる。したがって教科書とは異なり，DKAでもHHS同様に高Na血症を呈していることが多い。必ず次式で補正して治療を選択する。

補正Na濃度＝（1.6×血糖値（mg/dL）－100）/100＋［測定Na濃度］

（3）尿素利尿による高ナトリウム血症

尿素による高浸透圧利尿の存在はあまり知られていないが，ICUでは比較的よくみられる現象である。この尿素利尿は，以下の条件を満たしていれば診断できる[1]。

① 血清Na濃度上昇の過程で2,000 mL/日以上の利尿がある。
② Uosm＞300 mmol/L（＜150 mmol/Lは水利尿）で，総1日浸透圧物質排泄量（total osmole excretion）（Uosm×尿量L/日）＞100 mmol/日
③ 尿中尿素排泄量 Uurea＞250 mmol/L（尿素窒素＞70 mg/dL）
④ C_{H_2O}は＞0であり，水利尿があることを確認する。尿素などの細胞膜を自由に通過するために細胞内外での水の動きを伴わない，すなわち血清Na濃度（SNa）や血漿浸透圧（Posm）に影響を与えないにもかかわらず，尿浸透圧（Uosm）を形成するような物質が多い場合に，この式では偽陰性になってしまう。このことからUosmの代わりに尿中Na濃度（UNa）＋尿中K濃度（UK），Posmの代わりにSNaを使用するElectrolyte Free Water Clearance（$C_{H_2O}(e)$）を用いてこれが陽性になることで診断する。

$C_{H_2O}(e)=V(1-(UNa+UK)/SNa)$

3）高体液量hypervolemicタイプ

ミネラルコルチコイド作用の増加以外では，医原性で高張食塩水，高張重炭酸Na投与，食塩過剰摂取，高Na透析などに伴う。高アルドステロン症ではアルドステロン・エスケープにより，通常は体液過剰および高Na血症はあっても軽度である。UNa＞20 mEq/Lとなる例が多く，Na排泄は保たれている。

●高ナトリウム血症の治療

1. 低および等体液量タイプ

治療の基本は十分な飲水である。

1）輸液法

血清Na濃度＞150 mEq/Lで緊急性のある場合は5％ブドウ糖液，または0.45％生理食塩液（half saline）の持続静注となる。水の補充量は以下の式で推算し，その補正量の半分を24時間で投与したあとに評価し直す。

水分欠乏量（L）＝TBW×（SNa/140－1）SNa

または，1Lの輸液により予想される血清Na変化量（この式は低Na血症の補正にも使え，輸液剤を選んでiOSアプリのMedCalX™（Ossus GmbH）で自動計算できる）から推算する。

ΔNa（mEq/L）/1L輸液＝［輸液中Na⁺濃度－補正前血清Na⁺濃度］/［TBW＋1］

Table 1. 輸液の種類と細胞外液への移行（%）

輸液種類	輸液中 Na$^+$ 濃度（mEq/L）	細胞外液への移行（%）
3%NaCl	513	100
0.9% 生理食塩液	154	100
乳酸リンゲル液	130	97
0.45% 生理食塩液	77	73
5%ブドウ糖	0	40

$$\Delta Na（mEq/L）/1L輸液＝[輸液中（Na^+濃度＋K^+濃度）]－補正前血清 Na^+濃度]/[TBW＋1]$$

TBW（総体液量）＝男性：0.6×体重，女性：0.5×体重，
高齢または重症脱水症の男性：0.5×体重，同女性：0.4×体重

2）補正速度

最初は 0.5〜1 mEq/L/時間で 24 時間では 5〜10 mEq/L 以下が一般的である。急激な補正による脳浮腫の発症などは，幼小児をのぞいてはアウトカムに影響を与えないようである。ただし HHS などの場合，まず 24 時間で Posm＜320 mOsm/L，BS＜300 mg/dL 程度を目指し，Na 濃度のチェックは少なくとも 4 時間ごとに行うことが推奨されている。

3）投与する輸液剤の選択（Table 1）

（1）**SNa＞150 mEq/L で循環虚脱に陥っていない場合**：とくに中枢神経症状がある場合は 5%ブドウ糖液を用いる。5%ブドウ糖液は NaCl を含まないので，細胞外液（ECF）のみならず細胞内液（ICF）にも同様に分布していく。このため投与によって血管内（ECF の 1/4）に留まるのは，総投与量の 8〜10% 程度である。血漿浸透圧のみならず，並行して細胞内浸透圧の減弱にはもっとも有効で，高浸透圧が重症な場合には第一選択となる。

（2）**循環虚脱がある，または切迫している場合**：1/2 生理食塩液を用いる。等張である生理食塩液（0.9%NaCl）はほぼ全量が細胞外液に留まるので IL の投与で約 1/4 が血管内に増加すると考えられる。これが 1/2 生理食塩液であれば，その半分となる。なお大量の生理食塩液投与は高 Cl 性アシドーシスを起こすので，注意が必要である。

2. 高体液量タイプ

まず原因の除去を行う。そのうえで体液過剰が心不全などに逼迫しているようであればループ利尿薬を投与する（Chapter 17 参照）。

引用文献

1) Lindner G, et al：Osmotic diuresis due to urea as the cause of hypernatraemia in critically ill patients. Nephrol Dial Transplant 27：962–967, 2012

参考文献

a) Verbalis JG：Disorders of water balance. Brenner and Rector's The Kidney, 10th ed, Elsevier, p460, 2016
b) Berl T, et al：Disorders of Water Metabolism. Comprehensive Clinical Nephrology, 5th ed, Elsevier, pp94–110, 2014
c) Pasquel FJ, et al：Hyperglycemic Crises：Diabetic Ketoacidosis and Hyperglycemic Hyperosmolar State. Endocrinology：Adult and Pediatric, 7th ed, Elsevier, pp805–815, 2016

Part II. 水電解質異常症の診断と治療

Chapter 9.
多尿を呈する疾患の診断と治療

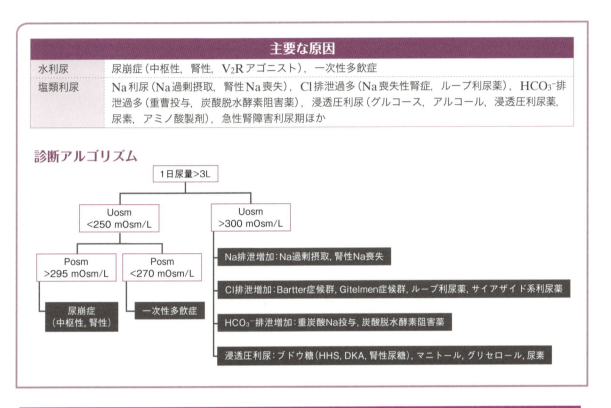

主要な原因		
水利尿	尿崩症（中枢性，腎性，V₂Rアゴニスト），一次性多飲症
塩類利尿	Na利尿（Na過剰摂取，腎性Na喪失），Cl排泄過多（Na喪失性腎症，ループ利尿薬），HCO₃⁻排泄過多（重曹投与，炭酸脱水酵素阻害薬），浸透圧利尿（グルコース，アルコール，浸透圧利尿薬，尿素，アミノ酸製剤），急性腎障害利尿期ほか

●多尿を呈する疾患の診断

1. 病態生理

多尿の定義は一般的に3L/日以上とされているが，実際には溶質の発生量に依存する．その原因としては水利尿（water diuresis）と塩類利尿（solute diuresis）があり，塩類利尿のうち浸透圧物質によるものを浸透圧利尿（osmotic diuresis）と呼んでいる．水利尿はADHの作用不全により塩類の喪失を伴わずに水のみが排泄される多尿で，ADH作用不全の尿崩症および多飲症がその典型的な原因である．一方，塩類利尿は糸球体から濾過されるも再吸収されない溶質が尿細管に多量に流出することから起こるNa⁺の強制排泄による利尿で，尿中Na濃度は通常20 mEq/L以上あり，体液は減少する．溶質を含むために，Uosmは高張になるのが特徴的である．通常の食事で摂取される溶質（おもにNa⁺，K⁺，尿素）は600～900 mOsm/日なので，その排泄に必要な尿量は3L/日以内と計算され，それ以上の尿量であるにもかかわらず尿が高張であれば余分に溶質が排泄されていることになる．原因となる溶質としてはNa⁺，陰イオン，グルコース/ケト酸，糖/アルコール，尿素，などがある．必ず高Na血症となる水利尿と異なり，Cl⁻排泄増加や高血糖などでは低Na血症を呈することもあるので，治療は血清Na濃度（補正値）と体液量の状態をみて決定する．

Table 1. 水利尿と塩類利尿の鑑別

水利尿		
尿崩症	中枢性（先天性・後天性）（Table 2 参照）	
	腎性尿崩症（Table 4 参照）	
多飲症	一次性，精神疾患	
塩類利尿		
Na⁺	過剰摂取	
	腎性 Na 喪失症（例：先天性尿細管障害，間質性腎炎，Na 利尿薬）	
陰イオン（大抵は Na⁺ が陽イオン）	Cl⁻排泄（例：Bartter/Gitelman 症候群，ループ利尿薬）	
	HCO₃⁻排泄（例：重曹投与，炭酸脱水酵素阻害薬）	
ブドウ糖 / ケト酸	糖尿病性ケトアシドーシス（DKA），高血糖高浸透圧症候群（HHS），腎性尿糖	
糖類 / アルコール	アルコール摂取，マニトール，グリセロール投与	
尿素	尿素，アミノ酸，タンパクの投与	
	急性腎障害利尿期 / 閉塞性尿路障害の解除期	
	高異化状態	
	ヘモグロビン / ミオグロビン負荷（横紋筋融解症や血腫の解除期）	
その他	造影剤	

Table 2. 中枢性尿崩症の原因

先天性	常染色体優性，常染色体劣性
獲得性	外傷後，医原性（手術後），腫瘍（乳癌の転移，頭蓋咽頭腫，松果体腫瘍），細胞組織球症，肉芽腫（結核，サルコイドーシス），脳動脈瘤，脳脊髄膜炎，Guillain-Barré 症候群，特発性

2. 多尿を呈する疾患の診断アルゴリズム

【Step 1】水利尿と塩類利尿の鑑別（Table 1）

　　まず水利尿か塩類利尿かを鑑別する。水利尿では通常 Uosm＜250 mOsm/L のことが多く，塩類利尿では Uosm＞300 mOsm/L のことが多い。

【Step 2-1】水利尿（Uosm＜250 mOsm/L）

　　水利尿の代表的な原因には，尿崩症（中枢性・腎性）と一次性多飲症がある。中枢性尿崩症は大概が急に発症する。一方，鑑別が必要な心因性多飲症の場合，発症時期は不明瞭で夜間頻尿も少ない。Posm での鑑別は容易で，尿崩症では 295 mOsm/L 以上だが多飲症では 270 mOsm/L 以下になる。

1）一次性多飲症（primary polydipsia）

　　一次性多飲症は尿崩症と鑑別すべき病態で，過剰な飲水により ADH 分泌が抑制され，腎集合管における AQP2 も減少することで，中枢性もしくは腎性尿崩症の病態と類似する。原因としては精神疾患に基づく多飲症のほかに，口渇中枢の障害によって口渇感が止まらない dipsogenic diabetes insipidus と呼ばれる病態もある。尿崩症では適切な水分補給がないと高 Na 血症となるが，多飲症の場合は低 Na 血症になることが多く，SIADH と鑑別が必要になることがある。一次性のうち心因性多飲症では，日中などある時間帯に集中して飲水に伴い血清 Na 濃度が減少するように，日内変動がある。多飲症を疑う場合は脳内の気質的病変の有無を確かめる。

2）中枢性尿崩症（Table 2）

　　下垂体後葉の障害による先天性のほか，成人に多いのは腫瘍，肉芽腫，炎症，外傷による後天性だが，約 50％は特発性である。また，まれに口渇不全を合併する場合があり（adipsic diabetes

Table 3. 水制限試験の判定（Lanese, et al）[1]

診断	水制限によるUosm（mOsm/L）	水制限による血漿ADH濃度（pg/mL）	外因性ADHによるUosmの増加
正常	> 800	> 2	ほとんどなし
完全型中枢性尿崩症	< 300	検出（−）	結果的に増加
部分型中枢性尿崩症	300〜800	< 1.5	水制限で10%以上増加
腎性尿崩症	< 300〜500	> 5	ほとんどなし
一次性多飲症	> 500	< 5	ほとんどなし

Table 4. 腎性尿崩症の原因と発症機序（Berl, et al）[2]

病態	腎髄質間質の張力形成不全	cAMP産生障害	AQP2の抑制	その他
CKD	はい	はい	はい	V₂受容体メッセージの抑制
低K血症	はい	はい	はい	
高Ca血症	はい	はい	はい	
鎌状赤血球症	はい			
タンパク・エネルギー栄養失調症	はい		はい	
デメクロサイクリン治療		はい		
リチウム治療		はい	はい	
妊娠				胎盤のバソプレシナーゼ分泌

insipidus），この場合高Na血症の危険性が高い．診断は水制限試験とピトレシンテストになる．

〈水制限試験の方法〉

①通常は前夜の夕食以降の食飲水を禁止する．ただし，重症例では危険なので当日早朝（例：6時）以降とする

②開始時に体重，Posm，Uosm，SNa，SK，SCl，血漿ADH濃度を測定

③時間尿量とUosmを毎時間測定する

④体重減少が3%以上になった時点，起立性低血圧が起こった時点，Uosmが平衡に達した時点（2〜3回の測定で変化が10%未満になった時点），SNa > 145 mEq/Lのいずれかになった時点で検査を終了する

⑤最後にPosmが増加した時点で（> 300 mOsm/Lが理想），体重，Posm，Uosm，SNa，SK，SCl，血漿ADH濃度を測定する

⑥もしSNa < 146 mEq/L，またはPosm < 300 mOsm/Lで試験を終了した場合，3%NaClを0.1 mL/kg/分で1〜2時間持続静注し上記を達成する

⑦3%NaClが不要な場合は，デスモプレシン（DDAVP）1μgまたはピトレシン5単位を皮下注射して2時間にわたって尿量とUosmを観察する

〈水制限試験の診断〉

①ADH負荷後に50%以上Uosmが増加すれば中枢性尿崩症，10%未満ならば腎性尿崩症と診断する

②Uosm増加が10〜50%のあいだの場合は，水制限試験の結果によってTable 3[1]に基づいて診断する

3）腎性尿崩症（Table 4）[2]

先天性のものは多尿が重症で，高Na血症の危険がある．一方，後天性のものでは多尿の程度が3〜4 L/日以下とほかの原因より少なく，通常は飲水で補正されている．原因としてはCKD，

Sjögren症候群，アミロイドーシス，鎌状赤血球症，薬剤性（バプタン，リチウム，アムホテリシンB，デメクロサイクリン，ホスカルネット，シドフォビルなど）がある．その発症機序は，髄質での浸透圧勾配の形成不全（CKD，低K血症，高Ca血症，鎌状赤血球症，タンパク・エネルギー栄養失調症），cAMP産生障害（CKD，低K血症，高Ca血症，デメクロサイクリン，リチウム），アクアポリン2発現抑制（CKD，低K血症，蛋白喪失性栄養失調，リチウム），V₂R発現抑制（CKD），胎盤からのバソプレシン分解酵素の分泌（妊娠）に分類される．

【Step 2-2】塩類利尿（Uosm ≧ 300 mOsm/L）

1）Na性利尿
Na過剰摂取（最近，浸透圧利尿薬として3％食塩液の投与が増えている）によるものと，腎性Na利尿によるものがある．後者ではNa利尿薬（ループ利尿薬，サイアザイド系利尿薬），Na喪失性間質性腎炎，先天性尿細管障害などが原因となるが，水分摂取が十分であれば血清Na濃度は減少することが多い．

2）陰イオン性利尿
Cl⁻排泄増加（Bartter症候群，Gitelmen症候群，ループ利尿薬，サイアザイド系利尿薬）とHCO₃⁻排泄増加（重炭酸Na投与，炭酸脱水酵素阻害薬）がある．

3）浸透圧利尿
浸透圧利尿が顕著に起こる原因としてブドウ糖（HHS，DKA，腎性尿糖），マニトール，グリセロール，尿素などがある．近位尿細管以降では，これらが尿細管を通過しないために浸透圧を上昇させ，水Na利尿を引き起こす．

4）その他
急性腎障害（AKI）利尿期（とくに閉塞性解除後），横紋筋融解症解除後のミオグロビン，血腫の吸収に伴うヘモグロビンなどが塩類利尿を起こし得ると報告されている．

●多尿を呈する疾患の治療

1．高ナトリウム血症を呈する疾患

1）中枢性尿崩症
下垂体性の場合はACTHやTRH系の不全を合併することもあり，治療にあたっては注意が必要である．

（1）高ナトリウム血症の補正
正常に口渇を感じて適切に飲水ができれば脱水，すなわち血漿浸透圧の上昇は起こりにくい．ただし血漿浸透圧が320 mOsm/L以上または症状があれば，以下の式を基にその50％を24時間で経静脈的に補充し，320 mOsm/L以下を目標に補正する．

$$水分欠乏量 = 0.6 \times 本来の体重（kg）\times (1 - 140/SNa)$$

（2）薬剤
① デスモプレシン（DDAVP）：バソプレシンの長時間作用型アナログ製剤で点鼻薬と経口薬がある．半減期は6〜24時間である．基本的に夜間多尿を抑える目的で使用する．薬剤を使用する際には飲水と利尿のバランスが崩れることもあるので，過剰投与や飲水過多に十分注意する．産褥期尿崩症にも使用できる．

② アルギニンバソプレシン（AVP）：入院患者で経口や点鼻ができない場合に使用する．術後などの急性期に使用するが，半減期は2〜4時間程度なので単回投与の場合は複数回必要になる．この

ため，尿量を2〜3 mL/kg/時間に調整するように，0.25〜1.0 mU/kg/時間で投与する持続点滴法も使われる．

（3）食事

溶質を減らすことで尿量を減少させる効果があるので，低塩，低タンパク食を推奨する．

2）腎性尿崩症

定義上バソプレシン製剤は無効であるが，多尿の程度は下垂体性ほどではないことが多い．これまで治療には，サイアザイド系利尿薬が使用されてきた．塩分制限と併用することでGFRを低下させ，近位尿細管での等浸透圧性水再吸収の促進と集合管でのバソプレシン非依存性の水再吸収を促進する．その効果を促進するためにNSAIDsに併用されることもある．低K血症に注意し，しばしばK補給が必要になる．

2. 低ナトリウム血症を呈する疾患

原因の除去や基礎疾患の治療，または対症療法につきる．多飲症に対しては精神的加療のほか，決定的な治療に乏しい．また多飲症にDDAVPやサイアザイド系利尿薬を投与すると水中毒になり，危険である（Chapter 7 参照）．

引用文献

1) Lanese D, et al：Hypernatremia. Jacobson HR, et al, eds：The Principles and Practice of Nephrology, 2nd ed, Mosby, p893, 1995
2) Berl T, et al：Disorders of Water Metabolism. Comprehensive Clinical Nephrology, 5th ed, Elsevier, pp94–110, 2014

参考文献

a) Verbalis JG：Disorders of water balance. Brenner and Rector's The Kidney, 10th ed, Elsevier, p460, 2016
b) Berl T, et al：Disorders of Water Metabolism. Comprehensive Clinical Nephrology, 5th ed, Elsevier, pp94–110, 2014
c) Itzchak S, et al：Disorders of Sodium and Water Homeostasis. Goldman-Cecil Medicine, 25th ed, pp741–755.e1, 2016

Chapter 10.
酸塩基異常症の診断と治療—呼吸性アルカローシス・アシドーシス

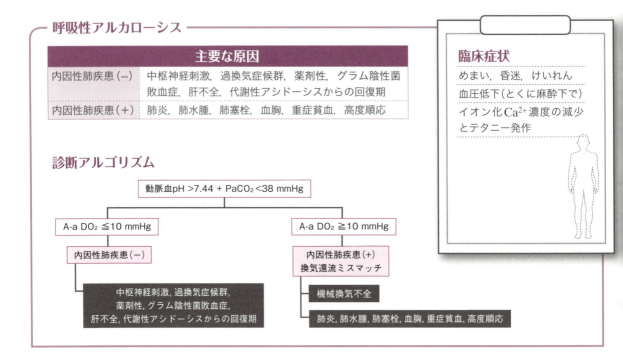

●呼吸性アルカローシス

1. 診断
   1) 動脈血pH＞7.44でPaCO$_2$＜38 mmHgならば呼吸性アルカローシス
   2) 代謝性の代償を評価
   3) 症状の有無
      (1) **急性**：めまい，昏迷，けいれん，麻酔時の血圧低下，冠動脈疾患患者の不整脈助長，軽度血清K値低下
      (2) **過換気症候群**：テタニー発作（血清Ca^{2+}の低下），知覚異常，口周囲の痺れ
   4) 原因疾患の診断
   (1) A-a DO$_2$（肺胞気動脈血酸素分圧較差）≦10（高齢で20 mmHg）なら内因性肺疾患のない過換気
      ①中枢神経系刺激：疼痛，頭部外傷，脳炎，脳腫瘍
      ②過換気症候群
      ③薬剤性：サリチル酸，テオフィリン，ニケタミド
      ④その他：グラム陰性菌敗血症，妊娠，肝不全，代謝性アシドーシスからの回復期
   (2) A-a DO$_2$≧10（高齢で20 mmHg）なら内因性肺疾患，換気還流ミスマッチのどちらか，または両者
      ①肺炎，肺水腫，肺塞栓，血胸，重症貧血，高度順応
      ②機械換気　A-a DO$_2$=150−PaO$_2$−1.25×PaCO$_2$

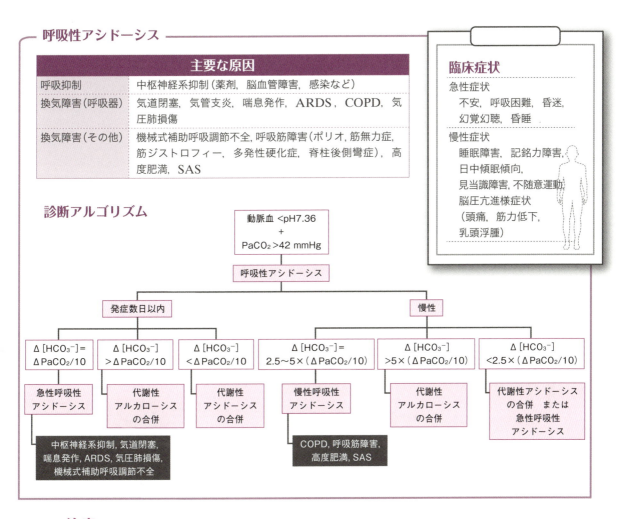

2. 治療
低CO_2血症の改善

●呼吸性アシドーシス

1. 診断

1) 動脈血pH＜7.36でPaCO₂＞42 mmHgならば呼吸性アシドーシス
2) 症状の有無
   (1) **急性**：不安，呼吸困難，混迷，幻覚，昏睡
   (2) **慢性**：睡眠障害，記銘力障害，傾眠，見当識異常，振戦，ミオクローヌス，脳圧亢進症状
3) 発症数日以内
   (1) Δ[HCO_3^-] ＞ ΔPaCO₂/10 → 代謝性アルカローシスの合併
   (2) Δ[HCO_3^-] ＜ ΔPaCO₂/10 → 代謝性アシドーシスの合併
4) 慢性経過が疑われる場合
   (1) Δ[HCO_3^-] ＞5×(ΔPaCO₂/10) → 代謝性アルカローシスの合併
   (2) Δ[HCO_3^-] ＜2.5×(ΔPaCO₂/10) → 代謝性アシドーシスの合併または急性呼吸性アシドーシス
5) 原因疾患の診断
   (1) 中枢神経系抑制
     ①薬剤性（麻酔薬，モルフィン，鎮静薬ほか）

②脳血管障害
　(2) 気道閉塞，肺実質性疾患
　(3) 呼吸筋麻痺：電解質異常症（低リン血症，低K血症，低Ca血症，低Mg血症），ポリオ，筋無力症，筋ジストロフィー，多発性硬化症，胸郭変形
　(4) その他：高度肥満
　(5) 人工呼吸器

2. 治療
　　高CO_2血症の改善

Part II. 水電解質異常症の診断と治療

Chapter 11.
酸塩基異常症の診断と治療—代謝性アルカローシス

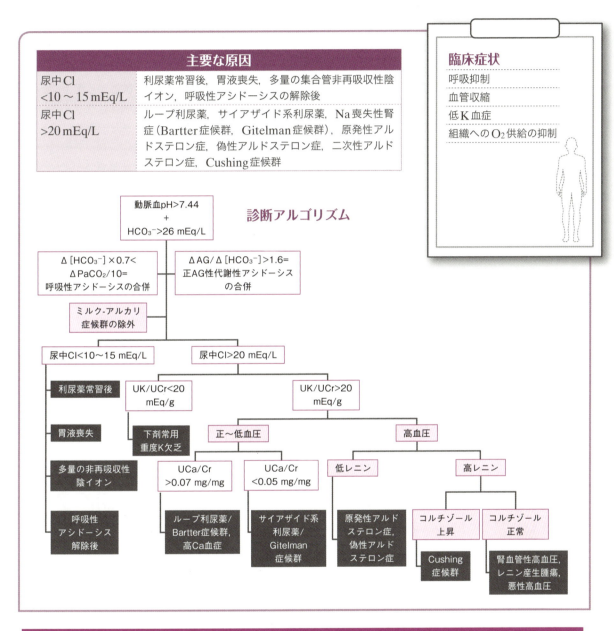

●代謝性アルカローシスの診断

　代謝性アルカローシスは酸の腎または消化管から体外への喪失，重炭酸やアルカリ化剤の投与，HCO_3^-濃度が維持されている状態での体液減少（contraction alkalosis）によっても起こる。有効循環血液量の減少から血圧は上昇せず二次性高レニン高アルドステロンを伴うタイプと，ミネラルコルチコイド作用の過剰により高血圧を伴うタイプにわかれる。いずれもほとんどが低K血症または低Mg血症と合併するので，その鑑別診断には共通項が多い。

1. 病態生理

1）過剰なHCO$_3^-$の摂取

通常，HCO$_3^-$やその前駆体（クエン酸，乳酸など）の投与は，腎からの速やかな排泄増加によりアルカローシスは起きても限局したものになる。心肺蘇生時の大量かつ急速なNaHCO$_3$の投与に関しても，血中HCO$_3^-$の増加は一時的である。

(1) 炭酸Alや炭酸Mgなどの摂取だけでは酸塩基バランスは崩れないが，陽イオン交換樹脂と併用するとその陽イオンとAlやMgとが置換されてNaHCO$_3$となり，吸収されて代謝性アルカローシスの原因となる。

(2) ミルク-アルカリ症候群：高Ca血症，代謝性アルカローシス，AKIを3徴とする疾患で，消化性潰瘍に対して重炭酸ソーダと炭酸Mgの合剤（Sippy powder）を牛乳またはクリームとともに1時間ごとに飲むという，1915年にBertram Sippyによって考案された治療法に端を発している。こののちの発症は極めて少なくなっていたが，1985年以降炭酸Ca剤が骨粗鬆症に使用されるようになってから再び増加し，現在では悪性腫瘍，原発性副甲状腺機能亢進症につぐ，3番目の高Ca血症の原因となっている。

2）腎外性H$^+$排泄の増加

排泄された胃液は相当量のH$^+$，Cl$^-$を含んでいるが，十二指腸以降でHCO$_3^-$を大量に含む膵液と胆汁により中和され，酸塩基平衡が保たれている。しかしながら病的な条件で胃液や膵液・胆汁が体外へ排泄されると，体液量を減少させるだけでなく，それぞれ代謝性アルカローシスや代謝性アシドーシスの原因となる。下痢は通常，アルカリで代謝性アシドーシスの原因となるが，絨毛腺腫や先天性Cl下痢症は代謝性アルカローシスを引き起こす。

3）腎性H$^+$排泄の増加

腎からのH$^+$排泄増加はサイアザイド系利尿薬または遺伝子異常（Gitelman症候群）による遠位尿細管でのNCC抑制やループ利尿薬，また遺伝子異常（Bartter症候群）によるヘンレ上行脚でのNKCC2の抑制によって体液量の減少とともに生じる。利尿薬の長期投与は，とくにNa$^+$，Cl$^-$，K$^+$摂取不足と重なると代謝性アルカローシスをきたしやすくなる。また，不適切に遠位部ネフロンへのNa$^+$供給が増加する状態でミネラルコルチコイドが加わると，大きく遠位部ネフロンでの酸排泄が増加することになり，さらにK$^+$欠乏が加わるとH$^+$，K$^+$-ATPase活性を刺激して酸排泄が増加する。

4）細胞内外のH$^+$シフト

K$^+$欠乏は細胞K$^+$と交換にH$^+$を多く取り込むことで細胞内pHを下げ，細胞外液pHが上昇して，重症では代謝性アルカローシスを発症する。細胞内pHの低下は尿細管細胞でも起こり，集合管におけるpendrinを抑制してCl$^-$の排泄とHCO$_3^-$再吸収を増加させることで低Cl性アルカローシスを維持する結果になる。

5）浮腫性疾患

有効循環血液量が減少することでGFRの減少，RAA系の活性化，交感神経系の活性化により近位尿細管からのNa$^+$，HCO$_3^-$再吸収が増加し，H$^+$分泌の促進とHCO$_3^-$産生の増加が起こる。ネフローゼ症候群，心不全，肝硬変などによる浮腫性疾患の代謝性アルカローシスはこの機序で起こる。

6）体液減少性アルカローシス？　Cl$^-$欠乏？　K$^+$欠乏？

細胞外液中の水およびNa$^+$の減少のみを原因とする，H$^+$またはHCO$_3^-$の総量の増減を伴わない状態での代謝性アルカローシスは，体液減少性アルカローシス（contraction alkalosis）と呼ばれ，概念だけはよく知られている。しかし実際の臨床ではCl$^-$欠乏が伴っていないことはまず考え

られない．Cl⁻補充によるアルカローシスの補正は体液減少によるRAA系の亢進の状態でも起こるので，Cl⁻供給の増加がこの補正にはもっとも重要と考えられる（トリビア参照）．

7）低カリウム血症

腎においては，遠位部ネフロンのA型介在細胞にあるH^+/K^+交換輸送系を低K血症が刺激して，K^+再吸収の増加とH^+分泌の増加が起こる．$K^+ < 2.0$ mEq/Lではこの部位でのCl⁻再吸収がNa^+再吸収よりもさらに抑制されることによって管腔内陰性荷電が増強し，H^+分泌が一層促進されて代謝性アルカローシスを維持する結果になる（トリビア参照）．低K血症は皮質集合管におけるAQP2減少により，ADH抵抗性を生じる．以上から尿濃縮障害とNa利尿が起こり得る．ほかにもリン酸尿，低クエン酸尿，アンモニア産生増加をもたらす．

8）遠位部ネフロンへのNa^+供給の増加

尿細管再吸収を受けない大量の陰イオン（ペニシリン，カルベニシリンほか）は，Cl⁻を伴わずにNa^+を遠位部ネフロンへ供給して管腔内陽性荷電を増強することで，この部位でのH^+とK^+排泄の増加をもたらす．Mg^{2+}欠乏はレニン活性の刺激からアルドステロン分泌を亢進し，Kチャネルを開けることでH^+とK^+分泌の増加をもたらし，代謝性アルカローシスの原因になる．

9）アルドステロン作用の亢進

原発性アルドステロン症，Cushing症候群，11β-hydroxysteroid dehydrogenase抑制（甘草ほか）や，それに類似したアルドステロン作用が亢進する病態で細胞外液量の減少を伴わない代謝性アルカローシスの場合，近位尿細管におけるNa^+，HCO_3^-の再吸収抑制は，遠位部ネフロンへのNa^+供給量を増加させる．増加したNa^+はENaCによって再吸収されることで管腔内陰性荷電を生じさせ，H^+とK^+分泌が増加し，アルカローシスと低K血症が維持される．

2．代謝性アルカローシスによる生体への効果

代謝性アルカローシスは通常外来患者では軽度で，原因となる疾患の治療によって解決できる．一方，入院患者の酸塩基異常症としてはもっとも頻度が高く，ICU領域では重症化し死亡の原因となり得るので決して軽視すべきでない．代謝性アルカローシスの悪影響としては，第1に呼吸を抑制し，pCO_2上昇とpO_2低下をきたす．とくに肺換気障害が存在していれば呼吸抑制は極めて危険で，人工呼吸器の装着を必要とする例もまれではない．第2に，心血管系への影響で，血管収縮が動脈系と静脈系で起こり冠動脈の攣縮や脳虚血の原因となり得る．また低K血症によるものだけでなく，不整脈を起こす閾値を下げることも報告されており，ジギタリス投与時にさらに顕著になる．第3に，ヘモグロビン-O_2解離曲線の左方移動を起こすことで組織へのO_2供給が抑制される．

3．代謝性アルカローシスの診断アルゴリズム

【Step 1】 pH＞7.44で[HCO_3^-]＞26 mEq/Lであれば代謝性アルカローシス

【Step 2】 呼吸性の代償を評価し，代謝性アシドーシスの合併を判定

(1) Δ[HCO_3^-]×0.7＜$\Delta PaCO_2$/10→呼吸性アシドーシスの合併

(2) $\Delta AG/\Delta$[HCO_3^-]＞1.6→高AG性代謝性アシドーシスの合併

【Step 3】 アルカリの摂取および高Ca血症であればミルク-アルカリ症候群，そうでなければ以下へ

(1) 尿中Cl＜10～15 mEq/LであればCl喪失性．利尿薬常習の既往はあるが検査時は使用していない，嘔吐，胃管などによるCl喪失，遺伝性Cl性下痢，一部の絨毛性腺腫などを考える．

(2) 尿中Cl＞20 mEq/Lであれば，

　①UK/UCr＜20 mEq/gでは下剤常用者やK欠乏が重度

　②UK/UCr＞20 mEq/g

a) 高血圧（＋）―レニン高値：腎血管性，レニン産生腫瘍，Cushing症候群，悪性高血圧
b) 高血圧（＋）―レニン低値：原発性アルドステロン症，Liddle症候群，11β-hydroxysteroid dehydrogenase抑制（甘草ほか）
c) 高血圧（－）―腎性Cl喪失
　UCa/UCr＞0.07 mg/mg→ループ利尿薬投与中，Bartter症候群，高Ca血症
　UCa/UCr＜0.05 mg/mg→サイアザイド系利尿薬投与中，Gitelman症候群

注：閾値の尿中Clに関しては上下ともに20 mEq/Lを，尿中Kに関しては上下ともに30 mEq/日を採用するアルゴリズムもある

4. アルドステロン作用亢進の鑑別診断

原発性アルドステロン症は獲得性と家族性にわけられる。獲得性ではアルドステロン産生腺腫（aldosterone-producing adenoma：APA，頻度35％），両側副腎過形成（特発性アルドステロン症 idiopathic hyperaldosteronism：IHA，頻度60％），片側副腎過形成（primary adrenal hyperplasia：PAH，頻度2％），アルドステロン産生癌腫（aldosterone-producing carcinoma：APC，頻度＜1％）などがある。家族性はⅠ型，Ⅱ型，Ⅲ型に分類される。Ⅰ型はグルココルチコイドが奏効するグルココルチコイド反応性アルドステロン症（glucocorticoid-remediable hyperaldosteronism：GRA）と呼ばれ，アルドステロン合成酵素とステロイド11β-水酸化酵素の2つの遺伝子のキメラ遺伝子の形成が原因である。Ⅱ型は臨床的にはIHAと鑑別ができない。Ⅲ型は18-oxycortisolの著明高値を示し，副腎KチャネルKir3.4をエンコードするKCNJ5の変異が，APAとともにみつかっている。

5. 原発性アルドステロン症の診断

Figure 1のアルゴリズムによって確定診断と治療の選択を行う。

6. Bartter症候群およびGitelman症候群とループ利尿薬およびサイアザイド系利尿薬の効果

ループ利尿薬はヘンレの太い上行脚およびMD細胞でのNKCC2を選択的に阻害しNa利尿を起こすことから，NKCC2の遺伝子異常であるⅠ型Bartter症候群と同様に低K血症性代謝性アルカローシスの原因となる。またサイアザイド系利尿薬はNCCを阻害することで，Gitelman症候群と同様に低K血症性代謝性アルカローシスの原因となる。Table 1にBartter症候群とGitelman症候群の臨床所見のおもな相違点を示した。

(1) Ca^{2+}排泄の低下と増加：Gitelman症候群/サイアザイド系利尿薬がⅠ型Bartter症候群/ループ利尿薬と異なりCa^{2+}再吸収を増加させる低Ca尿症を特徴とする（トリビア参照）。
(2) Mg^{2+}排泄の増加：一方，Mg^{2+}に関してはCa^{2+}と異なりGitelman症候群/サイアザイド系利尿薬でもⅠ型Bartter症候群/ループ利尿薬でも排泄が増加する。低Mg血症はGitelman症候群の特徴ということもできるが（亜型が多くMgが低下していないこともある），Bartter症候群では通常はみられない（Bartter症候群にもとくに成人発症のⅢ型は亜型が多く，Mgが低下している症例もある）。理由として，Bartter症候群では遠位曲尿細管でのMg再吸収が亢進して代償していることが考えられる（トリビア参照）。
(3) 多飲多尿：Bartter症候群では多飲多尿が特徴的な症状だが，一方でGitelman症候群では筋けいれんや倦怠感といった潜在的な症状の場合が多い。理由として，Gitelman症候群では皮質部ヘンレの太い上行脚でのNa水再吸収が増加して体液減少を代償していることが考えられる。

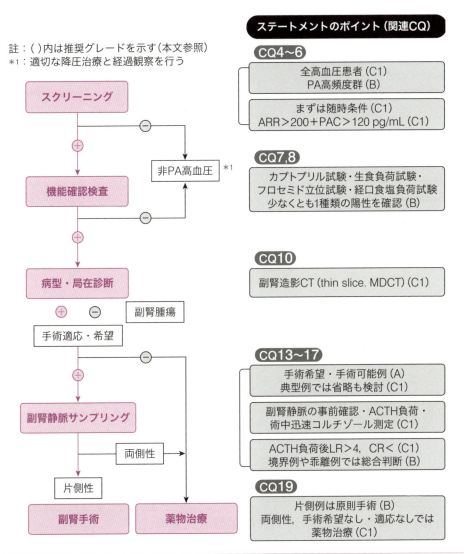

Figure 1.
原発性アルドステロン症（PA）の診療アルゴリズム（日本内分泌学会 / 日本内分泌外科学会：日本内分泌学会臨床重要課題「わが国の原発性アルドステロン症の診療に関するコンセンサス・ステートメント」．日本内分泌学会雑誌 92 巻 Suppl. Sep：1–47，2016 より）

※ CQ の詳細は https://square.umin.ac.jp/endocrine/rinsho_juyo/pdf/PrimaryAldosteronism.pdf を参照
PA：原発性アルドステロン症，ARR：アルドステロン / レニン比，PAC：血漿アルドステロン濃度

Table 1. Bartter 症候群と Gitelman 症候群の特徴的な臨床所見の相違

	低 K 血症	代謝性アルカローシス	低～正常血圧	Na 利尿	高 Ca 尿症	低 Ca 尿症	低 Mg 血症
Bartter 症候群	○	○	○	○	○	×	×
Gitelman 症候群	○	○	○	○	×	○	○

（4）**PGE₂産生増加**：Bartter症候群（Ⅰ，Ⅱ，Ⅳ型）では，MD 細胞の肥大とともに PGE₂ 産生が亢進しているが，Gitelman症候群は遠位曲尿細管における NCC の異常なので PGE₂ 産生亢進は基本的にはない。ただ亜型のなかには PGE₂ 産生亢進がある例も報告されている。このため cyclooxigenase 2 阻害薬（インドメサシンなど）が有効な場合がある。Gitelman症候群で PGE₂ の産生亢進がなくても，多尿による体液減少に反応して RAA 系の亢進は Bartter 症候

Table 2. Bartter症候群（BS）と Gitelman症候群（GS）の病型分類（Seyberth, et al [1] /Nozu, et al [2]）

	Ⅰ型Bartter症候群	Ⅱ型Bartter症候群	Ⅲ型Bartter症候群	Ⅳ型Bartter症候群	Ⅴ型Bartter症候群	Gitelman症候群
異常トランスポーター（遺伝子）	NKCC2（SLC12A12）	ROMK（KCNJ1）	CLC-KbNKB（CLCNKBBRK）	Barttin（BSND）	CaSR（CASR）	NCC（SLC12A3、およびCLCNKB）
発症時期	胎児期，新生児	胎児期，新生児	さまざま	胎児期，新生児	さまざま	思春期以降
遺伝形式	AR	AR	AR	AR	AD	AR
障害尿細管部位	TAL	TAL＋CCD	TAL＋DCT	TAL＋DCT	TAL	DCT
尿中 PGE_2	著増	著増	やや増加	増加	増加	正常
尿中 Ca	増加	増加	低下	NA	増加	低下
低 Mg 血症	(−)	(−)	20%	(+)	(+)	(+)
腎石灰化	(+)	(+)	(−)	(−)	(−)	(−)
フロセミド反応性	(−)	(+)	(+)	NA	NA（多分反応なし）	(+)
サイアザイド反応性	(+)	(+)	(+)	NA	NA	(−)
特徴	羊水過多，発育障害，多尿，亜型（アルカローシスや低 K 血症を伴わない）	Ⅰ型に同じ，亜型（新生児期に一過性に高 K 血症を呈する）	もっとも軽症，発育障害，多尿，20%に低 Mg 血症あり Gitelman 症候群と重複する	神経性難聴を伴う亜型（CLC-NKA欠損），以外はⅠ型と同じ	低 Ca 血症，低 PTH，高 Ca 尿症，まれな Bartter症候群	100%に低 Mg 血症，低 Ca 尿症，脱水気味，まれに成長障害

NA：データ入手不可

群同様にみられる。

7. 高カルシウム血症とⅤ型Bartter症候群の共通項

　高 Ca 血症に伴い，多尿を呈して Na 排泄が増加するのは，Ca 感知受容体（CaSR）を介して皮質部ヘンレの太い上行脚での NKCC2，ROMK，CLC-Kb が抑制されるためで，ループ利尿薬やⅤ型 Bartter 症候群における病態と共通する。これは CaSR を介した作用で，この CaSR の働きが先天的遺伝子異常により亢進して起こる多尿性の低 K 血症があり，Ⅴ型 Bartter 症候群と呼ぶ。同様な病態を呈するものに，Sjögren 症候群，Dent 病，サルコイドーシス，Kearns-Sayre 症候群，シスチン尿症がある。

8. Bartter症候群のサブタイプ（Table 2）[1,2]

　最初に報告された新生児に現れる Bartter 症候群（Ⅰ型）は，NKCC2 のミューテーションであり，あたかもフロセミドが投与されていると同じような症状，すなわち多飲多尿を呈する。RAA 系は常に刺激されており，JG 細胞の増加をきたす。これと同じような病態がフロセミドの常用によって起こり，偽 Bartter 症候群と呼ぶ。このⅠ型以外にもヘンレの太い上行脚と皮質集合管にある ROMK 異常によるⅡ型，ヘンレの太い上行脚の CLC-Kb 異常によるⅢ型（Classic type），CLC-Ka/b Barttin 異常によるⅣ型，最後に Ca 感受性受容体異常（作用亢進）によるⅤ型が発見されている。このうち，成人になって発見されることが多いのはⅢ型だが，Gitelman 症候群と交差する亜型が多く鑑別が困難なことがある。

Table 3. 二次性低カリウム血症性代謝性アルカローシスの原因

分類	原因	機序
Bartter 類似症候群	アミノグリコシド	polycation で CASR を刺激して V 型 Bartter 症候群に類似した病態を呈する。低 K 性代謝性アルカローシス＋高 Ca 尿症＋低 Mg 血症を呈する。中止しても 2～6 週間持続する
	高 Ca 血症	遠位部ネフロンへの Ca^{2+} 供給が増え CASR を刺激する
	ループ利尿薬の常用	慢性的な Cl 喪失，体液減少により JG 細胞の肥大をきたし偽 Bartter 症候群を呈する
	習慣性嘔吐	慢性的な Cl 喪失，体液減少により JG 細胞の肥大をきたし偽 Bartter 症候群を呈する
	プロスタグランジン製剤	レニン産生の亢進
Gitelman 類似症候群	サイアザイド系利尿薬	NCC の抑制
	シスプラチン，アムホテリシン B，ホスカルネット，イホスファミド	K^+ および Mg^{2+} 再吸収を阻害する。Mg 補充が低 K 血症を補正できる
	抗 EGFR モノクローナル抗体 - セツキシマブ	EGF は遠位曲尿細管での TRPM6 チャネルを促進する
その他の薬剤性低 K 血症	大量のアセトアミノフェン	
	ペニシリン系	遠位部ネフロンで再吸収されない陰イオンであるために，管腔内陰性荷電を増加させ ROMK による K^+ 分泌を促進する
	バンコマイシン	

9. サイアザイドテスト[3)]

【意義】Gitelman 症候群での SLC12A3 および CLCNKB 遺伝子異常のほか，孤立性優性低 Mg 血症（FXYD2 異常），HNF1β 腎症で，サイアザイド系利尿薬に対する反応が低下する。Bartter 症候群Ⅰ，Ⅱ型では反応性が保たれる。一方，フロセミドに対する反応性は Gitelman 症候群では保たれるが，Bartter 症候群Ⅰ，Ⅱ，Ⅳ型では欠如する。

【方法】影響のある薬剤を 7 日間以上中止したうえで，早朝空腹時に 10 mL/kg の飲水を行い（t=0），t=30（分）と t=90 に排尿し捨てる。そののち t=120 と t=150 に採尿する。t=150 に 1 回目の採血を行ったうえでヒドロクロロサイアザイド 50 mg（小児は 1 mg/kg）を内服する。その後 30 分間隔で t=330 まで採尿し，t=270 に 2 回目の採血を行う。それぞれ尿中，血中の Cr および Cl を測定する。

【判定】FECl にて判定し，陽性すなわちサイアザイド系利尿薬による反応欠如は＜2.3%

10. Gitelman 症候群の診断基準（KDIGO）[4)]

(1) 不適切な尿中 K 排泄（UK/UCr＞18 mmol/g）を伴う慢性低 K 血症（K＜3.5 mEq/L）
(2) 代謝性アルカローシス
(3) 不適切な尿中 Mg 排泄（FEMg＞4%）を伴う低 Mg 血症（＜1.7 mg/dL）
(4) 低 Ca 尿症（UCa/UCr＜0.05 mg/mg）
(5) 高レニン活性
(6) FECl＞0.5%
(7) 低または正常血圧
(8) 腎画像検査は正常（腎石灰化（−））

11. 二次性低カリウム血症性代謝性アルカローシスの診断

臨床的にBartter症候群/Gitelman症候群に類似した症候を呈する病態は，Table 3のように多い。成人で代謝性アルカローシスを伴う低K血症をみたときに，まずこれらを疑う。

●代謝性アルカローシスの治療

1. 有効循環血液量の低下：ネフローゼ症候群，心不全，肝硬変など浮腫性疾患

浮腫の改善が有効循環血液量の改善につながる。浮腫の改善にもっとも有効なのがループ利尿薬だが，同時に低Cl性アルカローシスを増悪させる。この場合は，アルドステロン拮抗薬のスピロノラクトンを併用する（Chapter 17参照）。

2. クロール欠乏および低クロール血症

もっとも多いのがこのタイプで，体液量減少を伴う。したがって，生理食塩液によってCl⁻および体液減少を補正することで治療が可能である。また同時に併発していることの多い低K血症の補正をKClによって行うのが重要である。KClの補給はできる限り経口で行う（Chapter 13参照）。

3. 生理食塩液が投与できない場合

閉塞性肺疾患や心不全に伴い呼吸性アシドーシスが合併している場合には，生理食塩液の投与は難しい。この場合腎機能が低下していなければ，CAⅡ阻害薬のアセタゾラミド（250 mg×2/日）が有効である。

4. 低カリウム血症

低K血症は代謝性アルカローシスの結果だけでなく原因でもあるので，積極的な補充療法を行う。Gitelman症候群やBartter症候群でも軽症であればK補給だけでアルカローシスを改善できる（Chapter 13参照）。

5. 遠位部ネフロンへのNa⁺供給の増加

NaCl制限とKCl補給を併せて行う。NaCl制限はミネラルコルチコイド作用を棄却する。

6. ミネラルコルチコイド作用の亢進

生食抵抗性といわれるように，生理食塩液の投与は無効であるだけでなく有害である。実際にアルドステロンの過剰分泌は，原発性にある場合は食塩制限とともに選択的アルドステロン受容体阻害薬を投与する。腫瘍が確認されれば外科的に摘出を検討する。アルドステロン分泌亢進がないLiddle症候群の場合は，ENaC阻害薬のトリアムテレンを投与する。

7. Bartter症候群/Gitelman症候群

KCl（≧40 mEq/日，3X–4X）およびMg²⁺補給，そしてNa⁺制限を行うのが基本である。RAA系またはプロスタグランジン-キニン系の阻害としてプロプラノロール，スピロノラクトン，NSAIDs，少量のACE阻害薬/ARBなどが試みられているが，結果はまちまちである。アミロライドはスピロノラクトンより効果的とされるが，わが国では使用できない。

8. 薬剤性

薬剤性であれば原因薬剤を中止する。利尿薬が原因であればその適応を再考し，継続が必要な病

態であればスピロノラクトンへの変更または併用やKClの補給を強化する。

引用文献

1) Seyberth HW, et al：Barter- and Gitelman-like syndromes：Salt-losing tubulopathies with loop or DCT defects. Pediatr Nephrol 26：1789–1802, 2011
2) Nozu K, et al：The Pharmacological Characteristics of Molecular-Based Inherited Salt-Losing Tubulopathies. J Clin Endocrinol Metab 95：E511–E518, 2010
3) Colussi G, et al：A thiazide test for the diagnosis of renal tubular hypokalemic disorders. Clin J Am Soc Nephrol 2：454–460, 2007
4) Blanchard A, et al：Gitelman syndrome：consensus and guidance from a Kidney Disease：Improving Global Outcomes（KDIGO）Controversies Conference. Kidney Int 91：24–33, 2017

参考文献

a) Berend K：Physiological Approach to Assessment of Acid–Base Disturbances. N Engl J Med 371：1434–1445, 2014
b) Sreedharan R, et al：Chap. 531.1 Bartter and Gitelman Syndromes and Other Inherited Tubular Transport Abnormalities. Nelson Textbook of Pediatrics, 2-Volume Set, 20th ed
c) Dubose TD Jr：Chapter 17. Disorders of Acid-Base Balance. Brenner and Rector's The Kidney, Elesevier, 2016
d) Soleimani M, et al：Pathophysiology of Renal Tubular Acidosis：Core Curriculum 2016, Am J Kidney Dis 68：488, 2016
e) Batlle D, et al：Chap. 74. Physiologic Principles in the Clinical Evaluation of Electrolyte, Water, and Acid Base Disorders. In Seldin and Giebisch's The Kidney fifth ed, Elsevier, 2013
f) Blanchard A, et al：Gitelmann Syndrome：Consensus and Guidance from a KDIGO Controversial Conference. Kidney International 91：24–33, 2017
g) Seifter JL：Integration of Acid–Base and Electrolyte Disorders. N Engl J Med 371：1821–1831, 2014

Part II. 水電解質異常症の診断と治療

Chapter 12.
酸塩基異常症の診断と治療—代謝性アシドーシス

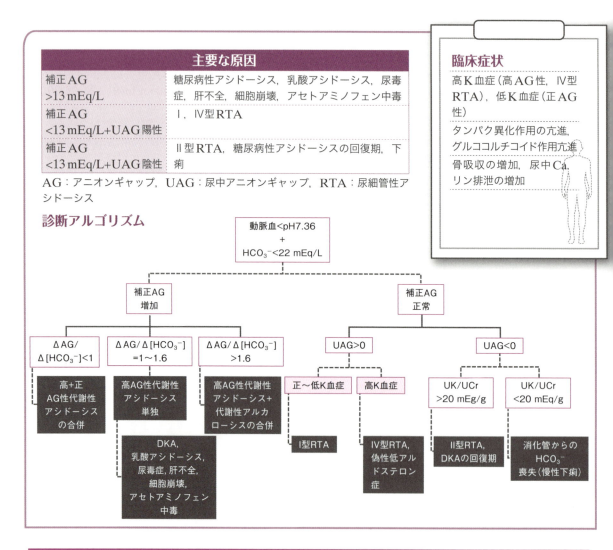

●代謝性アシドーシスの診断

1. 病態生理
1) 正AG性と高AG性代謝性アシドーシス

ネフロンにおけるH^+排泄およびNH_4^+の産生と排泄は，生理的な状態では糸球体から濾過されるHCO_3^-の再吸収のために行われている．すなわち消化吸収により摂取された酸や代謝の過程で生じる酸は，腎臓からの酸排泄の増加を伴わずに中和される．尿中の酸H^+排泄が増加するのは唯一S含有アミノ酸（肉類に含まれる）を摂取したときで，菜食主義者ではH^+の腎排泄増加は起こらない．このタイプのアミノ酸は肝臓でグルコースに代謝される過程でH^+を発生するが，中性アミノ酸はH^+の発生も還元も行わず，ジカルボキシアミノ酸はH^+を還元する．

人体は体内に有機酸が増加すると，それをH_2OとCO_2に還元して呼吸により体外に排泄し，酸

を中和する。その一方で，H_2CO_3を産生することでHCO_3^-の再生を等モルのH^+発生とともに行う。例えば乳酸（H lactate）は，以下の式のように還元されてCO_2を産生し，同時にHCO_3^-を再生する。

$$H\ lactate + HCO_3^- \rightarrow lactate^- + H_2CO_3 \rightarrow H_2O + CO_2,\ H_2O + CO_2 \rightarrow HCO_3^- + H^+$$

一方，非生理的な体内でのHClの増加では有機酸と違ってCl^-は置換されないので，腎からH^+とともに直接排泄されなければならない。

このように体内のH^+は等モルのHCO_3^-によって還元されるが，こうした体内での処理能力を超える有機酸またはHClが体内に増加，またはその腎における処理能力が障害されると，HCO_3^-に負のバランスが生じてくる。この病態が代謝性アシドーシスである。

このように有機酸が増えると血清Cl濃度は減少し，アニオン・ギャップ（AG）が増加することから高AG性（低Cl性）アシドーシスと分類され，一方でHClが増加する病態ではAGは変化しないので正AG性（高Cl性）アシドーシスと分類される。高AG性の代表としては乳酸アシドーシスや糖尿病性ケトアシドーシスがあり，正AG性としては下痢や尿細管性アシドーシス（RTA）がある。

2）正AG性代謝性アシドーシス

発症機序としては，①腎または消化管からのHCO_3^-の直接的な喪失，②HClまたは代謝されてHClになる物質の投与，③腎における酸排泄の障害，④腎における有機酸陰イオン喪失に伴うCl^-による置換（内因性または外因性），⑤Cl^-の多い大量の点滴静注，に分類される。Cl^-の直接的な投与以外はいずれの過程でもNa^+と体液喪失を伴うことから，反応性にNa^+とCl^-の遠位部ネフロンでの再吸収増加が起こることで，HCO_3^-の喪失がCl^-で置換され，高Cl性のアシドーシスとも分類される。また腎機能低下があり，eGFR＞15 mL/分/1.73 m^{2}であるにもかかわらず，このアシドーシスをきたす場合は，Ⅳ型RTAを考える。

代謝性アシドーシスに伴う低K血症を呈する疾患には，下痢による消化管性のHCO_3^-喪失のほかにRTAがある。RTAとは尿細管の酸分泌機構の異常による正AG性アシドーシスで，近位尿細管におけるHCO_3^-再吸収の障害によるⅡ型（近位形RTA），遠位尿細管の酸性尿生成機転の障害による古典的遠位尿細管型（Table 1）のⅠ型（遠位型RTA），両者が併存するⅢ型，GFR低下に伴いアルドステロン作用の欠乏による高K血症をきたすⅣ型に分類される。そのほか高K血症を呈するものにⅡ型偽性低アルドステロン症（Gordon症候群）がある。

3）Ⅰ型尿細管性アシドーシス

集合管のA型介在細胞にある3つの輸送体の異常によって起こり，多くは腎石灰化または腎結石症を合併し，遺伝子異常では聾を合併する例がある。原因となるトランスポーターの障害として，第1に，尿管側にあってH^+を分泌するH^+-ATPaseの異常で，β1 subunit（ATP6V1B1）とα4 subunit（ATP6V0A4）の遺伝子異常がみつかっている。これは，NH_3および滴定酸との結合によってはじめて成し遂げられるH^+排泄を障害する。尿管側膜にはもう1つのH^+分泌機構であるH^+, K^+-ATPaseも存在し，タイ北東部に流行するRTAの障害部位（Figure 1）である可能性がある。このトランスポーターはバナジウム中毒で障害される。第2に，血管側の側底細胞膜（BLM）に存在するHCO_3^-/Cl^-交換輸送（AE1）があり，HCO_3^-の血液への汲み出しを抑制する。AE1遺伝子異常の常染色体優性遺伝をとるタイプは成人以降に腎石灰化を契機にみつかることもあり，低K血症も常染色体劣性遺伝タイプより軽症であることが多く，発見されにくい。なぜ遺伝形により重症度に差異が生じるかは不明である。第3に，炭酸脱水酵素（CAⅡ）の異常があり，Ⅱ型RTAとの合併タイプであることから腎石灰化は少ない。

Table 1. 古典的遠位尿細管型尿細管性アシドーシス（Ⅰ型RTA）の遺伝子異常部位による分類

遺伝子異常部位	AE1（AD）	AE1（AR）	H⁺-ATPase（AR）	CAⅡ（AR）
RTAタイプ	さまざま	完全	完全	Ⅱ型RTAとの合併（Ⅲ型）
発症年齢	遅い	早い	早い	早い～遅い
重症度	軽度	重度	重度	重度～軽度
貧血の有無	まれ	一般的	まれ	まれ
低K血症	軽度	重度	重度	低い
血清HCO_3^-濃度	ほぼ正常	低い	低い	低い～軽度
腎石灰化	遅発	一般的	一般的	少ない
難聴	なし	なし	早期/遅発	軽度
尿pH	>6.5	>6.5	>6.5	>5.5
その他	胆石症を合併	溶血性貧血，くる病を合併	大理石病と癌の転移に関与？	大理石病と脳内石灰化を呈する

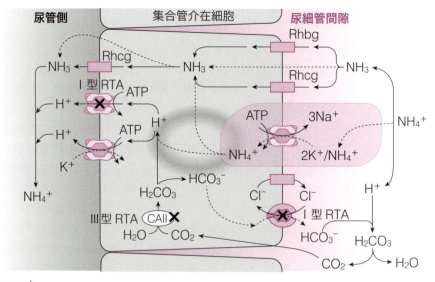

Figure 1.
集合管における酸排泄機構とⅠ，Ⅲ型RTAの障害部位

4）Ⅱ型尿細管性アシドーシス（Ⅱ型RTA）

　近位尿細管機能が全般的に障害されるFanconi症候群として発症することが一般的で，低分子タンパク尿，アミノ酸尿，腎性尿糖，リン酸尿，ビタミンD欠乏，またはビタミンD依存症を合併することが多い。その機序としては，第1に尿管側の近位尿細管刷子縁膜（BBM）に存在するNa^+/H^+交換輸送（NHE3）の異常であり，H^+分泌のみならずNa^+再吸収の多くを失わせる。糸球体から濾過されたHCO_3^-再吸収のためには，分泌されるH^+とH_2CO_3を形成することが必須になる。また，このトランスポーターはH^+のほかにもNH_4^+を共有しており，その分泌が抑制される。その結果，この部位でのH^+排泄はH^+-ATPaseと尿中への拡散によって分泌されたNH_3の酸化のみに頼らざるを得なくなる。第2は，細胞内にあってH_2OとCO_2から産生された炭酸H_2CO_3をH^+とHCO_3^-に分解する（Figure 2）炭酸脱水酵素（CAⅡ）の異常である。このCAⅡは集合管介在細胞にも存在し，Ⅲ型RTAとしてⅠ型とⅡ型の異常を併せ持った遺伝子異常も存在する。第3は血液側のBLMに存在してCAⅡによって産生されたHCO_3^-を血液側に汲み出すNa^+-HCO_3^-

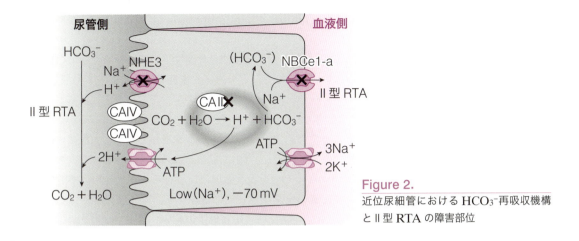

Figure 2.
近位尿細管におけるHCO_3^-再吸収機構とⅡ型RTAの障害部位

Table 2. 高AG性代謝性アシドーシスの分類

機序	増加する有機酸	分類	説明
有機酸の過剰産生	ケト酸	ケトアシドーシス	糖尿病性，アルコール性，飢餓
	乳酸	L型乳酸アシドーシス	Type A- 低酸素性：敗血症性ショック，腸間膜動脈虚血，低酸素血症，体液減少性ショック，一酸化炭素中毒，シアン中毒
			Type B- 非低酸素性：肝不全，ビタミンB_1欠乏，けいれん，薬剤性（メトホルミン，プロポフォール，ナイアシン，イソニアジド，鉄剤，非核酸系逆転写酵素阻害剤），中毒（サリチル酸，エチレングリコール，メタノール，トルエン・パラアルデヒド）
		D型乳酸アシドーシス	短腸症候群
細胞崩壊			横紋筋融解症
腎不全			尿毒症

共輸送（NBCe1）の異常である．これまで，このNBCe1だけがこの遺伝子異常によって起こることが報告されている．

5）偽性低アルドステロン症

Ⅰ型はミネラルコルチコイド受容体遺伝子のヘテロ接合体変異であるⅠA型（全身型）とENaCのサブユニットを規定する遺伝子のホモあるいはヘテロ接合変異によるⅠB型に別れる．いずれも高Cl性代謝性アシドーシス，高K血症，低Na血症，尿中Na排泄増加，高レニン高アルドステロンを特徴とする．

Ⅱ型は遠位尿細管NCCの機能獲得性遺伝子異常で常染色体優性遺伝である．Gitelman症候群のミラーイメージで高Cl性代謝性アシドーシス，高K血症，尿中Na排泄正常，高血圧，低レニン低アルドステロン，高Ca尿症，骨密度低下を特徴とする．

6）高AG性代謝性アシドーシス（Table 2）

高AG性代謝性アシドーシスとは，Cl^-以外の陰イオンが増加することによって起こり，相対的にCl^-濃度が低下する低Cl性代謝性アシドーシスとも呼ばれる．血清K濃度は正常から増加する．その機序としては，①有機酸の過剰産生，②腎機能低下による酸の排泄低下，③肝不全による乳酸代謝の障害，④細胞崩壊，⑤再吸収されない陰イオン，⑥ピログルタミン酸（5-oxoproline），がある．頻度の多い原因の覚え方に，GOLD MARRK（glycols, 5-oxoproline, l-lactate, d-lactate, methanol, aspirin, renal failure, rhabdomyolysis, ketoacidosis) がある。

(1) CKDにおける代謝性アシドーシス

①保存期
一般的に思われているのと異なり、腎不全に伴う代謝性アシドーシスは通常 GFR＜20 mL/分以下にならないと起こらない。またほとんどの患者が末期腎不全であっても尿pHを5.5以下にすることが可能である。残存ネフロンが通常の数倍までアンモニア産生と酸排泄を行うことで、通常の酸負荷に対してはほぼ非CKDと同様に代償することが可能であるのがその理由である。また GFR＜20 mL/分になっても約20％がアシドーシスを呈しない。実際に体内での酸合成総量はCKDでは変化しないか、しても減少方向になる。このためアシドーシスの原因としては、HCO_3^-再生/NH_4^+産生低下かHCO_3^-再吸収低下に負うところが大きい。そしてアンモニア産生の総量が減少すると、滴定酸の役割が相対的に増加する。滴定酸の排泄は GFR＜15 mL/分になるまではほぼ保たれている。すなわち GFR低下に伴い、尿中リン排泄は増加することから（総量は低下）、HCO_3^-再吸収にリン酸がより多く用いられることになる。既述したように腎からの酸排泄の増加およびHCO_3^-再生の増加は、そのほかの原因による酸負荷増加がなければ肉食に伴う酸性アミノ酸摂取によるもので、末期腎不全であっても肉食を0にすれば理論的にはアシドーシスにはならないことになる。またアシドーシスの程度も通常は軽度から中等度で、HCO_3^-は12〜23 mEq/Lであり、血液pHも7.2以下にはあまりならない。

CKDにおいて代謝性アシドーシスが進展するには以下の要素が必要である。タンパク摂取（とくに肉食）の増加、一部の薬剤（塩酸セベラマー、メトホルミンなど）による酸負荷の増加、重炭酸スペース（筋肉や骨による緩衝作用）の低下、高K血症、アルドステロン作用低下、尿細管障害によるHCO_3^-喪失、などである[1〜3]。

②透析期
透析にあっては、CKD末期におけるアシドーシスに加え、透析に伴うHCO_3^-濃度および血液pHの変化という要素が加わる。血液透析では、透析液に緩衝剤を配合してアシドーシスを改善する。以前までは緩衝剤として酢酸が用いられていたが、血圧低下といった酢酸不耐症を防止する観点から、酢酸を安定化剤として残しながらも重曹をメインとする重炭酸透析液が開発され、わが国では長い間主流になっている。このアルカリ化は透析中のpH変化によるCa^{2+}をはじめとした各電解質の変動と、そのあとの過剰なアルカローシスの出現という問題をはらんでいる。日本透析医学会の後ろ向きコホート研究では、透析前全血pH≧7.40または全血HCO_3^-濃度≧26.0 mEq/Lで全死亡、心血管死の有意なリスクの増加がみられている[4]。

③腎移植患者
腎移植患者では、ほかのCKDと異なりGFRが低下していなくても代謝性アシドーシスが多くみられる。血漿HCO_3^-＜22 mmol/Lの割合は eGFR＜60 mL/分/1.73 m^{2}で増加し始め、＜30 mL/分/1.73 m^{2}で30〜70％と増加する。そしてこのアシドーシスは腎移植患者の死亡率と拒絶反応の両方でリスク因子となっている。原因は薬剤性で、カルシニューリン阻害薬およびミコフェノール酸が原因薬剤である場合が多い。アルカリ剤による治療の有効性が検討されている[5]。

(2) 糖尿病性ケトアシドーシス（DKA）

DKAは絶対的、もしくは相対的なインスリン欠乏にインスリン拮抗ホルモン、とくにグルカゴン血中濃度が高い場合に発症する。これは未治療の場合でも起こるが、治療の自己中断や、インスリン要求量が増加する病態の併発で起こる。すなわち、感染、外傷、手術や精神的ストレスなどが誘発する病態である。インスリン拮抗ホルモン（グルカゴン、カテコラミン、コルチゾール、成長ホルモン）の過剰は脂肪分解によって脂肪酸の遊離を促進し、肝臓での脂肪酸酸化を促進して、ケト酸（acetoacetate、β-hydroxybutyrate）の産生が亢進する。インスリン作用欠乏は糖新生とグリコーゲン分解を増加させて高血糖を生じるとともに、脂肪組織でのホルモン感受性リパーゼを

亢進させて中性脂肪から脂肪酸とグリセロールを遊離し，大量に放出される脂肪酸はケト酸の過剰産生へと向かう。

　DKAの初期では，ケト酸の排泄がNa^+およびK^+塩として尿中に増加するために，RAA系が刺激されてNa^+，Cl^-の再吸収が増加する。ケト酸のH^+はHCO_3^-を消費するために，併せて正AG性アシドーシスを示す。さらにケト酸の産生が増加し，高血糖による浸透圧利尿は体液量を減少させAKIを発症させる。この段階ではケト酸塩は血中に増加し，代わりにCl^-が細胞内へ移行して高AG性アシドーシスとなる。回復期になるとケト酸産生は抑制され，体液量が回復することで再びケト酸塩が尿中に排泄されるようになることと大量に投与されるNaClのために，H^+がCl^-と交換に細胞外へ放出され，再び正AG性アシドーシスを呈するようになる。

7）乳酸アシドーシス
(1) **正常な乳酸代謝**：乳酸の多くは筋肉細胞において嫌気性解糖系によって産生され，その過程でH^+とATPの双方を産生する。

$$glucose + 2(ADP + inorganic\ phosphate) \rightarrow 2\ lactate + 2H^+ + 2ATP$$

　正常な血中の乳酸：ピルビン酸比は10：1で，$NADH/NAD^+$比（レドックス状態）が増加すると乳酸は増加する。

$$pyruvate + NADH + H^+ \leftrightarrow lactate + NAD^+$$

(2) **乳酸アシドーシスの発症機序**：高乳酸血症は乳酸合成が代謝を上回る場合に起こる。第1の機序は，組織低酸素症ではミトコンドリア酸化の障害によって，合成増加と代謝低下が同時に起こる。乳酸合成の過程ではH^+の産生が必ず伴うが，アシドーシスそのものも乳酸合成を促進するために負のサイクルが形成される。第2の機序は好気性解糖促進で，低酸素以外の原因で急速にATPが産生される状態で起こる。例えば敗血症の高代謝ステージにおいてはβ2-アドレナリン受容体の刺激によって筋肉細胞のNa, K-ATPaseの過剰刺激が起こり，そのためのATPを供給するために乳酸が増加する。第3の機序は，エピネフリンが異常に増加する状態である。この機序に属するものとしては重度外傷，出血性ショック，喘息におけるβ2アゴニストの過剰投与，褐色細胞腫などがある。第4の機序は，炎症性疾患におけるサイトカイン依存性の細胞内へのグルコース取り込み増加による好気性解糖亢進およびアルカローシスによる6-phosphofructokinaseの好気性解糖亢進である。第5の機序は薬剤性で，酸化的リン酸化を阻害する抗レトロウイルス薬やプロポフォールなどが乳酸産生を増加させ，まれではあるが重症乳酸アシドーシスの原因になることが報告されている。

2．代謝性アシドーシスの生態に与える効果
1）タンパク異化作用の亢進
　代謝性アシドーシスによってタンパク異化作用が亢進することはよく知られている。とくに小児にあっては，RTAなどにより成長障害の原因にもなっている。タンパク異化作用のシグナル伝達系で亢進するのは筋肉細胞に存在するATP-dependent ubiquitin- 26S proteasome pathwayで，アシドーシスで増加する糖質コルチコイドに依存性である。それに拮抗する働きがあるのはインスリンだが，アシドーシスにおけるインスリン抵抗性の存在は，IGF-1の減少によりタンパク異化作用を促進する。その結果放出されるアミノ酸のうち，グルタミンは腎においてアンモニア産生を促す。

2）水・ナトリウム排泄への影響

　　代謝性アシドーシスにおいては尿中のNa$^+$排泄が増加し，Na利尿をきたすことが知られている。機序のひとつとして，骨からのCa^{2+}放出の増加によりヘンレの太い上行脚におけるCaSRが賦活化されNKCC2が抑制されることが考えられる。そのあとにNa利尿の結果，RAA系が賦活化されて体液減少に負のフィードバックがかかることになる。アンジオテンシンIIの活性増加により，NCCでのNa$^+$，Cl$^-$再吸収の増加，H$^+$-ATPaseおよび集合管でのNa$^+$依存性1Cl$^-$/2HCO$_3^-$交換輸送（NDCBE）の活性化によるH$^+$排泄増加がさらに見込まれる。一方で，近位尿細管ではH$^+$排泄を増加させるためにNa$^+$/H$^+$交換輸送（NHE3）およびクエン酸を再吸収するNDC-1（Na$^+$-カルボキシ酸共輸送）の活性が高まって，水・Na再吸収が増加する。

3）クエン酸排泄の変化

　　生理的な状態にあって尿中に存在する塩基はクエン酸$^{3-}$のみで，HCO$_3^-$はほとんど再吸収される。このクエン酸$^{3-}$は近位尿細管において分泌されたH$^+$を消費して，クエン酸$^{2-}$としてNa$^+$-カルボキシ酸共輸送（NDC-1）によって再吸収され，細胞内のクエン酸回路で代謝されることでHCO$_3^-$の再生につながる。一方，クエン酸は尿中でCa^{2+}との親和性が高く水溶性のクエン酸Caとなるが，結石の原因となる不溶性のシュウ酸Caやリン酸Caの形成を防ぐことが臨床的に重要である。

4）カリウム排泄・血中カリウム濃度への影響

　　代謝性アシドーシスの初期では，集合管の主細胞にあるKチャネル（ROMK）のK透過性が細胞内pHの低下に伴って低下することから，尿中K$^+$排泄の抑制がみられる。そののち慢性化すると，遠位部ネフロンへの水・Na$^+$流量の増加とアルドステロンによってK$^+$排泄が増加し，低K血症を呈する場合がある。

　　代謝性アシドーシスでは，細胞内外のK$^+$シフトが起こることで高K血症を呈すると思われることが多い。しかしGFRの低下やアルドステロン抵抗性を伴わないと，高K血症にはならないことがほとんどである。高AG性と正AG性アシドーシスとでは細胞内Na$^+$濃度変化の違いにより，細胞内外のK$^+$シフトは異なる。高AG性では有機陰イオンの細胞外での増加により，有機イオンはH$^+$と共輸送で細胞内に移行して細胞内pHを下げる。その結果，細胞内に増加したH$^+$はNa-H$^+$共輸送（NHE1）を促進することで細胞内にNa$^+$を取り込み，Na, K-ATPaseが活性化されてK$^+$の細胞内への取り込みは増えることになる。

　　逆に正AG性では，細胞外H$^+$がより多いためにH$^+$を汲み出すNa$^+$-H$^+$共輸送（NHE1）の活性が抑制されて，細胞内Na$^+$濃度を減少させる。こうしてNa, K-ATPaseが抑制され，K$^+$の細胞内への取り込みが減少するという機序が考えられている[6]。

5）カルシウム・マグネシウム・リン代謝への影響

　　代謝性アシドーシスは骨からのCa^{2+}とリン酸の放出を増加させるため，尿中のCa^{2+}排泄量とリン酸排泄量の増加をきたしていることが多い。高Ca^{2+}尿症の原因としてはFECa（％）の増加も伴い負の体内Caバランスとなっている。腎からのリン酸排泄量の増加はTRPの低下も伴い，低リン血症の原因となる。リン酸の再吸収調節のほとんどは近位尿細管で行われているが，アシドーシスによる再吸収抑制の機序は複雑である。アシドーシスに伴う糖質コルチコイドの増加がリン酸再吸収を促進する一方で，IGF-1の低下がこれを抑制する。リン酸と同様にMg^{2+}の腎排泄量も増加し低Mg血症の原因となるが，その尿細管における機序は不明である。こうしたCa^{2+}とリン酸排泄に応じて慢性の重症代謝性アシドーシスでは，1,25(OH)$_2$D$_3$の合成促進とPTHの抑制がみられるようになる。

6）CKDにおける代謝性アシドーシスの効果

　　CKDで血液pHの低下が始まるのはstage G5に入ってからであるが，それ以前に有効ネフロ

ンの減少に伴いNH₃/NH₄⁺が排泄されずに腎間質内に貯留し，局所的な間質内アシドーシスが慢性的に増悪することが指摘されている。このアシドーシスは細胞傷害や線維化を推進する，例えばp53のような遺伝子を誘導することが示され，高タンパク食，とくに酸性アミノ酸の摂取が腎機能を悪化させる機序と考えられるようになった。食事中の酸負荷を減らす果物や野菜摂取による効果や，重層などアルカリ剤の添加によってCKDの進行を遅らせる結果が，いくつかの臨床研究で示されている。こうしたことから，尿中NH₄⁺測定がアルカリ療法の効果判定や予後予測因子として注目されている[7]。

3. 代謝性アシドーシスの診断アルゴリズム

【Step 1】補正AGとUAGによる鑑別診断

(1) pH＜7.36で[HCO₃⁻]＜22 mEq/Lであれば代謝性アシドーシス

(2) 補正AGを判定する

　①補正AG＞12 mEq/L
　　a) ΔAG/Δ[HCO₃⁻]＜1→高AG性代謝性アシドーシス＋正AG性代謝性アシドーシスの合併
　　b) ΔAG/Δ[HCO₃⁻]＝1〜1.6→高AG性代謝性アシドーシス単独→DKA，乳酸アシドーシス，尿毒症，肝不全，腫瘍崩壊症候群，横紋筋融解症，アセトアミノフェン中毒，など
　　c) ΔAG/Δ[HCO₃⁻]＞1.6→高AG性代謝性アシドーシス＋代謝性アルカローシスの合併
　②補正AG＜13 mEq/L：UAGを判定する。

(3) 尿中アニオンギャップ（UAG）を判定する。

　①UAG (mEq/L) = UNa (mEq/L) + UK (mEq/L) − UCl (mEq/L)
　　a) UAG＞0 mEq/L
　　　・正〜低K血症→Ⅰ型RTA（すべてのタイプ）
　　　・高K血症→Ⅳ型RTA
　　b) UAG＜0 mEq/L
　　　・UK/UCr＞20 mEq/g→Ⅱ型RTA，糖尿病性ケトアシドーシスの回復期
　　　・UK/UCr＜20 mEq/g→消化管からのHCO₃⁻喪失（慢性下痢）
　　補1．ケトアシドーシス，アルコール，トルエン中毒などのようにCl⁻以外の有機酸陰イオンの増加が疑われる場合はUAGによるアンモニア排泄の推定では過小評価が起こるのでUrine Osmolar Gap (UOG) を計算する。UOG＞101 mOsm/Lはこれらを疑う。
　②Osmolar Gap = 実測Uosm − (2×[Na⁺+K⁺] + UN (mg/dL)/2.8 + Glucose (mg/dL)/18
　　補2．高AG性であればΔRatioまたはΔGapを計算し，複合異常を評価する。

【Step 2】血清カリウム濃度による鑑別診断

　正AG性には血清K濃度が低下する病態としない病態があるので，以下のようにも鑑別できる。

(1) **低カリウム血症を呈する疾患**

　①腎からのHCO₃⁻の直接的な喪失：Ⅱ型RTA（原発性および二次性）
　②消化管からのHCO₃⁻の直接的な喪失：下痢（炎症性で，より高度），腸瘻，尿管結腸吻合，尿管小腸吻合
　③腎における酸排泄の障害：Ⅰ型RTA（原発性および二次性）
　④腎における有機陰イオン喪失にCl⁻による置換が加わった場合：糖尿病性ケトアシドーシス回復期，トルエン中毒，D-乳酸アシドーシス

（2）正〜高カリウム血症を呈する疾患
① Cl^- の多い大量の点滴静注
② HClまたは代謝されてHClになる物質の投与：TPNでのアミノ酸製剤（リジン，アルギニンCl塩）
③ IV型RTA（GFR 20〜50 mL/分/1.73 m^2）：アルドステロン抵抗性，低レニン低アルドステロン，Gordon症候群（NCC活性化遺伝子異常），薬剤性（K保持性利尿薬，RAAS阻害薬，ST合剤，ペンタミジン，カルシニューリン阻害薬，ヘパリン）

4. 尿細管性アシドーシスの病型診断

代謝性アシドーシスに伴う低K血症を呈する疾患には，下痢による消化管性とRTAがある。RTAには近位尿細管におけるHCO$_3^-$再吸収の障害による近位尿細管型（またはII型）と遠位尿細管の酸性尿生成機転の障害による古典的遠位尿細管型（またはI型），両者が併存するIII型，アルドステロン作用の欠乏による高K血症をきたすIV型に分類される。

1）近位尿細管型尿細管性アシドーシス（II型RTA）

Fanconi症候群としてのII型RTA：近位尿細管機能が全般的に障害されるFanconi症候群として発症することが一般的で，低分子タンパク尿，アミノ酸尿，腎性尿糖，リン酸尿，ビタミンD欠乏，またはビタミンD依存症を合併することが多い。原因に遺伝子異常によるものがあり，小児期までに多くが発症する。成人診療でみるものは多くが二次性であり，Table 3に示すように，Sjögren症候群のような自己免疫疾患，骨髄腫のような悪性腫瘍が候補としてあがるが，多いのは薬剤性である。低K血症，高Ca血症での報告もある。

2）重炭酸尿のみを特徴とする近位尿細管型尿細管性アシドーシス（II型RTA）

おもに遺伝子異常で，①常染色体劣性遺伝では血管側にあって血液にNa^+とHCO_3^-を共輸送するNBCe1の遺伝子異常，②常染色体優性遺伝では尿管側のNHE3の遺伝子異常，③遠位尿細管型と合併するもの（III型）に近位尿細管と遠位部ネフロンの細胞内に存在する炭酸脱水酵素CA IIの遺伝子異常，がある。薬剤性では，アセトゾラミド（CA II阻害薬）とトピラマート（抗てんかん薬）などがある。

3）古典的遠位尿細管型尿細管性アシドーシス（I型）

古典型（I型）RTAを呈するのはTable 1の遺伝子異常で，このうちAE1（AD）タイプは低K血症が軽度であることもあり，高齢になってから腎石灰化によってみつかることもある。タイ北東部にみられる風土病としてのI型RTAにはH^+-K^+-ATPase異常が疑われている。ラットではVanadateの長期負荷でH^+-K^+-ATPase活性低下によるI型RTAを起こすことが示されている。

全身病においてI型RTAを呈する疾患をTable 4に示している。多くの尿細管疾患でI型RTAを合併する可能性がある。なかでもSjögren症候群ではH^+-ATPase，AE1，CA IIに対する抗体がみつかっており，どのタイプのI型RTAも起こり得る。またFanconi症候群と合併することもある。薬剤性ではアムホテリシンBが有名だが，鎮痛薬による腎症でも起こる。

4）尿細管性アシドーシスの鑑別診断

RTAを疑ったらTable 1に基づいて鑑別診断を行う。

(1) **臨床症状**：II型RTAは無症状であったり，低K血症に伴う症状が出たり，重症例ではくる病に伴う骨痛などの症状が現れるが，一般にI型RTAより軽症である。

(2) **尿pH**：近位尿細管におけるHCO_3^-再吸収閾値が14〜18 mEq/L程度に減少しており，ここまで血中HCO_3^-濃度が低下していれば尿中にはもれず，尿pHは<5.5（pH<5.3としている教科書もある）になり得るが，それ以上であれば尿pH>5.5となる。一方，I型RTAでは尿pHは5.5以上である。

Table 3. 近位尿細管型尿細管性アシドーシス（Ⅱ型 RTA）の原因別分類

原発性	分類	疾患名	異常な輸送体・遺伝子
散発性			
遺伝性	単独遺伝子異常	○散発性（もっとも多い）	
		○常染色体優性遺伝	NHE3
		○常染色体劣性遺伝	NBCe1
		Ⅲ型 RTA	CA Ⅱ
	遺伝性 Fanconi 症候群	○ Dent 病（X-linked）	CLCN5
		常染色体優性遺伝	
		常染色体劣性遺伝	
	Fanconi 症候群を随伴する遺伝病	○シスチン尿症	CTNS
		Ⅰ型チロシン血症	FAH
		ガラクトース血症（眼脳腎症候群）	GALT
		Lowe 症候群	OCRL1
		○ Wilson 病	ATP7B
		遺伝性フルクトース不耐症	ALDOB
二次性 Fanconi 症候群	内因性腎臓病	Sjögren 症候群，低 K 血症性腎症，拒絶腎，ネフローゼ症候群，慢性間質性腎炎，TINU 症候群（ぶどう膜炎を伴う尿細管間質腎炎）	
	血液疾患	パラプロテイン血症（多発性骨髄腫）	
	薬剤性	アセトゾラミド	CA Ⅱ阻害
		トピラマート	CA Ⅱ阻害
		アミノグリコシド，期限切れのテトラサイクリン，シスプラチン，アザチオプリン，バルプロ酸 Na，抗レトロウイルス薬，漢方薬など	
	重金属	鉛，カドミウム，水銀，ウランなど	
	化学物質	トルエン，パラコートなど	
	栄養不良	クワシオルコール	
	内分泌異常	原発性副甲状腺機能亢進症	
	その他	アミロイドーシス，発作性夜間血色素尿症，神経性食思不振症，悪性腫瘍	

○成人になって発見されることのある遺伝子病

(3) $FEHCO_3$：Ⅱ型 RTA では 10～15％ に増加している。

(4) (U-B) PCO_2：H^+-ATPase 活性のマーカーである (U-B) PCO_2 はⅡ型 RTA では正常だが，Ⅰ型 RTA では低下する。しかし Cl^-/HCO_3^- 交換輸送の低下では高くなり，アムホテリシン B による RTA では正常である。

(5) 尿アニオンギャップ（UAG）

$UAG = UNa^+ + UK^+ - UCl^-$

（NH_4^+ 排泄量が保たれている＝−20～−50 mEq/L）

尿中不測定陰イオンと NH_4^+ 以外の不測定陽イオンはあまり変化しないので，アンモニアの排泄量に大きく影響される。このため正 AG 性の低 K 血症を伴う代謝性アシドーシスで UAG＞0 であればⅠ型 RTA を疑う。尿 pH＞7 は HCO_3^- 尿を示す。

① UAG 陽性（0～50 mEq/L）：Ⅰ型 RTA（すべてのタイプ），Ⅳ型 RTA
② UAG 陰性（0～−50 mEq/L）：Ⅱ型 RTA

Table 4. 遠位尿細管型尿細管性アシドーシス（Ⅰ型 RTA）の原因別分類

原発性	分類	疾患名	異常な輸送体
散発性			
遺伝性	単独遺伝子異常	○常染色体優性遺伝	AE1
		常染色体劣性遺伝	AE1
		常染色体劣性遺伝で早期に難聴を伴う	H⁺-ATPase
		○常染色体劣性遺伝で遅発性に難聴を伴う	H⁺-ATPase
		○Ⅲ型 RTA＋大理石病	CA Ⅱ
	Ⅰ型 RTA を伴う遺伝病	○ Marfan 症候群，○ Wilson 症候群，○鎌形赤血球症，○髄質海綿腎，○ Fabry 病，X-linked 低リン血症，○カルニチンパルミトイル基転移酵素Ⅱ（CPT2）欠損症，遺伝性フルクトース不耐症	
二次性	自己免疫疾患	Sjögren 症候群，クリオグロビン血症，HIV 腎症，結節性多発動脈炎，ループス腎炎，原発性胆汁性肝硬変	
	高 Ca 尿症	原発性副甲状腺機能亢進症，ビタミン D 中毒，特発性高 Ca 尿症	
	尿細管間質異常	閉塞性腎症，膀胱尿管逆流，慢性腎盂炎，拒絶腎，バルカン腎症，ハンセン病	
	薬剤性	アムホテリシン B リチウム製剤 シスプラチン フェナセチン腎症 ホスカルネット	
	重金属・化学物質	トルエン，水銀，バナジウム	

○成人になって発見されることのある遺伝子病

　　NH₄⁺排泄量の測定は手間がかかるが，NH₄⁺=−0.8（UAG）+82 で推算できる。NH₄⁺排泄量は正常で 20〜40 mEq/日，酸負荷で＞200 mEq/日に増加する。このため，これ以下の NH₄⁺排泄量の場合，Ⅰ型あるいはⅡ型の RTA が疑われる。

(6) 尿浸透圧ギャップ（UOG）

$$UOG = 実測 Uosm − (2 \times [Na^+ + K^+] + UN (mg/dL)/2.8 + Glucose (mg/dL)/18$$

　　この半分がアンモニウムイオンなので，UOG の低下はⅠ型 RTA を示唆する。逆にマニトール，造影剤，ケトン体，アルコール，トルエン代謝産物などの浸透圧物質が増加している場合には UOG が増加する。有機酸が増える病態では UAG ではなく，この UOG を用いる。

(7) 負荷試験

　①重曹負荷試験

　　【方法】

　　　　経口法：0.08 g/kg の重曹を 1 時間ごとに 5 回経口投与する。
　　　　静注法：NaHCO₃ 500 mEq/L を 3 mL/分で持続静注する。通常静注開始後 2〜4 時間で尿 pH は安定して pH＞7.5 となる。
　　　　簡易法：重曹を 1〜2 mEq/kg/日を 2〜3 週間服用したうえで血中 HCO₃⁻を測定する。Ⅱ型 RTA では上昇しないが，Ⅰ型 RTA では正常化する。

　　【判定】(U-B) PCO₂ mmHg および尿中および血中の PCO₂，HCO₃⁻，pH，Cr を毎時間測定する（簡易法以外）。

　　　　Ⅰ型 RTA：(U-B) PCO₂＜20〜30 mmHg

II型RTA：FEHCO$_3$ > 10 〜 15％

FEHCO$_3$（％）＝（UHCO$_3$ × SCr）/（SHCO$_3$ × UCr）× 100

②塩化アンモニウム負荷試験
【方法】塩化アンモニウム（薬局方）2 mEq（100 mg）/kg体重を30 〜 40分かけて十分な水分とともに経口（ゼラチンカプセルなどに入れる）投与し，そののち6時間目まで毎時間尿pH，H$^+$排泄量，NH$_4^+$排泄量を測定する。塩化アンモニウムが飲めない場合は塩化Ca 2 mEq/kg体重を服用する方法もある。通常の診療では本負荷試験は不要で，UAGまたはUOGを測定し尿中NH$_4^+$排泄の有無を知る。
【判定】3時間目の血液中｛HCO$_3^-$｝が前値より4 〜 5 mEq/L低下していれば酸負荷は効果的と判定する。尿pHの最低値が＜5.5で正常，＞5.5ならI型RTA。
尿中にバクテリアがいる場合は尿pHに信頼性がなくなる。

③フロセミド40 mg・フルドロコルチゾン1 mg負荷試験[8〜10]
【方法】フロセミド40 mgとフルドロコルチゾン1 mgを経口投与し，尿pHと尿中H$^+$およびK$^+$排泄量を6時間まで毎時間測定する。
【原理】フロセミドで遠位部ネフロンへのNaCl供給を増やし，フルドロコルチゾン（ミネラルコルチコイド）によってNa$^+$再吸収を増やし，Cl$^-$による管腔内陰性荷電を増強する。正常ならH$^+$およびK$^+$分泌が増加する。フルドロコルチゾンは不要という考えもある。
【判定】尿pH＜5.5で正常，＞5.5でI型RTAの可能性あり，塩化アンモニウム負荷試験を行う。

●代謝性アシドーシスの治療

　基本は基礎疾患の治療であり，それが果たし得ない場合にのみ（または危険な症状でその猶予がない場合にのみ）アルカリ剤の投与を考える。ケトアシドーシスや乳酸アシドーシスでは代謝が改善すればHCO$_3^-$の元となるpotential bicarbonateの産生が増えて，基本的にはアルカリ剤は不要であり，むしろ害になる危険性もある。一方，代謝されない陰イオンが増えて，それが腎機能低下を伴って排泄されない場合はアルカリ剤の投与が必要になる。有機酸が増えている病態に高Cl血症が合併している場合もアルカリ剤が必要になる。

1．高AG性代謝性アシドーシスの治療
1）糖尿病性ケトアシドーシス（DKA）
〈治療プロトコル〉

　いくつものプロトコルが発表されているが，基本的にはDKAとアシドーシスを伴わない高浸透圧性高血糖状態（HHS）の両者でほぼ同じである。重要なのは，最初の数時間は毎時間の血糖値および血液ガス（pH，HCO$_3^-$，pCO$_2$，Na$^+$，K$^+$，Cl$^-$）を計測して，輸液が正しいかチェックしながら補正することである。

①補液：まず意識低下などを合併し体液減少が著明な重症例では，1,000 mLの0.9％または0.45％NaClを1時間で初期投与する（軽症例では行わない）。そのうえで補正Na濃度を測定し（4時間ごとチェック），140 mEq/L以上であれば0.45％NaClを，140 mEq/L未満であれば引き続き0.9％NaClを，体液量と尿量をみたうえで250 〜 500 mL/時間の速度で投与する，というのが一般的である。ただし血漿浸透圧＞350 mOsm，補正Na濃度＞160 mEq/Lの場合には，

生理食塩液の3倍量の5%グルコースを追加のレギュラーインスリン（1単位/5gブドウ糖）とともに投与する。

補正Na⁺濃度＝[1.6×BS（mg/dL）−100]/100＋測定血清Na⁺濃度（mEq/L）

〈大量のNaCl急速投与の問題点〉

　　DKA治療の問題は生理食塩液の大量の静注が往々にして行われることで，その結果高Cl性アシドーシスを合併することにある。急速な生理食塩液の投与はさらにHCO₃⁻濃度を低下させる。希釈と，筋肉のタンパクに結合しているH⁺によりHCO₃⁻が取り込まれることが理由である。末梢循環が改善するとともにH⁺はタンパクから乖離し，腎循環の改善とともに酸塩基平衡を正常化させる。また高血糖のために血清Na濃度が低く測定され，それに気づかないと高Na血症，高浸透圧血症を増悪させる結果になる。

②**インスリン投与法**：①と並行して0.1 U/kg体重のレギュラーインスリンをワンショット後に0.1 U/kg/時間で持続的に投与する。1時間後にΔBSが50〜70 mg/dL下がらなければインスリン投与量を倍にする。BS（毎時間チェック）が250〜300 mg/dLに到達したら，補液を0.45%NaClと5%ブドウ糖に変更（150〜250 mL/時間），インスリンを減量（0.05〜0.1 U/kg/時間）してBS 150〜200 mg/dLに維持していく。合併症のない軽症例では皮下投与で行い，速攻型インスリンを0.3 U/kg投与の1時間後に0.2 U/kg投与し，以後2時間ごとに0.2 U/kgを目標BSまで繰り返す。治療目標は，DKAではBS＜250 mg/dL・HCO₃⁻濃度＞18 mEq/L・pH＞7.30で，HHSではBS＜250 mg/dL・有効血漿浸透圧＜310 mOsm/Lである。

有効血漿浸透圧＝2[Na⁺]＋（血糖値（mg/dL））/18

③**K補給**：これも種々のプロトコルがあるが，予防的に行わずK＜3.3 mEq/Lになった時点でインスリンを中止し，10〜20 mEq/時間の速度でKClの持続点滴を開始する。血清K濃度（2時間ごとチェック）が＞3.3 mEq/Lになればインスリンを再開し，20〜30 mEq/Lの濃度で補液にKCLを加え，4.0〜5.0 mEq/Lに維持する。経口が可能になり次第，経口補給に切り替える。

④**NaHCO₃投与**：基本的にケトアシドーシスの改善はインスリンと補液により可能であり，NaHCO₃投与の是非はcontroversialである。また投与するとしてもその適応とするpHは6.9〜7.1以下と幅がありエビデンスに乏しい（トリビア参照）。そしてNaHCO₃を補給する場合は極めて高張な7%液（833 mEq/L）を直接に用いず，以下のように等張液を調整して投与することも検討する。

投与例：7%NaHCO₃ 160 mL＋5%グルコース 840 mL＝133 mEq/L NaHCO₃ 1,000 mL

　　HCO₃⁻が分布する体液内のバーチャルな範囲（HCO₃⁻スペース）は正常では50%ぐらいだが10 mEq/L以下では著しく増加するので，まずHCO₃⁻現在値のスペースを計算し，目標HCO₃⁻値におけるスペースの計算により，補う量を推算する。

HCO₃スペース（L）＝[0.4＋（2.6/（HCO₃濃度））]×体重（kg）
HCO₃補正量（mEq）＝[目標HCO₃濃度（mEq/L）×目標HCO₃スペース（L）]
　　　　　　　　　　−[HCO₃濃度現在値（mEq/L）×現在HCO₃スペース]

例題）体重60 kgでHCO₃⁻現在値が6 mEq/Lを12 mEq/Lを目指して補正するとすれば，

HCO₃⁻補正量＝[12（mEq/L）×37（L）]−[6（mEq/L）×50（L）]＝144 mEq [11]

⑤**血液透析**：腎機能低下により十分な利尿が図られないと，輸液による改善は見込めない。この場合，血液浄化法を用いることになるが，透析液のバッファーはやはりHCO_3^-であり，体液調節は容易になるとはいえ同様に血中HCO_3^-を急速に増やす結果になる。透析療法のアドバンテージとしてはCa^{2+}濃度3 mEq/L以上の透析液を用いることで，血中Ca^{2+}濃度の塩基投与に伴う減少をキャンセルできることにもある。ただし，透析液Ca^{2+}濃度，Mg^{2+}濃度も透析中のこれら電解質に大きな変動を起こさないような工夫が必要になる。

2）乳酸アシドーシス

組織還流を改善するのがもっとも重要である。もし組織内低酸素が唯一の原因であれば，組織への酸素供給を増加させることによって改善する。しかし微小血管障害を伴っているのであれば，ドブタミン，ニトログリセリンが体液循環の改善とは独立して有効になる。一方，好気性解糖系が優位な場合はエピネフリン分泌の抑制とβ遮断薬が乳酸濃度を減少させる可能性がある[12]。

①**体液減少の改善**：体液減少に基づく血圧低下がある場合は輸液による補充が必要になるが，一般的に使用される生理食塩液の大量の静注は高Cl性アシドーシスを誘発するので注意が必要である。とくにAKIを合併する場合には肺水腫の原因ともなり，慎重な輸液が求められる。この場合にはループ利尿薬の併用がアシドーシスの改善にもつながり有効である。補充液としては，Na^+ 153 mEq/Lの生理食塩液よりも，緩衝剤として乳酸，酢酸，重炭酸を含みNa^+ 130 mEq/L前後で，Cl^-濃度110 mEq/L前後に抑え，かつK^+やCa^{2+}，Mg^{2+}なども含有する細胞外液型補充液が推奨される。より循環血漿量の増加に有用だと考えられていた4〜5％アルブミンを含有する生理食塩液の使用は，敗血症性ショックでは生理食塩液より予後の改善に役立つという結果があるも，概して生命予後に差を与えないというRCTの結果がみられる。また脳外傷後に頭蓋内圧亢進の原因となり得るなど，積極的に推奨する根拠に乏しい[13]。また高価なアルブミンの代用として海外で広く使われているhydroxyethyl starch（HES）と生理食塩液を比較したRCTで死亡率の増加をみるなどの結果が出ており，これを推奨する根拠はない[14]。

②**循環虚脱への対処—カテコラミンの投与**：カテコラミンは循環虚脱に陥っている場合の第一選択になる。ただし両刃の剣であることをよく理解する必要がある。β受容体刺激は血流を増やすが，心筋酸素消費量を増やし心筋梗塞のリスクを高める。このためイソプロテレノールは徐脈以外には用いられない。一方，α受容体は血管収縮により血圧を上昇させるが，末梢循環を抑制する。このためフェニレフリンは用いない。

こうした理解に基づいて，血圧上昇にはノルアドレナリンが第一選択になる。ノルアドレナリンは強いα刺激作用を有して血圧上昇にもっとも強力である一方で，中等度のβ刺激作用も併せ持つので心拍出量も保持できる。このため0.1〜0.2μg/kg/分から開始する。エピネフリンおよびドーパミンはそれぞれ低用量でβ刺激作用，高用量でα刺激作用が強くなり，ノルアドレナリンに比し血圧上昇効果が少ないばかりか，種々の負の作用があり現在は用いない。

強心効果としてはドブタミンが，ノルアドレナリンとの併用と単独にかかわらず第一選択薬となる。またドブタミンは敗血症性ショックでは微小循環障害の改善効果も有する。ドブタミンは基本的にβ刺激作用が強いが，頻脈の原因にはならない。数μg/kg/分から始めるが20μg/kg/分以上では効果の増強は認められない。

③**酸血症の補正**：すでに糖尿病性ケトアシドーシスの項で述べたように高濃度$NaHCO_3$の急速投与は，その適応を慎重にすべきである。乳酸アシドーシスでは，乳酸の増加する基礎疾患の治療なくしてはアルカリ剤による中和は焼け石に水に等しい。投与する目安としては動脈血pH＜7.1およびHCO_3^-濃度＜6 mEq/LがUpToDate™をはじめとしてよく用いられている。それによれば1〜2 mEq/kgをボーラスで静注し，改善がみられなければ30分ごとに繰り返すとしている。

この場合，十分な換気（多くは補助が必要）によってpCO₂を下げる努力と，アルカリ化による血中Ca²⁺濃度低下を補正する必要があるのはもちろんのこと，高濃度溶液の静注はリスクを伴う。むしろ等張液（7% NaHCO₃ 160 mL + 5%グルコース液840 mL）に調整して，体液減少を補正する速度で行うほうが好ましいと考える。効果の目安としては，2時間ごとに20%以上の血中乳酸濃度の低下を8時間にわたって達成できると，死亡率の低下につながるというRCTの結果がある。ちなみに静脈血ガス分析で代用することが多いが，末梢組織の低酸素状態では実際の動脈血中と静脈ではpHおよびpCO₂に解離が生じる。なお，これらの治療法のエビデンスレベルはほぼ0といえる。

④ **血液透析療法の適応**：とくにAKIを合併しており，循環虚脱に陥っていない場合は血液透析の良い適応になる。透析もNaHCO₃静注と同じように，HCO₃⁻を血中に供給する。このため間歇的よりも持続的な透析により緩徐に行うことが望ましい。透析液Ca²⁺ ≧ 3.0 mEq/Lを用いればアルカリ化による低Ca血症による心筋収縮力低下などは避けられ，K⁺濃度や体液量の調節，過剰な有機酸の除去など多くの補正が容易となる。

2. 正AG性アシドーシスの治療

もちろん，原因と病態生理を解明してそれを除外するのが先決であり，その原因除去だけでは改善しない場合，または除去できない原因の場合はそのうえで治療法を選択する。

1）Ⅱ型RTA

かなりの量のHCO₃⁻が尿中に喪失しており，それを補正するには少なくとも10〜30 mEq/kg体重/日のHCO₃⁻相当の重曹またはクエン酸K/Na（わが国ではウラリットU®のみ）の投与により血中HCO₃⁻濃度を22〜24 mEq/Lに保つことが，小児の成長または成人にとっても重要である。HCO₃⁻の尿中への排泄が増え，集合管への供給が増えるとK⁺排泄はさらに増加するので，十分なK⁺補給も併せて重要であり，クエン酸K/Na合剤が理想的である。サイアザイド系利尿薬によりGFRを低下させて，近位尿細管でのHCO₃⁻再吸収を増やすことも試みる場合があり，往々にしてK保持性利尿薬の併用が必要になる。

2）Ⅰ型RTA

Ⅱ型よりも少量だが，通常1〜3 mEq/L/kg/日相当のHCO₃⁻をやはりクエン酸K/Na合剤として投与する。アシドーシスの完全な補正が小児の成長には必須である。Ⅰ型RTAではアシドーシスの補正により大抵は尿中K⁺が減少し，K⁺補充を必要としなくなることが多い。しかし脱水などで二次性アルドステロン症を合併している場合は，継続的なK⁺補給が必要になることがある。血中HCO₃⁻濃度を正常域に保てれば尿中クエン酸濾過量は増加し，Ca²⁺排泄量も抑制されて腎結石や腎石灰化を予防し，小児の成長を担保し，成人にあっては骨軟化症の予防に繋がる（ウラリットU®は1日量（散剤で6 g，錠剤で12錠）あたり54 mEqのHCO₃⁻産生，27 mEqのNa⁺およびK⁺を含む）。

3）高カリウム血性高クロール性アシドーシス（Ⅳ型RTA）

慢性の高K血症自体が，髄質部太い上行脚以降のK⁺チャネルをNH₄⁺と競合するために，アンモニア産生による尿酸性化を阻害する。このことから，GFRが60 mL/分以下（>20 mL/分）に低下している状態で高K血症が続いたり，アルドステロン分泌または作用低下とGFR低下とが合併することによって，早期に高Cl性アシドーシスを起こし持続させることになる。これらの原因究明には薬歴や高K食品の摂取などの病歴聴取が重要で，さらにTTKGまたはFEKを評価して行う。フルドロコルチゾンの投与はアルドステロン欠乏が実際にない限りは基本的には適応にならないが，投与する場合は水・Na貯留を避けて血圧上昇に留意し，集合管へのNa⁺供給を増やすた

めにフロセミドなどを投与する．食事中のK制限は重要で，便秘の原因となりやすいイオン交換樹脂剤の投与はむやみに行わない．一般的にCKDの治療として行われる重曹投与は通常3 g/日でHCO$_3^-$濃度を20 mEq/L以上に上げる効果があるが，これが達成されない場合は脱水を補正しつつフロセミドを投与することが有効である．それでもアシドーシスが補正されない場合は，高K血症の併存やアルドステロン欠乏も考える．

4）Ⅱ型偽性アルドステロン症（Gordon症候群）

NCCの機能獲得型遺伝子異常なのでサイアザイド系利尿薬によるNCC抑制が著効する．

5）下痢による高Cl性アシドーシス

下痢によるアシドーシスはおもにプロピオン酸やブチル酸などのNa，K塩の喪失によるもので，Kおよびアシドーシスの補正はCl塩でなくクエン酸K/N，アスパラ酸K，グルコン酸Kなどの有機酸塩を用いるべきである．血清Na，K濃度をみて補正する．脱水状態にあると腎での酸排泄が抑制される．

引用文献

1) Codina J, et al：pH-dependent regulation of the a-subunit of the H1-K1-ATPase（HKa2）. Am J Physiol Renal Physiol 301：F536–F543, 2011
2) de Brito-Ashurst, et al：Bicarbonate supplementation slows progression of CKD and improves nutritional status. J Am Soc Nephrol 20：2075–2084, 2009
3) Mahajan A, et al：Daily oral sodium bicarbonate preserves glomerular filtration rate by slowing its decline in early hypertensive nephropathy. Kidney Int 78：303–309, 2010
4) Yamamoto T, et al：PredialysisandPostdialysispHand Bicarbonate and Risk of All-Cause and Cardiovascular Mortality in Long-term Hemodialysis Patients. Am J Kidney Dis 66：469–478, 2015
5) Park S, et al：Metabolic Acidosis and Long-Term Clinical Outcomes in Kidney Transplant Recipients. J Am Soc Nephrol 28：1886–1897, 2017
6) Palmer BF：Regulation of Potassium Homeostasis. Clin J Am Soc Nephrol 10：1050, 2015
7) DuBose Jr, TD：Urine ammonium and preclinical acidosis in CKD. J Am Soc Nephrol 28：ccc–ccc, 2017.
8) Imai E, et al：A novel heterozygous mutation in the ATP6V0A4 gene encoding the V-ATPase a4 subunit in an adult patient with incomplete distal renal tubular acidosis. Clinical Kidney Journal 9：424–428, 2016
9) Shavit L, et al：Selective screening for distal renal tubular acidosis in recurrent kidney stone formers：initial experience and comparison of the simultaneous furosemide and fludrocortisone test with the short ammonium chloride test. Nephrol Dial Transplant 31：1870–1876, 2016
10) Krapf R：Chap. 59. Clinical Syndromes of Metabolic Acidosis. Seldin and Giebischs The Kidney, 5th ed, pp2049–2112, 2012
11) Fernandez PC, et al：The concept of bicarbonate distribution space：The crucial role of body buffers. Kidney Int 36：747, 1989
12) Vincent JL, De Backer D. Circulatory shock. N Engl J Med 369：1726–1734, 2013
13) The SAFE Study Investigators. A comparison of albumin and saline for fluid resuscitation in the intensive care unit. N Engl J Med 350：2247–2256, 2004
14) Maitland K, et al：Exploring mechanisms of excess mortality with early fluid resuscitation：insights from the FEAST trial. BMC Med 11：68, 2013

参考文献

a) Berend K：Physiological Approach to Assessment of Acid–Base Disturbances. N Engl J Med 371：1434–1445, 2014
b) Sreedharan R, et al：Chap. 531.1 Bartter and Gitelman Syndromes and Other Inherited Tubular Transport Abnormalities. Nelson Textbook of Pediatrics, 2-Volume Set, 20th ed

c) Dubose TD Jr : Chapter 17. Disorders of Acid-Base Balance. Brenner and Rector's The Kidney, Elesevier, 2016
d) Soleimani M, et al : Pathophysiology of Renal Tubular Acidosis : Core Curriculum 2016, Am J Kidney Dis 68 : 488, 2016
e) Batlle D, et al : Chap. 74. Physiologic Principles in the Clinical Evaluation of Electrolyte, Water, and Acid Base Disorders. In Seldin and Giebisch's The Kidney fifth ed, Elsevier, 2013
f) Blanchard A, et al : Gitelmann Syndrome : Consensus and Guidance from a KDIGO Controversial Conference. Kidney International 91 : 24–33, 2017
g) Seifter JL : Integration of Acid–Base and Electrolyte Disorders. N Engl J Med 371 : 1821–1831, 2014

Part II. 水電解質異常症の診断と治療

Chapter 13.
血清カリウム異常症の診断と治療

低カリウム血症

主要な原因

細胞内へのシフト	インスリン，交感神経系亢進，β刺激薬，遺伝性または甲状腺中毒性周期性四肢麻痺
腎外性喪失	胃液喪失，下痢，摂取不足
腎性喪失	Ⅰ，Ⅱ型RTA，Bartter症候群，Gitelman症候群，アルドステロン作用の亢進，高Ca血症，低Mg血症，糖尿病性ケトアシドーシス
腎性喪失（薬剤性）	ループ利尿薬，サイアザイド系利尿薬，アセトゾラミド，ペニシリン，シスプラチン，EGF受容体抗体，アミノグリコシド

臨床症状

通常は血清K<2.5 mEq/Lで起こるが，急性であればそれ以上でも起こり得る。

筋症状：筋力低下，筋けいれん，横紋筋融解症，呼吸筋力低下

消化管症状：イレウス，悪心嘔吐，便秘，下痢

心電図変化：ST低下，T波平低化，U波，QT延長，不整脈

腎障害：濃縮障害，アンモニア産生増加

耐糖能異常：インスリン分泌低下

診断アルゴリズム

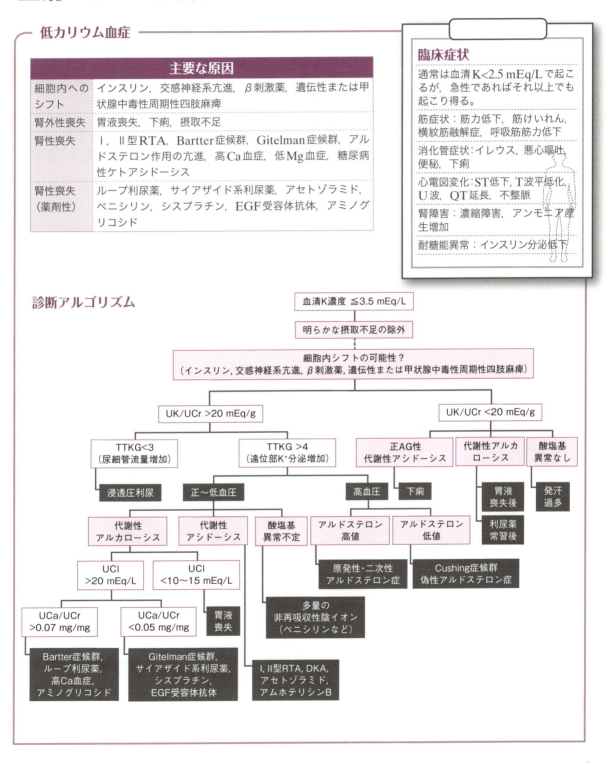

Chapter 13. 血清カリウム異常症の診断と治療

高カリウム血症

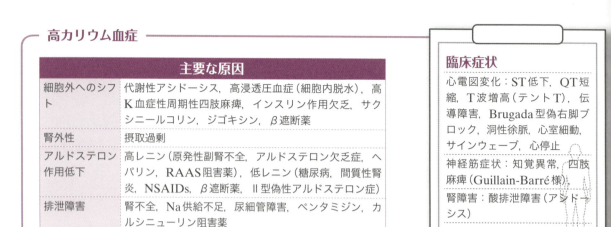

診断アルゴリズム

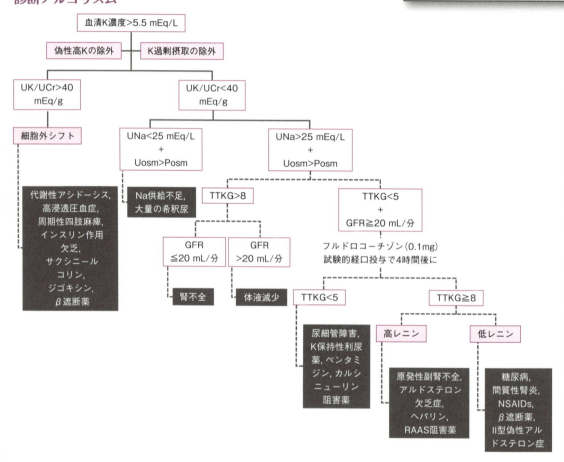

●低カリウム血症の診断

血清K値≦3.5 mEq/Lを低K血症と診断する。

1. 病態生理

血清K濃度低K血症は入院患者にはよくみられる一方，診療で見過ごされていることが多い疾

患である．K摂取不足による低K血症は栄養不良，神経性食思不振，アルコール依存症，または慢性の低K食がもっとも頻度が高い．なぜならば尿細管においてNaの排泄量はほとんど0にできるが，Kに関しては0にできず，1日10～15 mEqは必ず失われていくためである．代謝性アルカローシスには必ず低K血症が伴う．高AG性の代謝性アシドーシスでは高K血症を呈するが，正AG性のⅠ，Ⅱ型尿細管性アシドーシス（RTA）や下痢によるものは低K血症を伴う．この病態生理を理解するうえで，利尿薬の機序とそれに相当するBartter症候群（BS）各病型およびGitelman症候群（GS），そしてRTA各病型を理解することが有用である．BS，GS，RTAともに成人で診断されるものもあり，薬剤性を中心に二次性に同様の病態を起こすことが実臨床では決して少なくないので，その理解は重要である．

1）偽性低カリウム血症

血清分離しないで放置されていると，K測定値が低く出る．室温が高い場所では顕著である．とくに急性白血病などで白血球成分が多いと，K^+が細胞に取り込まれてしまう．

2）細胞内へのシフト

(1) **インスリン**：内因性インスリンによる低K血症は，リフィーディング症候群によるほかに，おもに大量のインスリン投与が医原性でもっとも多い原因である．

(2) **交感神経系変容**：急性心筋梗塞，重症頭部外傷などはカテコラミンを介した低K血症の原因で，補給後に高K血症へリバウンドすることが多く注意しなければならない．

(3) **β刺激薬**：Na,K-ATPaseの活性化によって細胞内にK^+を取り込む強力な作用を有する．喘息への投薬のみならず，エフェドリンやカフェインにも同様の作用があり，しばしばこれらの併用が低K血症を重症化させる．

3）低カリウム血症性周期性四肢麻痺（遺伝性および甲状腺中毒）

遺伝性の周期性四肢麻痺は骨格筋型電位依存性CaチャネルのαサブユニットをエンコードしているCACNA1S遺伝子異常のHOKP Ⅰ型と，骨格筋型電位依存性NaチャネルをエンコードしているSCN4A遺伝子異常のⅡ型がある．いずれも常染色体優性遺伝である．ほかにKチャネルKir2.1の異常であるAnderson症候群がある．

この場合の血清K値は低，正，高とある．炭水化物負荷によってインスリンが分泌されると誘発されることが多いが，必ずしも低K血症がなくても麻痺が起こる．これらと鑑別しなければならないのが，アジア人でよくみられる甲状腺中毒性周期性四肢麻痺（TPP）である．骨格筋型甲状腺ホルモン反応性KチャネルKir2.6の遺伝子変異があって，甲状腺機能亢進が合併すると発症する．低リン血症と低Mg血症を合併することが多い．高用量のプロプラノロールが低K血症の補正に効果的だが，K補給によってリバウンド高K血症を起こすので要注意である．

4）腎外性カリウム喪失

嘔吐や胃液吸引によるK^+喪失は実はそれほど多くないが，むしろ低Cl性アルカローシスを起こすことで重炭酸尿が増加し尿中K^+喪失が促進される．一方，下痢によるK^+喪失は大きく，正アニオンギャップ性代謝性アシドーシスと陰性尿中アニオンギャップ（尿中NH_4^+排泄は正常）は下痢による低K血症を強く示唆する．炎症性疾患だけでなく，セリアック病，常習下剤使用，注腸，急性大腸偽性腸閉塞症（Ogilvie症候群）なども下痢の原因となる．

5）腎性カリウム喪失

(1) **薬剤性**：ループ利尿薬およびサイアザイド系利尿薬はもっとも一般的な低K血症の原因で，代謝性アルカローシスを伴うことが多くTable 3に示す薬剤にも注意する．Fanconi症候群を伴うものも低K血症を起こすことが多く，またシスプラチンなどの低Mg血症を伴う薬剤も多い（Chapter 16参照）．

(2) **原発性アルドステロン症**：低K血症は体液減少を伴わない場合に示すが、全体での頻度は1/4程度（国内）と考えられる。獲得性と家族性があり、獲得性ではアルドステロン産生腺腫（aldosterone-producing adenoma：APA，頻度35%），両側副腎過形成（特発性アルドステロン症 idiopathic hyperaldosteronism：IHA，頻度60%），片側性副腎過形成（primary adrenal hyperplasia：PAH，頻度2%），アルドステロン産生癌腫（aldosterone-producing carcinoma：APC，頻度＜1%）などがある。家族性はⅠ型，Ⅱ型，Ⅲ型に分類される。Ⅰ型はグルココルチコイドが奏効するグルココルチコイド反応性アルドステロン症（glucocorticoids-remediable hyperaldosteronism：GRA）と呼ばれ，アルドステロン合成酵素とステロイド11β-水酸化酵素の2つの遺伝子の，キメラ遺伝子の形成が原因である。Ⅱ型はIHAと臨床的には鑑別ができない。Ⅲ型は18-oxycortisolの著明高値を示し，副腎Kチャネル Kir 3.4をエンコードするKCNJ5の変異が，APAとともにみつかっている。

(3) **二次性アルドステロン症**：二次性としては腎動脈狭窄，Page腎（腎外腫瘍や血腫による圧迫で高レニンを伴う），レニン産生腫瘍などが原因で低K血症を呈する。

(4) **Cushing症候群**：高K血症で下垂体性にACTHが高値を示す例は10%程度だが，異所性ACTH産生腫瘍による例は57〜100%である。その理由として，異所性では腎の11β-hydroxysteroid dehydrogenese-2（11βHSD-2）の活性が抑制されていることがあげられる。

(5) **11βHSD-2抑制**：Syndrome of apparent mineralcorticoid excess（AME）という11βHSD-2の機能喪失性遺伝子変異によって起こる劣性遺伝性疾患の原因となる。11βHSD-2を抑制する薬剤の代表が甘草であり，その成分のグリチルリチン酸は低K血症と高血圧を誘発する。

(6) **Liddle症候群**：集合管のNaチャネルであるENaCの機能獲得性遺伝子変異で，常染色体優性遺伝である。(5) AMEとの鑑別が必要になる。

(7) **家族性低K血症**：代謝性アルカローシスを示すものにBartter症候群とGitelman症候群があり，代謝性アシドーシスを呈するものに尿細管性アシドーシス（RTA）がある。いずれも後述する。

(8) **低Mg血症**：尿細管障害により併存するだけでなく，それ自身がNa,K-ATPase活性低下やROMKほかのKチャネルを開けることでK$^+$分泌を増加させ，低K血症の原因となる。

2. 低カリウム血症の診断アルゴリズム

常に酸塩基平衡の異常と併存するので，血液ガス分析を基に診断する。

【Step 1】**明らかな摂取不足を除外する**

【Step 2】**細胞内シフトを起こす原因を検索する**

インスリン過剰，カテコラミン，重症甲状腺機能亢進症（周期性四肢麻痺），テオフィリン，クロロキンの有無

【Step 3】**動脈血液ガス分析，尿中K排泄量の測定**

1）**尿中K＞15〜20 mEq/日（UK/UCr＞20 mEq/g）：腎性K喪失**

(1) TTKG＜3→遠位尿細管への水・Na供給増加：浸透圧利尿
(2) TTKG＞4→遠位尿細管K分泌増加→
　①正〜低血圧
　　a) 代謝性アシドーシス→Ⅰ，Ⅱ型RTA，糖尿病性ケトアシドーシス，薬剤性（アセトゾラミド，εカプロン酸など）
　　b) 酸塩基異常不定→多量の尿細管での非再吸収性陰イオンの存在（ペニシリンなど）
　　c) 代謝性アルカローシス→【Step 4】へ

②高血圧
　　　　a）アルドステロン高値→原発性または二次性アルドステロン症
　　　　b）アルドステロン低値→Cushing症候群，偽性アルドステロン症
2）尿中K＜15〜20 mEq/日（UK/UCr＜20 mEq/g）→
　(1) 正AG性代謝性アシドーシス→下痢
　(2) 代謝性アルカローシス→これまでの腎性喪失（検査時にはない）：利尿薬常習，習慣性嘔吐
　(3) 酸塩基異常なし→発汗過多

【Step 4】TTKG＞4で代謝性アルカローシス[1]

1）尿中Cl＜10〜15 mEq/L→消化管性Cl喪失：嘔吐，胃管ドレナージ，呼吸性アシドーシス解除後
2）尿中Cl＞20 mEq/L→腎性Cl喪失
　(1) UCa/UCr＞0.07 mg/mg→ループ利尿薬投与中，Bartter症候群
　(2) UCa/UCr＜0.05 mg/mg→サイアザイド系利尿薬投与中，Gitelman症候群
　　TTKG（transtubular K gradient）＝（UK×Posm）/（Uosm×SK）：遠位尿細管でのK分泌量を知るために，その後の集合管での尿濃縮を補正している。

注：尿中K排泄量の閾値は1日量で表現していることに注意する。その値に関しては15または30 mEq/日を，尿中Cl濃度は10または15 mEq/Lを採用しているアルゴリズムもある。

●低カリウム血症の治療

1. 高リスク患者を知る

低K血症による不整脈リスクは高齢者，器質性心疾患，ジゴキシンおよびそのほかの抗不整脈薬の服用者で高いので，心電図モニターが必要である。また，より迅速かつ適量に補正する必要がある。

2. 不足量を推定する

細胞内外のシフトがないという条件下で，K^+が体内から100 mmol減少すると血清K濃度は0.27 mEq/L減少する。したがって，400〜800 mmolのK喪失で2.0 mEq/Lが血清中で減少する。ただし，これらはあくまで目安である。

3. 過剰補正に注意する

K濃度異常の原因を知ることが重要で，細胞内外のシフトが起こる病態では急速なK濃度の変化が起こり得る。Mg喪失を伴う低Mg血症があると，K喪失が持続する。腎機能低下時，血清K濃度を上げる働きのある薬剤，糖尿病（インスリン欠乏および自律神経系障害）などの場合，急激に血清K濃度が増加する危険性が高いので，より頻回なモニターが必要である。

4. 補正の適応と目標

無症状で軽度低下の補正に関しては議論が多いが，一般的に＜3.0 mEq/Lで補正は必要である。とくに高リスク患者では4.0 mEq/L以上を目指して補正する。

5. 経口KCl補給が最優先

1）安全で，かつ迅速な補正は経口投与で行うことができる。125〜165 mmolのKClを経口で単回投与すると，60〜120分で血清K濃度が2.5 mEq/Lから3.5 mEq/Lまで増加すると想定さ

Table 1. 経口カリウム製剤

経口カリウム製剤	単位あたりの K 含有量	1 日投与量＞40 mEq
スローケー錠 600 mg	1 錠あたり 8 mEq	＞5 錠
K.C.L. エリキシル	1 mL あたり 1.34 mEq	＞30 mL
塩化カリウム「日医工」	1 g あたり 13.4 mEq	＞3 g
グルコンサン K 細粒 4 mEq/g	1 g あたり 4 mEq	＞10 g
アスパラカリウム散 50％	1 g あたり 2.9 mEq	＞14 g
ウラリット U	1 g あたり 1.5 mEq	＞26 g

れる。
2) KCl 補給が基本である。その理由は，第 1 に多くの低 K 血症は Cl 喪失による代謝性アルカローシスを伴うので，これに Cl⁻ を補給するのは理にかなっているということ，第 2 に KCl の形がもっとも少ない重量で K⁺ を補えること（アスパラ K 1 g 中 K⁺ 2.9 mmol に対し，KCl 1 g 中 13.4 mmol である），第 3 に Cl⁻ はおもに細胞外液にあるイオンで細胞内へ移行しないために，速やかに K⁺ を上昇させる働きがある。
3) 経口カリウム投与量：投与量は 40〜100 mmol/日を 2〜3 回食後に分ける。上限は 2 mmol/kg 体重である。ただし KCl は直接胃粘膜に付着すると潰瘍の原因となるので，必ず食物に混ぜるかオレンジジュースに混ぜて服用，または腸溶剤を用いる。一方，遠位尿細管性アシドーシスを伴う場合は，結石の予防も兼ねてクエン酸 K を補給する。
4) 経静脈的 KCl 補給の方法（心電図をモニターする）：K＜2.5 mEq/L で不整脈，筋力低下，横紋筋融解症などを伴う切迫した重症例に限って，経静脈的に KCl 10 mEq/10 mL キットを用いて以下の条件で行う。
　(1) 濃度＝20〜40 mEq/L，溶媒の量により K 総量を安全のために変える。1,000 mL であれば最高 60 mEq まで，末梢から 100〜200 mL なら 10 mEq，中心静脈なら 100 mL に最高 40 mEq とし，溶解液はグルコースを避ける。
　(2) 速度＝10〜20 mEq/時間が通常である。切迫した状態では短時間 40 mEq/時間まで増加させることがあるが，目標に達したら速やかに通常速度にするか，経口に切り替える。高用量 NaCl を含んだ輸液の投与は尿中 K 排泄を増加させるので，体液欠乏がない限り避ける。

6. 経静脈的リン酸カリウムの投与法

低リン血症を伴う場合はリン酸 K を投与するが，低 Ca 血症や異所性石灰化を予防するために 50 mmol を 8 時間以上の速度で投与する。KCl と混合で投与することで，より効率よく低 K 血症を補正できる場合がある。

7. 食事によるカリウム補給

一般に果物や生野菜は多く K を含み，よくバナナ（＞6.2 mmol/100 g）が K 補給に用いられるが，ドライイチジクや海藻（＞25 mmol/100 g），ドライフルーツ（デーツ，プルーン），ナッツ，アボカドが＞12.5 mmol/100 g ととりわけ K が多い。

8. 上部消化管性カリウム喪失

常習嘔吐や胃管による胃液喪失には，PPI が低 K 血症と代謝性アルカローシスの補正に有効であることが報告されている。

9. 利尿薬によるカリウム喪失

利尿薬がやめられない場合はK保持性利尿薬やβ遮断薬を併用する。

●高カリウム血症の診断

血清K値≧5.5 mEq/Lを高K血症と診断する。高K血症の原因として，細胞内からのシフト，アルドステロン作用の欠乏，尿細管K分泌障害を考える。これらの原因としては薬剤性も多く，最初にこれを除外する。

1. 病態生理

1）細胞内K^+の流出の増加

（1）**代謝性アシドーシス**：Ⅰ型，Ⅱ型RTA以外の代謝性アシドーシスでは血清K濃度は上昇する。とくに正AG性アシドーシスで顕著である。また高K血症も代謝性アシドーシスの原因となり悪循環となる。

（2）**浸透圧利尿（マニトール，高張食塩水，ブドウ糖液，造影剤など）**：浸透圧利尿に伴って血清K濃度が増加することはよくみられる。その理由としては希釈性アシドーシス，細胞内H_2Oの減少に伴うK^+流出の増加，溶血，solvent drug（水の流れにより細胞間を通過）が考えられる。

（3）**運動**：運動に伴って血清K濃度が上昇することはよくみられるが，臨床的な意味があるかは不明である。末期腎不全患者で倦怠感の増大が，運動によるK増加に関係しているという研究もある。

（4）**インスリン欠乏**：末期腎不全ではインスリンの分泌低下や反応低下がみられることから，長期に空腹が続くと血清K濃度が上昇することがある。DKAでK欠乏があるにもかかわらず高K血症が起こる理由のひとつである。

（5）**薬剤性**
①Na,K-ATPase阻害：ジゴキシン，蛙毒，フッ素中毒
②アセチルコリン受容体作動薬：サクシニールコリン（とくに筋肉量が減少している寝たきり患者には危険）
③KATPチャネル作動薬：カルシニューリン阻害薬，イソフルラン，ニコランジル
④β遮断薬：全般に共通しているが，ラベタロールでは多い

2）アルドステロン作用欠乏―Ⅳ型尿細管性アシドーシス

（1）**原発性低アルドステロン症**：先天性の副腎低形成にはいくつかの種類があるが，アルドステロン合成の遺伝子異常によるものは，ミネラルコルチコイド受容体遺伝子異常による偽性低アルドステロン症（Gordon病）と同様に，成人になると無症状で経過することがあるので注意が必要である。

（2）**獲得性高レニン性低アルドステロン症**：重症患者，2型糖尿病，家族性地中海熱に伴うアミロイドーシス，副腎への転移性腫瘍，などでの報告がある。

（3）**ヘパリン**：AngⅡおよび高Kに対するアルドステロン分泌反応を低下させる。

（4）**副腎不全**：アジソン病，抗リン脂質抗体症候群による自己免疫性副腎不全のほかにHIV，結核，サイトメガロウイルスによる感染性副腎炎が考えられる。

（5）**低レニン性低アルドステロン症（Ⅳ型尿細管性アシドーシス）**：尿中アンモニア排泄の欠乏によってHCO_3^-再合成低下が起こり，高K血症を呈するRTAを示す。さらに高K血症そのものがアンモニア排泄を障害し，アシドーシスを進行させる。すなわち，近位尿細管細胞内へのK^+

流入の増加と交換に細胞外へH^+が流出し，近位尿細管細胞内pHを増加させる．これがNH_4^+産生を低下させる．またはヘンレの太い上行脚でのNKCC2を，多量のK^+がNH_4^+と競合することでNH_4^+再吸収が低下し，髄質でのNH_4^+濃度低下を招く．

原因としては糖尿病性腎症や，慢性間質性腎炎によるCKD stage G5以前でのレニン分泌低下による低アルドステロン症がもっともよくみられる．ほかにもSLE，多発性骨髄腫，急性糸球体腎炎などもあげられる．低レニンになる原因のひとつとして体液量増加によるhANP分泌増加が考えられ，往々にして塩分・水分制限が効果的である．

3）尿細管カリウム分泌障害

遺伝性では先天性単独性アルドステロン低下症および遠位尿細管におけるWNK1/WNK4遺伝子異常によるNCC活性低下を示すⅡ型偽性アルドステロン低下症（Gordon病）がある．

4）薬剤性尿細管性高カリウム血症

薬剤性としてはK保持性利尿薬，RAAS阻害薬，抗菌薬（ST合剤，ペンタミジン），カルシニューリン阻害薬，ヘパリン（含む低分子ヘパリン）などがある．

（1）**NSAIDs/COX-2阻害薬**：GFR低下によるNa貯留と遠位部ネフロンへの水Na供給低下，PG産生抑制に伴うレニン分泌（MD細胞）およびMaxi Kチャネル（CCD/CNT）の抑制，ACTHおよびK負荷に反応するアルドステロン分泌の抑制

（2）**カルシニューリン阻害薬**：COX-2阻害によるレニン分泌抑制，K負荷に伴うNCC活性抑制の抑制，Na,K-ATPaseおよびKチャネルの抑制．移植患者ではタクロリムスが，シクロスポリンよりこの作用が強い．

（3）**ENaC抑制**：アミロライド，トリメトプリム（ST合剤），ペンタミジン，ナファモスタット（CAP1プロテアーゼ阻害による）がENaCを抑制するが，HIV感染性腎炎やRAAS阻害薬，Ⅳ型RTAなどとの併用で高K血症のリスクはより増大する．

（4）**RAAS阻害薬/K保持性利尿薬**：臨床的にもっともよくみられる原因で，2剤以上の併用，腎機能低下，Ⅳ型RTA，そのほかの薬剤との併用でリスクはさらに増大する．

2．高カリウム血症の診断アルゴリズム

以下の順で鑑別診断を行う．往々にして偽性でなければ説明できない病態から，偽性であることに気づく例も多い．

【Step 1】**偽性高カリウムの除外**→不適切な血液の保存，血球過多，先端恐怖症による呼吸性アルカローシス，駆血帯の巻きすぎ

【Step 2】**カリウム過剰摂取の除外**

【Step 3】**細胞内外シフトの可能性**→代謝性アシドーシス，高浸透圧血症，サクシニールコリン，ジゴキシン，β遮断薬，アルギニン静注，高カリウム血性周期性四肢麻痺，インスリン作用の低下，運動

【Step 4】**尿中K排泄量の測定**
　　1）UK＞40 mEq/日（UK/UCr＞40 mEq/g）→【Step 3】へ戻る．
　　2）UK＜40 mEq/日（UK/UCr＜40 mEq/g）→尿細管K^+分泌低下→【Step 5】へ

【Step 5】**遠位部ネフロンへの水・Na供給不全およびADH作用を推定**
　　1）UNa＜25 mEq/LおよびUosm＜Posm→Na供給不足，大量の希釈尿
　　2）UNa＞25 mEq/LおよびUsom＞Posm→【Step 6】へ

【Step 6】**TTKG（Transtubular Potassium Gradient）を判定**
　　1）TTKG＞8＋eGFR≦20 mL/分→腎不全

2）TTKG＞8＋eGFR＞20 mL/分→体液減少
3）TTKG＜5＋eGFR＞20 mL/分→【Step 7】へ

【Step 7】フルドロコーチゾン（0.1 mg）試験的経口投与で4時間後に[2]
1）TTKG＜5（尿細管不応）→尿細管障害，薬剤性（K保持性利尿薬，ペンタミジン，カルシニューリン阻害薬）
2）TTKG≧8→アルドステロン作用低下→【Step 8】へ

【Step 8】血漿レニン活性
1）増加：原発性副腎不全，アルドステロン欠乏症，ヘパリン，RAAS阻害薬，ケトコナゾール
2）低下：糖尿病，間質性腎炎，NSAIDs，β遮断薬，II型偽性アルドステロン症

注：TTKGの閾値に関しては研究により幅があり，増加は8でなく5〜9，減少も5でなく4〜6を採用する研究もある。

●高カリウム血症の治療法

1. 緊急時治療の適応
1）重症高カリウム血症→極めて緊急性が高い場合
　(1) 血清K＞8.0 mEq/Lでテント状T波以外の心電図変化（＋）
　(2) AKIの存在
　(3) そのほかの合併症の存在：敗血症，組織崩壊，多臓器不全など
2）中等症高カリウム血症→すぐに治療が必要な場合
　(1) 血清K≧6.5〜7.0 mEq/L
　(2) 心電図変化（＋）または（−）

2. 緊急時の治療法（心電図モニターが必須）
1）カルシウム静注（心筋興奮性の抑制：最初に行うべき治療法）
　(1) 8.5％グルコン酸カルシウム液10 mL（カルチコール注）を3〜5分かけて静注。変化は1〜3分で始まり効果は30〜60分しか持続しない。
　(2) ジギタリス製剤使用時は，100 mLの5％グルコース液に溶解し20〜30分かけて点滴静注する。
2）GI療法（細胞内へカリウムを移行させる）
　(1) 単回静注法：10単位レギュラーインスリンを静脈注射（IV）し，すぐに50％ブドウ糖液50 mLをIVする。10〜20分で効果が発現し始め，30〜60分でピークに達し，4〜6時間効果が持続する。
　(2) 低血糖の予防：(1)で投与1時間後に多くが低血糖になる。このためBSをチェックしながら10％グルコース液を50〜75 mL/時間の速度で持続注入する。
　(3) 高血糖患者の場合：BSがすでに200 mg/dL以上の場合は，インスリンのみ投与してBSをモニターする。
　(4) β_2刺激薬の併用または単独投与：アルブテロール吸入薬10〜20 mgを生理食塩液4 mLに溶かしてネブライザーで10分以上かけて吸入する。30分で効果が発現し，90分でピークに達し，効果は2〜6時間持続，心拍数が平均15回/分増加すると報告されている。静注でも用いられるが，両者とも日本ではあまり行われない。
3）重炭酸ナトリウム投与
　以前はよく用いられていた方法だが，現在そのメリットは一部を除いて否定されている。とくに末期腎不全などで血液浄化を回避する場合に用いられるが，この場合は等浸透圧$NaHCO_3$液を用

いて5〜6時間投与して0.7 mEq/L程度下がるといわれている。ただし容量負荷，Na負荷，細胞内CO_2増加，血清Ca^{2+}低下などがむしろアウトカムを悪化させる危険性がある。

4）カリウム除去

(1) **ループ利尿薬**：CKDや腎機能が低下している病態で有効な場合が多い。とくにアルドステロン作用が低下しているような病態では有効である。またサイアザイド系利尿薬との併用がより効果的な場合もある（投与法：Chapter 17 参照）。

(2) **ミネラルコルチコイド**：フルドロコーチゾンがミネラルコルチコイド作用を多く有しているために用いられるが，緊急治療には適していない。0.1〜0.3 mg/日の経口投与が推奨される。

(3) **グリチルリチン（甘草）**：11βHSD-2を阻害しミネラルコルチコイド様作用を呈する。偽性アルドステロン症の原因となるように血圧上昇が起こり得る。緊急治療には適していない。

(4) **陽イオン交換樹脂**：わが国ではポリスチレンスルホン酸Caとポリスチレンスルホン酸Naの2種類があり，それぞれKを排泄する代わりにCaまたはNaを吸収する。それぞれドライシロップ，経口液，ゼリーなど服用しやすい剤型が工夫されている。これらのレジン製剤の特徴として便秘の発症があり，それを予防するために高濃度のソルビトール液が使用されていた。しかしソルビトール液が注腸で用いられることで直腸潰瘍を起こす症例が報告され，経口でも上部消化管障害を起こすリスクがあることからFDAではこれを禁忌とした。安全に併用できる下剤の種類は特定されていないので，使用する場合は十分に注意する。効果は4〜6時間後に現れるとされているが，緊急治療には適していない。また経口液の注腸は禁止されている。

(5) **血液透析**：3〜5時間の血液透析で約40〜120 mmolのK^+が除去され，その15％は限外濾過で，残りが透析による。ほとんどの患者で最初の1時間にもっともKが除去され，3時間でほぼnadirに到達する。その除去量を大きく左右するのは透析液K濃度で，多くの臨床家は【血清K濃度＋透析液K濃度＝7】という式を用いている。しかしながら透析液K濃度が1以下というのは急速なK低下による不整脈惹起の危険性があるので避けたほうが良い。通常の2.5 mEq/Lを用いて3時間透析を行うことで，アシドーシスの補正も併せて十分に目的を達成できるはずである。

引用文献

1) Mount DB：Chap. 18. Disorders of Potassium Balance. Brenner and Rector's The Kidney, 10th ed, Elesevier, 2016
2) Choi MJ, et al：The utility of the transtubular potassium gradient in the evaluation of hyperkalemia. J Am Soc Nephrol 19：424-426, 2008

参考文献

a) Berend K, et al：Physiological approach to assessment of acid-base disturbances. N Engl J Med 371：1434-1445, 2014
b) Dubose TD Jr.：Chap. 17. Disorders of Acid-Base Balance. Brenner and Rector's The Kidney, Elesevier, 2016
c) Batlle D, et al：Chap. 74. Physiologic Principles in the Clinical Evaluation of Electrolyte, Water, and Acid Base Disorders. Seldin and Giebisch's The Kidney, 5th ed, Academic Press, 2013
d) Mount DB：Chap. 18. Disorders of Potassium Balance. Brenner and Rector's The Kidney, Elesevier, 2016
e) Seifter JL：Integration of acid-base and electrolyte disorders. N Engl J Med 371：1821-1831, 2014

トリビア　酸塩基異常・カリウム異常症

1. **低カリウム血症はなぜ代謝性アルカローシスの原因となるのか？**
    1) 細胞内からのK⁺放出が促進されるために，細胞外液からH⁺とNa⁺の細胞内への輸送が促進される。この結果として細胞外でHCO₃⁻産生が増え，細胞内は酸性化する。
    2) 腎においては，遠位部ネフロンのA型介在細胞にあるH⁺/K⁺交換輸送系を低K血症が刺激して，K⁺再吸収の増加とH⁺分泌の増加が起こる。K⁺＜2.0 mEq/Lでは，さらにこの部位でのCl⁻再吸収がNa⁺再吸収よりも強く抑制される結果，管腔内陰性荷電が増強しH⁺分泌がさらに促進され，代謝性アルカローシスを維持する結果になる。

2. **低カリウム血症はなぜ尿濃縮障害を起こすのか？**
    1) 近位尿細管ではNHE3の亢進によりNa⁺，Cl⁻，HCO₃⁻の再吸収増加がみられる一方，ヘンレの太い上行脚では低K血症によりROMK活性が低下しNKCC2を抑制する結果Na利尿を起こすことになる。
    2) 低K血症は皮質集合管におけるAQP2減少によるADH抵抗性を生じる。
    3) 以上から尿濃縮障害とNa利尿が起こり得る。ほかにもリン酸尿，低クエン酸尿，アンモニア産生増加をもたらす。

3. **体液減少性代謝性アルカローシスは本当に存在するのか？**
    　　細胞外液中の水およびNa⁺の減少のみが原因で，H⁺またはHCO₃⁻の総量の増減を伴わない状態での代謝性アルカローシスは体液減少性アルカローシス（contraction alkalosis）と呼ばれ，概念だけはよく知られている。しかし実際の臨床では，Cl⁻欠乏が伴っていないことはまず考えられない。最近の研究では，Cl⁻補充を行いながらフロセミドを投与したところ体液量減少にもかかわらず代謝性アルカローシスは発症せず，発症した患者に水，Na⁺の補充なしにKCl補充を行うだけで代謝性アルカローシスは補正された。この発症機序はCl⁻欠乏によって集合管へのCl⁻供給が減少することと，K⁺欠乏による細胞内H⁺の増加に伴いpendrinが抑制されHCO₃⁻分泌が増加しないためと考えられている。Cl⁻補充によるアルカローシスの補正は，体液減少によるRAA系の亢進の状態でも起こる。

4. **アルドステロン作用が亢進することで起こる近位尿細管でのNa⁺再吸収の抑制（アルドステロン・エスケープ）は，なぜ低カリウム性代謝性アルカローシスを維持する？**
    　　集合管へのNa⁺供給の増加およびアルドステロンは，この部位でのENaCによるNa⁺再吸収を増加させ，管腔内を陰性に荷電する。この部位でのH⁺およびK⁺の排泄は陰性荷電に依存することから，それぞれの分泌が増加することになる。

5. **ループ利尿薬はなぜ代謝性アルカローシスを起こす？**
    1) ループ利尿薬はヘンレの太い上行脚にあるNKCC2を抑制し，Na⁺，K⁺，Cl⁻の再吸収が抑制されて，これらのイオンの遠位尿細管への供給を増やす。このNKCC2はK⁺の代わりにNH₄⁺も輸送することから，この再吸収も抑制されH⁺排泄が増加することになる。
    2) 体液量の減少は近位尿細管におけるNa⁺再吸収量を増やし，Na⁺/H⁺交換輸送系（NHE3）を介してH⁺分泌を促進することで，代謝性アルカローシスに傾ける。増加するAng Ⅱは尿管側のNHE3とV-H⁺-ATPaseを刺激して細胞内HCO₃⁻濃度を上昇させ血管側のNa⁺-HCO₃⁻共輸送（NBCe1-a）により，Na⁺とともにHCO₃⁻を血液側へ再吸収する。

3) H$^+$分泌にもっとも重要なのは集合管B型介在細胞だが，この部位では尿管側H$^+$/K$^+$交換輸送が低K血症により刺激されて，H$^+$分泌を増加させる．また，この部位への増加するNa$^+$供給量および増加するアルドステロンは，ENaCによるNa$^+$再吸収を増加させ，AngⅡとともに尿管側V-H$^+$-ATPaseを刺激してH$^+$分泌を増加させる．血管側では，Cl$^-$/HCO$_3^-$交換輸送により細胞内に低下しているCl$^-$と増加しているHCO$_3^-$により，HCO$_3^-$は血液側に輸送され，アルカローシスが維持される．

4) Cl欠乏が長期化すると集合管B型介在細胞の尿管側にあるCl$^-$/HCO$_3^-$交換輸送（pendrin）が抑制され，アルカローシスが慢性化する．Cl補給により血清Cl濃度が正常化すると，この交換輸送系によりアルカローシスが解消される．ちなみにサイアザイド系利尿薬は，このB型介在細胞にあってpendrinと相互補完的に働くNa$^+$依存性Cl$^-$/HCO$_3^-$交換輸送（NDCBE）を抑制することが最近発見されており，このpendrin抑制を担保していると考えられる．

6. サイアザイド系利尿薬およびGitelman症候群では，なぜ低Ca尿症を特徴とするのか？

これらがCa^{2+}再吸収を増加させる低Ca尿症を特徴とするのは，NCCの阻害による体液量の減少が腎灌流量を低下させるために近位尿細管におけるNa水再吸収が促進され，この部位におけるCa^{2+}再吸収が促進されるためと考えられる．一方，ループ利尿薬およびⅠ型Bartter症候群では，MD細胞でのNKCC2を抑制するためTGフィードバックがブロックされ，近位尿細管における水Na再吸収の促進はない．ヘンレの太い上行脚にあってはNKCC2とROMKによってつくられる管腔内陽性荷電によって，Ca^{2+}が細胞間隙を通って再吸収される．したがってNKCC2の阻害は尿中Ca排泄量を増やすことになる．

7. なぜ，ループ利尿薬およびBartter症候群によるK$^+$排泄量は，サイアザイド系利尿薬またはGitelman症候群よりも少なくなるのか？

すなわちループ利尿薬およびBartter症候群では遠位部ネフロンへのCa^{2+}供給が増えることと，それによって管腔側膜にあるCaSRを刺激してENaCを抑制することと併せて，尿側陰性荷電の程度が減少することで，サイアザイド系利尿薬またはGitelman症候群よりK$^+$分泌が少なくなると考えられる．

8. サイアザイド系利尿薬およびGitelman症候群は，なぜ低マグネシウム血症を特徴とするのか？

Mg^{2+}に関してはCa^{2+}と異なり，サイアザイド系利尿薬，Gitelman症候群，ループ利尿薬，Ⅰ型Bartter症候群で排泄が増加する．近位尿細管では，Ca^{2+}の再吸収が60〜70％行われるのに対し，Mg^{2+}は10〜20％に止まっていることに起因している．Mg^{2+}はヘンレの太い上行脚でNKCC2によってつくられる電位差で，70％近くが細胞間を通って再吸収されるが，遠位曲尿細管ではNCCの働きでつくられる電位差によって，MgチャネルTRPM6を介して細胞内を血液側へ能動輸送される．サイアザイド系利尿薬は電位差だけでなく直接このMgチャネルを減少させ，低Mg血症を起こす．低Mg血症はGitelman症候群の特徴ともなるが（亜型が多くMgが低下していないこともある），Bartter症候群では通常はみられない（Bartter症候群にもとくに成人発症のⅢ型は亜型が多く，Mgが低下している症例もある）．Bartter症候群では遠位曲尿細管でのMg再吸収が亢進して代償していることが理由として考えられる．低Mg血症はよりK$^+$分泌を促進するので，これもサ

イアザイド系利尿薬のほうがK$^+$排泄量が多くなる理由となる。

9. **Bartter症候群（Ⅰ，Ⅱ，Ⅳ型）ではMD細胞の肥大とともにPGE$_2$産生が亢進しているが、なぜGitelman症候群ではないのか？**

 　　NKCC2の障害は、MD細胞内のNa$^+$、Cl$^-$濃度の減少と細胞萎縮を起こし、Cox-2からPGE$_2$の産生亢進を結果する。PGE$_2$過剰産生はTGフィードバックを抑制し、GFRを減少させる。同時にPGE$_2$は皮質集合管でADH作用を抑制してRAA系を賦活化し、皮質集合管でのNa再吸収を増やそうとするが、過剰なPGE$_2$はそれを防いでしまう。Gitelman症候群は遠位曲尿細管におけるNCCの異常なのでPGE$_2$産生亢進は基本的に起こらない。

10. **代謝性アシドーシスが腎石灰化・腎結石を起こす機序は？**

 1) 骨吸収の亢進：代謝性アシドーシスは骨吸収を増加させて、塩基とともに多くのCa^{2+}を血中へ動員する。このために尿中へのCa^{2+}排泄が増加することが多い。RTAにおいても同様に、Ⅲ型を除いて骨吸収の亢進が起こる。Ⅲ型はRTAでCAⅡが欠損しており、これは破骨細胞にも影響する。この欠損が骨吸収を抑制するために大理石病を呈する。

 2) 高Ca尿症：Ⅰ型RTAは、さらに高Ca尿症を呈することで腎石灰化・腎結石を発症することが特徴的である。腎石灰化・腎結石を起こすにはいくつか条件があるが、その1つである高Ca尿症はⅡ型やⅢ型ではあまり起こらず、腎石灰化・腎結石も起こることはない。

 3) 結石を形成する機序：1つ目は近位尿細管での水・Na再吸収の程度で、脱水など腎灌流量が低下すると、この部分での再吸収が多くなり、その結果Ca^{2+}再吸収が増加する。これはⅠ型RTAでもみられる。遺伝子異常があっても新生児期に結石などを起こさない場合があるのは、塩分摂取量が低いためと考えられている。ただし脱水は尿を濃縮して結石をできやすくする危険性がある。2つ目は尿pHで、これが高いことによってリン酸Caが析出する。一方、シュウ酸CaはあまりpH域に関係がない。3つ目は、抗結石形成作用があるクエン酸の排泄量である。クエン酸は近位尿細管のNaDC1によってH$^+$で還元されたのちに再吸収されるが、Ⅰ型RTAでは最大限再吸収され尿中濃度が低下することで結石が生じやすくなる。一方でⅡ型RTAでは、このクエン酸再吸収が抑制されて尿中濃度が高くなっている。Ⅱ型では遠位尿細管へのHCO$_3^-$の供給が増えているために、CaチャネルTRPV5が刺激されてCa^{2+}再吸収が遠位尿細管で増加する。逆に尿中酸排泄が増加している代謝性アシドーシスでは、管腔内のH$^+$濃度が上昇することで、この部位でCa^{2+}再吸収が抑制される。ちなみに間質に起こる腎石灰化と尿管腔で発症する腎結石が各々に起こる機序は不明である[1]。

11. **糖尿病性ケトアシドーシス（DKA）の起こる機序は？**

 　　インスリンの絶対的または相対的な欠乏は、糖新生とグリコーゲン分解を増加させて高血糖が生じるとともに、脂肪組織でのホルモン感受性リパーゼを亢進させて中性脂肪から脂肪酸とグリセロールを遊離し、大量に放出される脂肪酸はケト酸の過剰産生へと向かう。一方、インスリンに拮抗するホルモン（グルカゴン、カテコラミン、コルチゾール、成長ホルモンなど）の過剰は脂肪分解によって脂肪酸の遊離を促進し、肝臓での脂肪酸酸化も促進して、ケト酸（acetoacetate, β-hydroxybutyrate）の産生を増加させる。絶対的インスリン欠乏はDKA、相対的インスリン欠乏は高血糖性高浸透圧症（HHS）という単純な図式は

必ずしも成り立たない。

12. メトホルミンはなぜ腎機能が低下すると乳酸アシドーシスをきたすのか？

腎機能が低下している状態でメトホルミンが乳酸アシドーシスを起こすことは知られている。最近になって，メトホルミンの作用標的が多くの細胞膜に共通に存在するNHE1（Na^+/H^+交換輸送）であり，この過剰な刺激が細胞内にNa^+を多く取り込み，細胞内pHをさらに下げる結果になることや，NHE1選択的阻害薬が動物実験では乳酸アシドーシスの改善につながることが報告されている。有機酸が増加する高AG性アシドーシスでは，細胞内へH^+が有機酸とともに流入することで，このNHE1活性が亢進し，細胞内Na^+濃度の増加が起こる。Na,K-ATPaseを促進するためにATPの必要性が増し，乳酸合成が促進される結果となる[2]。

13. 代謝性アシドーシスへの$NaHCO_3$投与の危険性が言及されるのはなぜか？

DKAでは浸透圧利尿に伴い過剰に生産されたケト酸（acetoacetateとβ-hydroxybutyrate）が，尿中に失われていく。これらはHCO_3^-から産生され，またHCO_3^-を再生するpotential bicarbonateでもあることから，HCO_3^-は欠乏している。ただしこの欠乏は，体液量の補正とインスリンにより代謝を正常化することで，腎での酸排泄とHCO_3^-再生が行われ，正常化する。ケトアシドーシスや乳酸アシドーシスのような有機酸の過剰に伴う代謝性アシドーシスに対して，急速かつ大量に投与される$NaHCO_3$の是非については議論が多く，効果がないばかりか死亡率を増加させる危険性も示唆されている。その理由は，HCO_3^-の大量静注により増加するCO_2は細胞膜をほぼ自由に通過できることから，よりPCO_2濃度の低い細胞内に移行することで，細胞内pHが下がることにある（paradoxical intracellular acidosis）。肺胞換気障害を伴いCO_2の排出が十分でない場合には，なおさら危険が増す。$NaHCO_3$投与はさらに細胞外Ca^{2+}の低下，K^+の細胞内からのシフトによる心筋収縮力の低下や，不整脈の発生リスクを一層高める可能性がある。このことから，強制換気によるCO_2排泄の増加とCa^{2+}投与による血中Ca^{2+}濃度の安定によって，心筋収縮力への負の効果を最小化する試みがなされている。pH＜7.1において心筋収縮力の低下や不整脈が起こると報告されたのは動物実験の結果のみである[3]。

14. $NaHCO_3$を投与すると，ケトアシドーシスの改善後に代謝性アルカローシスにオーバーシュートすることがあるのはなぜか？

投与されたHCO_3^-は，ケト酸や乳酸を増加させる。これらは代謝が正常化されればHCO_3^-再生の元となることからpotential bicarbonateとも呼ばれ，オーバーシュートによりそののち代謝性アルカローシスをもたらすことがある。

15. ケトアシドーシスにおいて，急速な生理食塩液の投与が高Cl性アシドーシスを合併させることがあるのはなぜか？

DKAの治療のもう1つの問題は，生理食塩液の大量静注が往々にして行われることで，その結果高Cl性アシドーシスを合併することにある。急速な生理食塩液の投与は，さらにHCO_3^-濃度を減少させる。その理由は，希釈によるものと筋肉のタンパクに結合しているH^+によりHCO_3^-が取り込まれるためである。末梢循環が改善するとともにH^+はタンパクから乖離し，腎循環の改善とともに酸塩基平衡を正常化させることになる。また高血糖のために血清Na濃度が低く測定され，それに気づかれないと高Na血症，高浸透圧血症を増悪

させる結果になる。

引用文献
1) Alexander RT, et al：Acidosis and Urinary Calcium Excretion：Insights from Genetic Disorders. J Am Soc Nephrol 27：3511-3520, 2016
2) Kraut JA, et al：Lactic acidosis. N Engl J Med 371：2309-2319, 2014
3) Sabatini S, et al：Bicarbonate therapy in severe metabolic acidosis. J Am Soc Nephrol 20：692-695, 2009

Part II. 水電解質異常症の診断と治療

Chapter 14.
血清カルシウム異常症の診断と治療

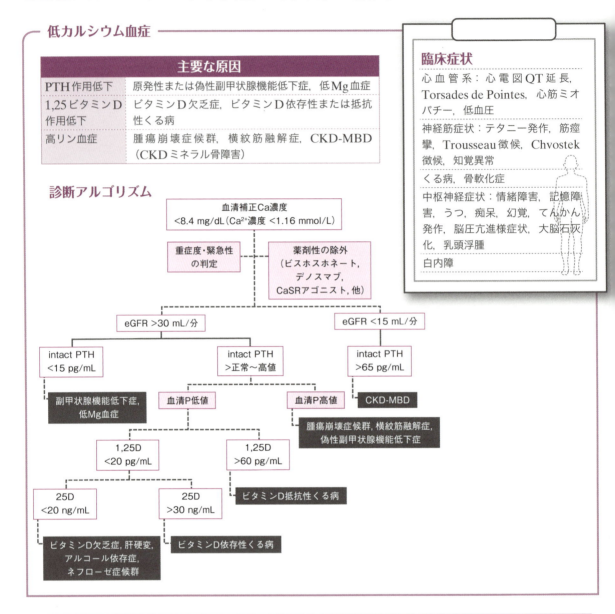

●低カルシウム血症の診断

1. 病態生理

　　血清Ca^{2+}濃度が正常範囲未満の場合を低Ca血症と定義する。通常は，補正Ca濃度で<8.4 mg/dL（Ca^{2+}濃度<1.16 mmol/L）とすることが多い。7.6 mg/dL未満（<1.05 mmol/L）を重症と考える。低Ca血症の発症機序としては，1) PTH作用の異常低下，2) 1,25ビタミンD作用の異常低下，3) PTH，ビタミンDに非依存的な原因，に分類される。低Ca血症は入院患者に多く，とくにICUで多くみられる。

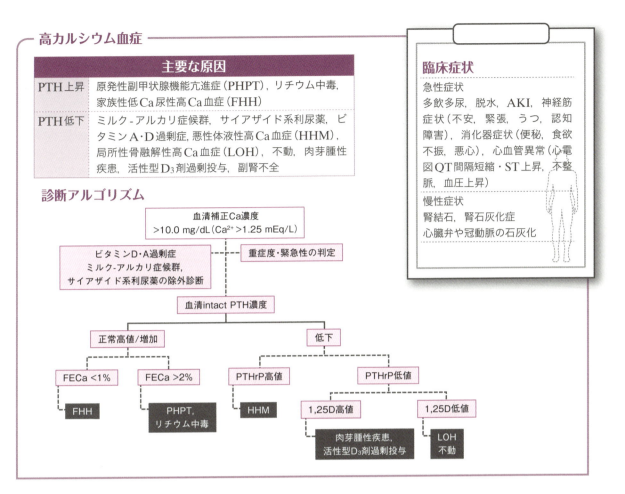

1) PTH作用の低下

PTH作用の低下は，遺伝性または獲得性副甲状腺機能低下症とPTH受容体異常による偽性副甲状腺機能低下症，可逆的な血清Mg異常症に伴うもの，に分けられる (Table 1)[1]。

(1) **遺伝性副甲状腺機能低下症**：PTH遺伝子異常，CaSRの活性化遺伝子異常，DiGeorge症候群（+胸腺低形成+心流出路障害）などの新生児期，小児期に発症する家族性がある。

(2) **獲得性副甲状腺機能低下症**：成人領域ではもっとも多い原因で，副甲状腺摘出術もしくは甲状腺全摘後，喉頭部の放射線照射などが多い。また自己免疫抗体や重金属中毒（鉄，鉛など）による副甲状腺機能低下症の報告もある。

(3) **偽性副甲状腺機能低下症（PHP）**：PHPは，PTHに対する反応性の違いにより2つに分類される。PHP1型は1型PTH/PTHrP受容体に結合するstimulatory G protein α-subunit（Gαs）をエンコードするGNAS1遺伝子の機能喪失性遺伝子変異で，PTHによる血清Ca濃度上昇，尿中c-AMP増加，リン利尿増加といったすべての反応が欠如している。このうちAlbright型遺伝性骨異栄養症（Albright's hereditary osteodystrophy：AHO）を合併する1a型と合併しない1b型に分類される。1a型ではGαsを共通とするTSHおよびGnRHに対する抵抗性を有する。一方，1b型は近位尿細管でのGαsにのみ抵抗性を示している。またPHP1c型はPHP1型の特徴を有しているものの，GNAS1遺伝子変異を持たない。PTH2型には異なる発現型が存在し，共通なのはリン利尿作用の欠如はあるものの尿中cAMPの刺激作用は保たれていることである。

(4) **CaSRアゴニスト**：CaSRアゴニストは腎不全に伴う二次性副甲状腺機能亢進症と手術不能な

Table 1. 偽性副甲状腺機能低下症の分類（Thakker）[1]

	副甲状腺機能低下症	偽性副甲状腺機能低下症				
		PHP1a	PPHP	PHP1b	PHP1c	PHP2
Albright 骨異栄養症	なし	あり	あり	なし	あり	なし
血清 Ca	低下	低下	正常	低下	低下	低下
血清リン	増加	増加	正常	増加	増加	増加
血清 PTH	低下	増加	正常	増加	増加	増加
PTH に対する反応（尿中 cAMP 排泄）	増加	低下	増加	低下	低下	増加
PTH に対する反応（尿中リン排泄）	増加	低下	増加	低下	低下	低下
Gαs 活性	正常	低下	低下	正常	正常	正常
遺伝形式	AD, AR, X	AD	AD	AD	AD	散発的
障害分子	PTH, CaSR, GATA3, Gcm2 ほか	GNAS1	GNAS1	GNAS1	Adenyl cyclase?	cAMP target?
その他の内分泌異常	なし	あり	なし	なし	あり	なし

原発性副甲状腺機能亢進症，副甲状腺癌に適応があり，PTH 分泌を抑制して強力な血清 Ca 低下作用がある。

（5）**血清マグネシウム異常症**：高 Mg 血症，低 Mg 血症ともに，軽度の低 Ca 血症の原因となる。Mg^{2+} は細胞外にあって Ca^{2+} より弱いものの CaSR のアゴニストでもあるため，高 Mg 血症では Ca^{2+} に替わって CaSR を刺激して PTH 分泌を抑制する。一方，中等度の低 Mg 血症（0.8〜1.0 mg/dL）ではまず PTH 抵抗性が末梢レベルで現れ，慢性で重度になると細胞内 Mg^{2+} 濃度が減少して Gαs が活性化され，CaSR 系信号伝達が刺激されて PTH 分泌が抑制される。

2）1,25 ビタミン D 作用の低下

ビタミン D 産生の低下と標的臓器での抵抗性にわかれる。これらは二次性副甲状腺機能亢進症を伴うことも特徴的である。

（1）**ビタミン D 産生の低下**：母乳哺育の新生児，高齢者，日光曝露の少ない地域の住民，濃い肌色，脂肪吸収不全性栄養不良などでビタミン D 欠乏は多い。さらに肝硬変などでは 25 水酸化酵素活性の低下，末期腎不全では 1α水酸化酵素活性の低下により 1,25 ビタミン D が欠乏する。

（2）**ビタミン D 抵抗性くる病**：1α水酸化酵素の機能喪失性遺伝子異常による 1 型ビタミン D 抵抗性（または依存性）くる病と，ビタミン D 受容体（VDR）の機能喪失性遺伝子異常である 2 型ビタミン D 抵抗性くる病がある。いずれも常染色体劣性遺伝で小児期に発症する。1 型ではくる病のほかアミノ酸尿などを伴い，血中 1,25D 濃度は低い。2 型ではさらに脱毛症を合併し，血中 1,25 ビタミン D 濃度は高くなる。

3）PTH およびビタミン D に依存しない低カルシウム血症

以下のうち重症の低 Ca 血症を起こすのは骨吸収阻害薬のみで，そのほかの原因はビタミン D 欠乏などの別の背景因子の存在下で顕著になる。

（1）**骨吸収阻害薬**：ビスホスホネート，RANKL 阻害薬のデノスマブ，カルシミメティクスは明らかな低 Ca 血症を起こし，かつ効果は持続的である。カルシトニンの効果は短い。

（2）**低 Mg 血症**：重症の吸収不良症候群（クローン病ほか），Gitelman 症候群，ループ利尿薬，シスプラチン，アミノグリコシドなどによって起こる血清 Mg 濃度の低下は血清 Ca 濃度を下げる

（Chapter 16参照)。水酸化Mgや硫酸Mgの投与による高Mg血症も原因となる。こうした薬剤性はビタミンD欠乏などの，そのほかの背景因子があると起こりやすくなる。

(3) **高リン血症**：腎不全ではビタミンD活性化障害だけでなく，高リン血症そのものが低Ca血症の原因となる。ほかには腫瘍崩壊症候群，横紋筋融解症初期などで，急激な血中へのリン放出が起こることで血清Ca濃度は低下する。注腸用リン含有薬剤も腎機能が低下している場合は原因となり得る。

(4) **代謝性アルカローシス**：血液pHの上昇はイオン化Ca^{2+}濃度の割合を下げる。このため腎不全に対する血液透析は，血清Ca濃度がすでに低い場合にそれを助長する。Ca^{2+}濃度の低い透析液を用いれば，この効果はなおさらである。

(5) **そのほかの薬剤性**：ホスカルネット（抗ウイルス薬），リン酸塩，クエン酸塩，フェニトイン，フェノバルビタール，ペンタミジン，ケトコナゾールなど

(6) **そのほかの原因**：急性膵炎，骨形成性転移性腫瘍ほか

2. 低カルシウム血症の診断アルゴリズム

1) 症状と緊急性の判定

通常，補正血清Ca濃度が7.6 mg/dL以下を重症とすることが多いが，症状の発現するCa濃度は個々でかなり差がある。まず有症状か，心電図変化があるかにより治療の緊急性を判定する。

(1) **筋けいれん，知覚異常**：症状として典型的なのは産科医の手といわれる両手が硬直するテタニー発作で，それを誘発するChovostek徴候（外耳道の前方の顔面神経の出口部をタップすることで顔面筋の硬直を誘発する）とTrousseau徴候（上腕部をマンシェットで収縮気圧より高く3分間加圧すると手のテタニー発作を誘発する）がある。軽度の症状では口の周囲の知覚低下，四肢の「チクチクする」，または「皮を被ったような」感覚異常，筋力低下などがある。

(2) **骨障害**：ビタミンD欠乏および副甲状腺機能低下症の両者で，小児ではくる病を起こし，成人では骨軟化症を起こす。また高齢者では骨粗鬆症を起こす。腎不全に伴う場合はPTH濃度の高低により線維性骨炎，骨軟化症，無形性骨と多彩な骨病変を呈し，これを総称して腎性骨異栄養症という。いずれも骨折の原因となり，小児では成長障害を起こす。

(3) **中枢神経症状**：情緒障害，記憶障害，うつ，痴呆，幻覚，てんかん発作（前徴，意識消失，失禁を伴わないJackson型もみられる），脳圧亢進症状（乳頭浮腫など脳腫瘍症状に類似した症状），大脳石灰化などがある。

(4) **心血管系症状**：心電図QT延長。長期にわたると心筋ミオパチーを起こすことがある。

(5) **眼，皮膚症状**：慢性的な低Ca血症は白内障を起こし非可逆的になる。皮膚は乾燥し，落屑を伴う。

2) 問診・臨床検査

(1) 血清アルブミン濃度が3.5 mg/dL未満であれば補正Ca濃度を計算，またはイオン化Ca^{2+}濃度を評価する。施設正常上限値（通常は8.2〜8.5 mg/dLまたは1.13〜1.17 mmol/L）以下であれば低Ca血症の診断とする。

(2) 問診聴取（手術歴，放射線治療歴，薬剤服用歴，骨折，成長障害，脱毛など）

(3) 臨床検査
　①血清リン濃度，血清クレアチニン（Cr）濃度（eGFR），血清Mg濃度，血清アミラーゼ，CPK
　②血中25-ヒドロキシビタミンD（25D）濃度：ビタミンD欠乏症の診断に有用だが，現在わが国では「ビタミンD欠乏性くる病もしくはビタミンD欠乏性骨軟化症の診断と治療効果の判定」のみの適応となっている。正常値は報告によって異なるが，わが国では20 ng/mL以下で欠乏，

20～30 ng/mLが一般的である。
- ③血中1,25-ジヒドロキシビタミンD（1,25D）濃度：「慢性腎不全，特発性副甲状腺機能低下症，偽性副甲状腺機能低下症，ビタミンD依存症Ⅰ型若しくは低リン血症性ビタミンD抵抗性くる病の診断時またはそれらの疾患に対する活性型ビタミンD_3剤による治療中」に測定できる。このため25D濃度よりも多く測定されることが多い。基準値は20～60 pg/mLが一般的である。
- ④血清PTH濃度："intact PTH法"がもっとも用いられている。基準値は25～65 pg/mLが一般的だが，Table 1での「低下」，「増加」は必ずしもこの基準値範囲外であるとは限らない。"Whole PTH法"は真の「1-84」PTHペプチドを測定でき，アッセイを短時間でできるので，キットがあれば副甲状腺摘出術の可否を判定するなど迅速な測定にも向いている。

3) 診断アルゴリズム

【Step 1】重症度とそれによる治療の緊急性を判断する

【Step 2】血清Ca濃度を下げる薬剤をまず除外する（ビスホスホネート，デノスマブ，カルシミメティクスほか）

【Step 3】eGFRを評価する
- ①eGFR≦15 mL/分/1.73 m^2：もっと高いeGFRから始まる場合もあるが，血清リン濃度の上昇とintact PTH濃度の増加（>65 pg/mL）があれば，腎性の1,25ビタミンD欠乏による二次性副甲状腺機能亢進症である。
- ②eGFR>30 mL/分/1.73 m^2→intact PTH濃度を測定（正常値：15～65 pg/mL）
  - a) 血清intact PTH<15 pg/mL→副甲状腺機能低下症，低Mg血症
  - b) 血清intact PTH>正常～高値（少なくとも低値を示さない）→【Step 4】

【Step 4】血清リン濃度を測定
- ①高値→腫瘍崩壊症候群，横紋筋融解症，偽性副甲状腺機能低下症，低Mg血症（intact PTH濃度は低下～高値まで種々ある）。
- ②低値→【Step 5】へ

【Step 5】血清ビタミンD濃度を測定する
- ①血清1,25D<20 pg/mL→
  - a) 血清25D<20 ng/mL→ビタミンD欠乏症，アルコール依存症，肝硬変，ネフローゼ症候群
  - b) 血清25D>30 ng/mL→ビタミンD依存性くる病
- ②血清1,25D>60 pg/mL→ビタミンD抵抗性くる病

（PTH，1,25D，25D濃度ともにそのカットオフ値は絶対的なものではなく総合的に判断する）

●低カルシウム血症の治療

副甲状腺摘出術直後やテタニーなどの症状や心電図変化（QTc短縮）がある場合は，補正を静注によって緊急に行う。ただし急速な補正はリスクも伴うので，心電図とイオン化Ca^{2+}濃度をモニターして行う。そうでない場合は経口のみによる補正で十分である。そして原因を特定し，除去できるものは排除する。

1. 緊急な補正法（Ca<7.6 mg/dLで緊急性のある場合）

静注と経口投与を同時に開始する。持続静注の場合は2～3時間ごとにイオン化Ca^{2+}濃度をチェックし，症状の解消，またはCa^{2+}濃度が0.95 mmol/Lを超えたところで経口のみにし，血清Ca濃度を8.4から9.0 mg/dL程度で維持するよう暫時投与量を減量する。

1) テタニー発作など緊急性のある場合

1回Ca静注法：8.5％グルコン酸Ca 10～20 mLに5％ブドウ糖液50 mLを加えて10～20分かけて静注する。

2) 副甲状腺摘出術直後などで低カルシウム血症が高度に持続する場合

(1) 持続静注法：Ca 50 (25～75) mg/時間で補給する。

　例：ソリタT4液®500 mL＋8.5％グルコン酸Ca 75 mLを混注したものを24 mL (25 mg Ca)/時間で，持続静注を開始する。

(2) 経口補給：活性型ビタミンD_3製剤とカルシウム製剤を同時投与する。

　例：カルシトリオール2.0～4.0 μg/日および沈降炭酸Ca 5～10 g/日 (Caとして2～4 g/日) を6時間ごとに投与する。

　注：乳酸Caなら15～30 g/日，グルコン酸Caなら23～46 g/日必要になる。

2. 緊急でない場合（eGFR＞60 mL/分/1.73 m²）

活性型ビタミンD_3はビタミンD欠乏症のみならず副甲状腺機能低下症，ビタミンD依存性くる病など，ほとんどの病態で効果的であり，第一選択薬となる。またビタミンD抵抗性くる病でも活性型ビタミンD_3が多量に必要になることがあり，効果が期待できる。なお肝障害があると25水酸化酵素の活性低下によりアルファカルシドールはカルシトリオールに変換されないので，カルシトリオールを投与する。アルファカルシドールの生物学的活性はカルシトリオールの半分であるが，持続は長い。

いずれもその重症度により，開始時は1～2週ごとのCa濃度チェックを行い，維持量をみつけたあとは3～6か月ごとのチェックが必要である。

1) ビタミンD欠乏症

本来は天然型ビタミンD_3を投与すべきだが，わが国には後述する製剤以外に保険適用になっている製剤が存在しない。このため，活性型ビタミンD_3剤が投与される。

　例：アルファカルシドール0.25～1.0 μg/日（朝食後1回投与），またはカルシトリオール0.25～0.5 μg/日（朝食後1回投与）

2) 副甲状腺機能低下症およびビタミンD依存性くる病

活性型ビタミンD_3剤とCa製剤を同時に投与する。なお，Ca製剤で血清リン濃度が過剰に低下する場合は減量もしくは中止する。

　例：

　　①カルシトリオールを1.0 μg/日（朝食後1回投与）から開始し，維持量をみつける。維持量は0.25～2.0 μg/日である。

　　②30 mmol (1.2 g)/日程度のCa補給から開始する（沈降炭酸Ca 3 g/日，グルコン酸Ca 13 g/日，乳酸Ca 9 g/日程度）。

3) デノスマブ（RANKL阻害薬）による低Ca血症

デノタス®チュアブル配合錠という沈降炭酸Ca (Ca 305 mg)，コレカルシフェロール (200 IU)，炭酸Mg (Mg 15 mg) の配合錠が1日1回2錠で，唯一この治療のために発売されている。

4) 低Mg血症

Mg製剤で補正する。

3. CKDにおける低カルシウム血症の治療

通常，eGFRが30/分/1.73 m² (CKDステージG4) 以下になると，低Ca血症，高リン血症，

PTH濃度の上昇といった二次性副甲状腺機能亢進症が明らかになる。また，このくらいの腎機能になると骨粗鬆症に対する活性型ビタミンD_3（アルファカルシドール1.0μg/日，エルデカルシトール0.75μg/日）の投与量では，容易に高Ca血症をきたすようになる。ただし高齢者では，普段はこれ以上の腎機能であっても脱水などにより容易に腎機能が低下し，高Ca血症を起こすので定期的なCaチェックは欠かせず，リスクとベネフィットを考えた治療をすべきである。

1）非透析CKD患者

明らかな低Ca血症，またはPTH濃度が正常上限の2倍以上で上昇傾向にある場合のみ，活性型D_3剤による補正を行う。リン吸着薬としてもCa製剤の併用は行わない。

例：カルシトリオール0.25～0.5μg/日　1×朝食後

2）透析患者

(1) 血清Ca濃度を9.5 mg/dL以下の範囲に保つように，活性型D_3剤の投与量を調節する。

例：カルシトリオール0.25μg/日　1×朝食後

(2) PTHが抑制されるべき値の場合（正常上限の3倍以上で増加傾向），または服薬コンプライアンスが不良な場合は静注活性型D_3剤も選択できる。

例：

①カルシトリオール注　0.5～1.5μg/回，週3回透析終了時静注

②マキサカルシトール注　2.5～15μg/回，週3回透析終了時静注

(3) 活性型D_3剤でCa濃度が上昇しても十分なPTH濃度の抑制ができない場合は，シナカルセトを併用して血清Ca濃度を調節する。

例：シナカルセト　25～75 mg/日　1×睡眠前

(4) 血管石灰化がある場合は，高リン血症の是正とともに血清Ca濃度は8.0～9.5 mg/dL程度と低めに設定する。

(5) Ca製剤の併用は，低Ca血症を活性型D_3剤のみでは補正しきれない場合，または小児の場合に限って投与する。

●高カルシウム血症の診断

1．病態生理

血清イオン化カルシウム（Ca^{2+}）濃度が正常範囲以上の場合を高Ca血症と定義するので，施設によっては総Ca濃度が10.0～10.5 mg/dL（Ca^{2+}で1.25～1.31 mEq/L）以上を高Ca血症と定義する。ただし正常上限を超えていなくても症例によっては異常であることもあるため，「正常値」よりも推移を重要視する。重症度は慣例的に，～12 mg/dL（Ca^{2+}で1.5 mEq/L）を軽症，12～14 mg/dLを中等症，14 mg/dL（Ca^{2+}で1.75 mEq/L）～を重症，と分類することが多い。

高Ca血症の発症機序としては，1) 副甲状腺ホルモン（parathyroid hormone：PTH）作用の異常亢進，2) 1,25D作用の異常亢進，3) PTHに非依存的な腎におけるCa排泄低下，4) PTHに非依存的な骨吸収の増加，5) CaSR機能不全，に分類される。GFRの低下は，通常は高Ca血症を発症させない重症度であっても，これを増悪させるもっとも臨床的に頻度の高い基礎疾患である。

1）PTH作用の異常亢進

PTH合成分泌の異常亢進がある原発性副甲状腺機能亢進症（Primary Hyperparathyroidism：PHPT；腺腫，過形成，腺癌）と，悪性腫瘍によって分泌されるparathyroid hormone-related peptide（PTHrP）の増加によるHumoral Hypercalcemia of Malignancy（HHM）の2つが，もっとも多い高Ca血症の原因になっている。これらの2つはいずれも尿中リン排泄量の増加による低リン血症，高Ca尿症（＞200 mg/24時間），尿中c-AMP増加，骨吸収増加を伴う。異なるのは，

HHMでは1α水酸化酵素の刺激作用が少ないために1,25D産生増加が起こらない点である。いずれもGFR低下があると発症しやすくなる。

(1) **PHPT**：PHPTは無症状で，ほかの理由で血液検査をしてみつかることが多い。高Ca血症の原因としては全体の50％を占め，発症率は0.03〜0.04％/年程度である。高Ca血症の重症度としては12 mg/dL以下の軽症が多く，正常範囲に入っていることもある。PHPTで重症高Ca血症になる場合は副甲状腺癌も念頭に置くが，まれに高Caクライシスを起こすことがある。反してHHMの場合は12 mg/dL以上になることが多く，14 mg/dL以上の場合はまず原因としてHHMを考える。PHPTは年齢とともに頻度が増加し，60歳代がもっとも多く，女性は男性の3倍多い。若年での発症は，遺伝性のMEN（後述）や，FHH（後述）との鑑別が必要になることが多い。80％は単発の腺腫だが，残り20％には4腺の過形成の可能性がある。多くは無症状であるものの，後ろ向きに考えると倦怠感や脱力感などの軽微な症状があることも多い。高Ca血症による非特異的な神経筋症状や消化器症状のほかに，PHPTに特有な症状としては15〜20％に腎結石がみられる。また腎結石の5％にPHPTがみられ，結石成分はシュウ酸Caが多い。典型的な骨病変は頭蓋骨や手指骨の骨膜下吸収像で，骨吸収が激しいと腫瘍状にみえるBrown腫瘍が有名である。そのほか骨密度の低下が起こり，椎体骨折のリスクが高まるという報告がある。また，PHPTでは心血管系死亡率が高まるという報告もある[2]。

(2) **悪性腫瘍**：悪性腫瘍の10〜25％に高Ca血症がみられるといわれている。悪性腫瘍性高Ca血症の原因としてもっとも多い80％を占めるのが，PTHrP増加によるHHMである。HHMは，すべての高Ca血症の原因のうち30％を占める。次に多いのは，がん細胞が分泌するinterleukin-1（IL-1），IL-6, and IL-8などによって骨融解を起こすLocal Osteolytic Hypercalcemia（LOH）で，ほかには1,25D産生細胞，異所性PTH産生腫瘍などがある。HHMの原因となる腫瘍は扁平上皮癌，乳癌，腎細胞癌，卵巣腫瘍，非ホジキンリンパ腫，のほかにも多彩である。LOHの原因腫瘍としては，前立腺癌，乳癌，リンパ腫，白血病，骨髄腫などがある。

(3) **腎性副甲状腺機能亢進症（2HPT）**：CKDに伴う2HPTは低Ca血症と高リン血症が典型的だが，これが重症化して副甲状腺の過形成がびまん性から結節性へ進展すると血清Ca濃度が上昇しはじめ，活性型ビタミンDやCa含有製剤によって容易に高Ca血症を呈するようになる。この病態を3次性副甲状腺機能亢進症と呼ぶこともある。

(4) **薬剤性**：[1-34] PTH製剤であるテリパラチドが骨粗鬆症治療薬として使用されるようになり，それに伴う高Ca血症も報告されている。

(5) **遺伝性疾患**：副甲状腺腫を呈する遺伝性疾患には，MEN1型（膵消化管内分泌腫瘍＋副甲状腺腺腫＋下垂体腫瘍），MEN2A型（甲状腺髄様癌＋褐色細胞腫＋副甲状腺腺腫），副甲状腺機能亢進症-Jaw Tumor症候群（HRPT2（hyperparathyroidism 2）遺伝子異常），家族性特発性HPTがある。

2）1,25D作用の異常亢進

1,25D作用の異常亢進による高Ca血症は，通常，高Ca尿症と血清リン濃度の増加を伴う。原因としては，過剰なビタミンDの摂取，肉芽腫性疾患による異所性の高1,25D血症，1,25Dの24,25(OH)2Dへの異化が障害される，まれなCYP24A1遺伝子異常である特発性幼児高Ca血症がある。

(1) **ビタミンD過剰摂取**：ビタミンDの過剰摂取（2,000 IU/日以上）は，ビタミンD結合タンパク（DBP）を飽和して遊離型の25(OH)Dを血中に増加させる。この遊離型25(OH)Dは，ビタミンD受容体（VDR）を1,25Dと同様に活性化し得る。また，増えた25(OH)Dは1,25Dの血中濃度も上げることになる。このようなビタミンD中毒は，事故的にまれにしか起きない。

しかしながら，腎機能が低下している場合に活性型ビタミンD製剤の常用量の投与は過剰症を引き起こす。

(2) **肉芽腫疾患**：多いのは肉芽腫疾患による血中Ca^{2+}濃度によって調節されない1,25Dの産生である。原因となる疾患としてはサルコイドーシスがもっとも多く，高Ca血症は10%，高Ca尿症は20%にみられる。ほかには結核，組織球症X，真菌症などに伴う肉芽腫性疾患でみられる。これらの疾患があると日光への曝露や少量のビタミンD製剤の摂取程度でも，血清Ca濃度を上昇させる危険性がある。また尿中Ca排泄量の増加が，高Ca血症の前駆的に現れることも多い。

3) PTHに非依存的な腎におけるカルシウム排泄低下

(1) **ミルク-アルカリ症候群**：1985年以降骨粗鬆症の治療として炭酸カルシウム製剤の投与が増加するとともに再び頻度が増加し，現在ではPHPTやHHMについで3番目に多い高Ca血症の原因となっている。アルカリ剤の投与が近位尿細管でのCa^{2+}再吸収を増加させるが，ビタミンD製剤を併用するとさらに助長する。増悪因子は脱水や腎灌流の低下であるが，高Ca血症はAKIを引き起こすため12 mg/dLを超えることも珍しくない。わが国では天然型ビタミンDではなく活性型ビタミンDが投与され，この傾向をいっそう強めている。GFRが低下しやすい高齢者では，過剰投与になっているケースも少なくない。

(2) **サイアザイド系利尿薬**：TGFを阻害しないNa^+, Cl^-再吸収抑制はGFRの抑制により近位尿細管での水Na再吸収を促進し，細胞間を通るCa^{2+}再吸収を増加させる。それとともに代謝性アルカローシスと体液減少が高Ca血症を維持すると考えられる。サイアザイド系利尿薬投与患者の0.4～1.9%に高Ca血症がみられ[3]，ベースに潜在的な副甲状腺機能亢進症やビタミンD投与，Ca製剤投与などがあれば，その頻度は高くなると考えられる。

4) PTHに非依存的な骨吸収の増加

(1) **不動**：リモデリングの調節には骨に物理的な力が加わることが必須で，骨細胞が形成するネットワークがその物理的力を受けとってリモデリングを維持していることがわかってきた。長期臥床で動かないことで骨細胞からsclerostinが分泌され，骨芽細胞のWnt/β catenin signalingを抑制し，破骨細胞が活性化する[4]。とくにほかの原因が潜在的にあると，不動によって高Ca血症を起こしやすい。局所で骨吸収を抑制するビスホスホネートやRANKL阻害薬が有効である。

(2) **ビタミンA中毒**：過剰摂取により，とくに高齢者や腎機能が低下している場合に高Ca血症が起こることがある。アルカリホスファターゼ活性の上昇があり，骨吸収の増加が原因と思われる。

(3) **PTH以外の内分泌異常**：甲状腺中毒症，成長ホルモン過剰，副腎不全，エストロゲン製剤などでも高Ca血症がみられることがある。

5) CaSR機能不全

(1) **家族性低Ca尿性高Ca血症（FHH）**：FHH1型はCaSR（Ca感受性受容体）常染色体優性遺伝性の機能喪失型遺伝子異常で，さらにまれな2型はGNA11 (guanidine nucleotide-binding protein alpha-11) 遺伝子，3型はAP2S1 (adaptor-related protein complex 2, sigma 1 subunit) 遺伝子の異常である。いずれも軽症の高Ca血症，低Ca尿症，PTH濃度は正常～軽度上昇を特徴とする。20%の症例にPTH高値があり，また20%にUCa/Cr比＞0.01がみられるために往々にしてPHPTと間違われることがある。最近CaSRアゴニストが有効な症例がみつかっている。

(2) **薬剤性**：リチウム中毒がCaSRの情報伝達系を阻害する機序で，高Ca血症を起こす場合がある。

尿中Ca排泄が増加する。これもCaSRアゴニストが有効である。

2. 高カルシウム血症の診断アルゴリズム

【Step 1】症状と緊急性の判定

通常，補正血清Ca濃度12 mg/dLでは倦怠感，食欲低下，うつなど臨床症状は非特異的だが，急激にCa濃度が上昇すると多飲多尿，そして重篤な場合はけいれん，昏睡などが起こり得る。

(1) **多飲多尿，脱水，AKI**：ヘンレの太い上行脚の血管側細胞膜のCaSRは高Ca血症によって刺激され，NKCC2とROMKを抑制してNa利尿を起こす。また集合管にもCaSRが存在し，AQP2を抑制して尿濃縮を抑制し，多尿，Ca^{2+}再吸収抑制，尿酸性化の一連の作用により結石を予防しようとする。すなわちループ利尿薬またはBartter症候群V型と同様の機序に尿崩症を加えた機序で多尿をきたし，代謝性アルカローシスとなる[5]。重症の高Ca血症ではNa喪失性脱水の補正が急務だが，この場合通常は，すでにNKCC2が抑制されているのでループ利尿薬の投与は意味がない。さらに長期化すると間質へのCa沈着がAKIを発症させるが，通常はCa濃度の正常化により回復する可逆的な変化である。

(2) **腎結石，腎石灰化症**：尿中Ca排泄が増加するのはPHPT，サルコイドーシス，HHM，リチウム中毒などが原因である。PHPTは腎結石によってみつかることが多く，サルコイドーシスは腎石灰化によって腎機能を低下させる大きな原因となっている。逆に尿中Ca排泄の増加しないサイアザイド系利尿薬，ミルク-アルカリ症候群，FHHでは腎結石はみられない。

(3) **神経筋症状**：不安，緊張，うつ，認知障害などの中枢神経症状が起こる。そして14 mg/dL以上，または急激なCa濃度の上昇で傾眠，せん妄，けいれんなども加わる。

(4) **消化器症状**：便秘，食欲不振，悪心などが一般的である。急性膵炎はCaによるトリプシノーゲンの活性化，消化性潰瘍はガストリン分泌のPTHによる増加が原因と考えられる。高Ca血症クライシスでは急性腹症として発症する場合がある。

(5) **心血管異常**：高Ca血症では心電図においてQT間隔短縮やST上昇などが起こるほか，長期のPHPTでは心臓弁や冠動脈の石灰化が起こり得る。サルコイドーシスでは肉芽腫の沈着により，さらに重篤な心筋障害によって房室ブロック，心室性期外収縮，弁膜症，突然死などが報告され，PHPTでは心血管死の増加が報告されている。

(6) **血圧上昇**：これがみられるのはPHPT，または褐色細胞腫を含むMEN2A型，成長ホルモン過剰症などである。PHPTでは若年性高血圧の原因診断で発見されることも少なくない。

【Step 2】問診・臨床検査

(1) 血清アルブミン濃度が3.5 mg/dL未満であれば補正Ca濃度を計算

補正Ca濃度(mg/dL)＝患者血清Ca濃度(mg/dL)＋0.8×(4.0−患者血清アルブミン濃度mg/dL)

＞施設正常上限値（通常は10.2〜10.5 mg/dL）であれば高Ca血症の診断

(2) 危険因子の十分な問診聴取（薬剤およびサプリメントの服用歴，腎結石などの家族歴，悪性腫瘍の既往，高血圧の有無，炎症疾患の有無）

(3) 臨床検査

①血液生化学：血清リン濃度，血清クレアチニン(Cr)濃度(eGFR)，血清Mg濃度

②骨代謝マーカー（高Ca血症の診断に使用するもののみ）

a) 血清骨型アルカリホスファターゼ(BAP)：骨形成マーカー

b) 血清酒石酸抵抗性酸ホスファターゼ(TRACP)：骨吸収マーカー

③尿中Ca排泄量(24時間蓄尿，尿中Ca/Cr比，FECa)
 a) 24時間尿中Ca排泄量：1,000 mg/日の推奨されるCa摂取では尿中排泄量は100～250 mg/日，低Ca食では50～150 mg/日となる。250～300 mg/24時間以上なら尿中Ca排泄増加，100 mg/24時間以下なら排泄低下を疑う。
 b) 随時尿中Ca/Cr＞0.07 mg/mg，FECa＞2%→尿中Ca排泄増加，PTH作用亢進の可能性
 c) 随時尿中Ca/Cr＜0.05 mg/mg，FECa＜1%→尿中Ca排泄低下，FHHの可能性
  24時間蓄尿がゴールデンスタンダードである。酸性蓄尿が必要で尿中Ca/Cr比およびFECaは14時間空腹後の2番尿かつ新鮮尿，または空腹時2時間蓄尿を用いる必要があるが，どの方法が最適かはエビデンスが少ない。Ca/Crの増減の閾値は，両者とも0.05を用いているアルゴリズムもある[6]。
④尿細管リン排泄量
 a) 24時間リン排泄量＞100 mg/24時間→尿中リン喪失(＋)
 b) FEPi＝(UPi×SCr)/(SPi×UCr)＞5%→尿中リン喪失(＋)
 c) 尿中リン排泄閾値(TmP/GFR)＞2.5 mg/100 mL→尿中リン喪失(＋)
  TRP≦0.86の場合：TmP/GFR＝TRP×SPi
  TRP＞0.86の場合：TmP/GFR＝0.3×TRP/{1－(0.8×TRP)}×SPi，TRP＝1－FEPi
  24時間蓄尿は酸性蓄尿が必要で，FEPiとTmP/GFRは新鮮尿を用い，尿中リン喪失をみるには空腹時に行い，評価する。
  UPi：尿中リン濃度mg/dL，SPi：血清リン濃度mg/dL，UCr：尿中Cr濃度mg/dL，SCr：血清Cr濃度mg/dL
⑤血清PTH濃度(intact PTH法，またはWhole PTH法)，血清PTHrP濃度，血清1,25ビタミンD濃度
⑥疾患特異的検査：サルコイドーシス(ACE，リボゾーム)，リンパ腫(可溶性IL-2Rほか)，結核(QFTテスト)ほか

【Step 3】画像検査
①副甲状腺種：超音波検査，副甲状腺シンチ，造影CT(thin slice)
②悪性腫瘍：Gaシンチ，PETスキャン，腫瘍マーカー
③サルコイドーシス，結核，リンパ腫など：造影CT，Gaシンチ，PETスキャン
④骨X線：骨膜下吸収像(副甲状腺機能亢進症)，打ち抜き像(骨髄腫)

【Step 4】臨床検査の評価
(1) 血清リン濃度の評価(eGFR＞30 mL/分 1.73 m^{2}であれば)
 ①血清リン濃度の正常低値～低下→尿中リン排泄(TRP＜78%)が増加しておりTRACPの増加があれば，PTH作用過剰症の可能性が高い。
 ②血清リン濃度の正常高値～増加→1,25D作用増加の可能性が高い(eGFR＞30 mL/分であれば)。
(2) 薬剤性のミルク-アルカリ症候群，サイアザイド系利尿薬，ビタミンD過剰，ビタミンA過剰を除外する。
(3) 血清PTH濃度の上昇もしくは正常上限値付近(＋)
  PHPTでは血清PTH濃度の増加が約80%でみられ，そのほかは正常上限値近くにある。GFRが低くなければ，血清リン濃度の低下と尿中Ca排泄の増加を伴う。この場合，腫瘍の検索へと移る。GFRの低下に伴う場合は血清PTH濃度がさらに高くなるが，低リン血症や尿中Ca排泄は鑑別には使用できなくなる。

①尿中Ca排泄量増加→PHPT
　②尿中Ca排泄量低下→FHH，リチウム中毒
(4) 血清PTH濃度の正常下限付近への低下(+)
　　血清リン濃度の低下と尿中Ca排泄の増加がある場合は悪性腫瘍に伴う高Ca血症を疑い，PTHrP値を測定する。PTHrP値の増加がある場合はHHMを疑い，ない場合はLOHなどそのほかの原因を考える。いずれも悪性腫瘍がわかっていなければ，その検索を開始する。骨吸収の亢進がありTRACPは増加する。
　①PTHrP増加→HHM
　②PTHrP低下→1,25D増加→ビタミンD過剰投与，肉芽腫性疾患
　③PTHrP低下→1,25D低下→LOH，ミルク-アルカリ症候群，不動，サイアザイド系利尿薬，そのほかの内分泌異常

●高カルシウム血症の治療

　治療は原因疾患に大きく依存するので，緊急性のない場合はまず鑑別診断を急いで原因疾患の治療を行う。症候性でとくに緊急性がある場合は，それぞれの治療法の即効性，効果持続時間，作用強度，特異性をTable 2をもとに選択する。

1. 循環虚脱を伴う重症例の治療
　体液減少の程度を評価し，生理食塩液の補充を開始する。
1) 重症の高Ca血症では高度のNa利尿を生じており，循環動態が虚脱している場合は生理食塩液を用いて急速に補給する。脱水が解決され，溢水の危険もしくは溢水になった場合，また腎機能低下により十分な利尿が得られない場合にのみフロセミドを効果的に使用できる。生理食塩液の補充量は尿量100〜150 mL/時間を目安に調節する。心電図モニターを行う。
2) 重症の場合は生理食塩液投与開始と同時に，カルシトニンとビスホスホネートを開始する。
3) 血清Ca濃度（またはイオン化Ca濃度）を2〜3時間ごとにチェックし，心電図をモニターする。
4) 腎機能低下を伴う場合：AKIやCKDによって体液減少を補正しても必要な利尿を図れず，またフロセミドの効果が期待できない場合は血液透析を行う。この場合，透析液Ca^{2+}濃度は2.5 mEq/Lを用いる。
5) 原因疾患の治療
　(1) 原因薬剤の中止
　(2) 重症の高Ca血症で副甲状腺機能亢進症の場合は，副甲状腺癌を疑う。この場合は往々にして緊急の副甲状腺摘出術を検討する必要がある。副甲状腺癌は極めて血行転移しやすいので，手術は内分泌外科専門医に依頼する。

2. 体液減少を伴わない中等症の治療
　緊急性は要しないが，原因疾患の診断に基づく治療を速やかに行う。
1) 薬剤性：原因薬剤の中止
2) PTH過剰症：副甲状腺摘出術，カルシミメティクスの投与
3) PTHrP過剰症：悪性腫瘍の診断と治療，ビスホスホネートの開始
4) 1,25ビタミンD過剰症：原因疾患の治療およびステロイド投与
5) そのほかの骨吸収過剰症：ビスホスホネートの開始

Table 2. 高カルシウム血症の治療

薬剤名	製剤・投与量	特徴
生理食塩液	持続静注 200 〜 300 mL/時間（尿量が 100 〜 150 mL/時間程度になるように調節）。5 〜 10 L/24 〜 36 時間で必要になることもある。	脱水の場合は数時間で効果発現する。心機能や腎機能により調節する。溢水や尿量が減少した場合のみフロセミド 40 mg を 6 時間ごとに静注。低 K 血症に注意する。
カルシトニン	筋注または点滴静注（1 〜 2 時間かける）で 40 単位/12 時間ごと	効果の発現はこのなかでもっとも早いが，2 日程度でエスケープ減少を起こし，無効になる。
ビスホスホネート	ゾレンドロネート（4 mg/15 分以上かけ静注）パミドロネート（90 mg/4 時間以上かけ静注），ほか	もっとも強力だが効果発現に 2 〜 4 日間かかるので，最初はほかを併用する必要がある。効果はパミドロネートで 3 週間程度，ゾレンドロネートで 4 〜 5 週間持続する。HHM，不動には第一選択薬
カルシミメティクス（CaSR アゴニスト）	二次性 HPT（シナカルセト経口 12.5 〜 75 mg/日，エボカルセト経口 1 〜 10 mg/日，エテルカルセチド静注 2.5 〜 10 mg/透析ごと）原発性 HPT・副甲状腺癌（シナカルセト経口 25 mg×2 〜 75 mg×4/日）	副甲状腺癌および摘出術不能の原発性（悪性含む）および維持透析下の 2 次性副甲状腺機能亢進症にのみ適応。血清 Ca 値の低下がみられない場合は 2 〜 3 週間の間隔をあけて増量する。
ステロイド	静注ハイドロコーチゾン 40 mg/8 時間ごと	肉芽腫性疾患による 1,25D 産生過剰の抑制にとくに有効

3. 軽症の治療

1) 緊急性は要さず原因疾患の診断を行う。
2) 血清 Ca 値を上昇させるようなリスクを排除する。
（1）飲水の励行など，適切なハイドレーションで脱水を防ぐ。
（2）ビタミン D 製剤，Ca 製剤，サイアザイド系利尿薬などの血清 Ca 値を上昇させる薬剤を投与しない。
（3）日常活動を増加させる。不動によるものはビスホスホネートの適応になる。
（4）改善した中重症例もこれらの予防策を行う。

4. PHPT の副甲状腺摘出術の適応

以下の場合のどれかを満たせば摘出術を考える[7]。手術適応はあるが，手術に伴うリスクにより行えない場合は，わが国ではカルシミメティクス（シナカルセト）の適応になる。

1) 血清 Ca 濃度＞正常上限＋ 1 mg/dL（0.25 mmol/L）
2) PHPT による合併症の存在（腎結石または線維性骨炎の存在）
3) 致命的な高 Ca 血症を伴う急性の PHPT
4) 著明な腎機能低下（CrCl ＜ 60 mL/分）＊
5) 骨密度の低下（例：T score ＜ −2.5 または脆弱性骨折の既往）
6) 50 歳以下

＊上記のうちの腎機能低下に関しては CrCl で表されており明確なエビデンスとはいえないので，高 Ca 血症がほかの方法で改善できず GFR が低下している場合と考えるべきだろう（著者の見解）。

引用文献

1) Thakker RV：Ch. 245 The Parathyroid Gland, Hypercalcemia and Hypocalcemia. Goldman-Cecil Medicine, 25th ed, Elsevier, pp1649–1661, 2015
2) Hedbäck G, et al：Increased risk of death from primary hyperparathyroidism—an update. Eur J Clin Invest 28：271–276, 1998
3) Wermers RA, et al：Incidence and clinical spectrum of thiazide-associated hypercalcemia. Am J Med 120：911, e919–e915, 2007
4) Burgers TA, et al：Regulation of Wnt/β-catenin signaling within and from osteocytes. Bone 54：244–249, 2013
5) Riccardi D, et al：Physiology and pathophysiology of the calcium-sensing receptor in the kidney. Am J Physiol Renal Physiol 298：F485–F499, 2010
6) Bilezikian JP, et al：Summary statement from a workshop on asymptomatic primary hyperparathyroidism: a perspective for the 21st century. J Clin Endocrinol Metab 87：5353–5361, 2002
7) Bilezikian JP, et al：Guidelines for the management of asymptomatic primary hyperparathyroidism: summary statement from the third international workshop. J Clin Endocrinol Metab 94：335–339, 2009

Chapter 15.
血清リン異常症の診断と治療

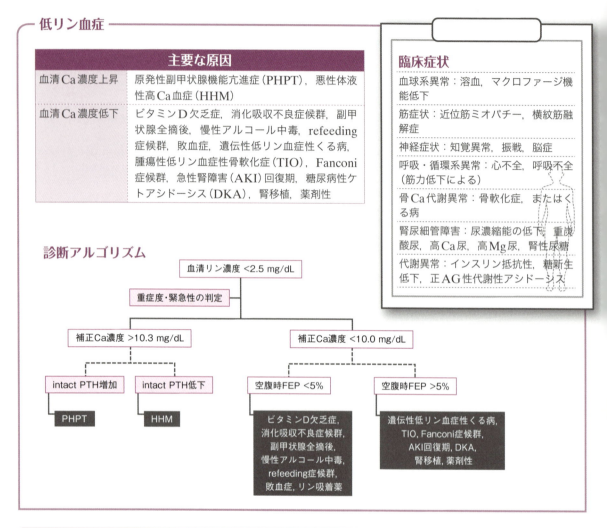

●低リン血症の診断

1. 病態生理

　血清リン濃度の正常値は，生後間もなくの4.3～5.4 mg/dLから低下して，成人では2.5～4.5 mg/dLとその幅が大きくなる。入院患者では，低リン血症はとくに経静脈栄養を行っている患者や慢性アルコール中毒患者に多くみられるが，血清リン濃度を測定することもまれで，残念ながらほとんどその弊害は無視されていることが多い。

　原因としては，1) 摂取・吸収不足，2) 細胞内外でのシフト，3) 尿細管での再吸収抑制，がある。

1) 摂取・吸収不足（尿中リン排泄は低下する）

　(1) **不適切な栄養補給**：尿中へのリン排泄が増える病態での経静脈栄養におけるリン酸補給量の不足は，とくに腎不全用の高カロリー輸液ではリン酸とKを含まないために，往々にして低リン血症，低K血症をともにきたしやすい。

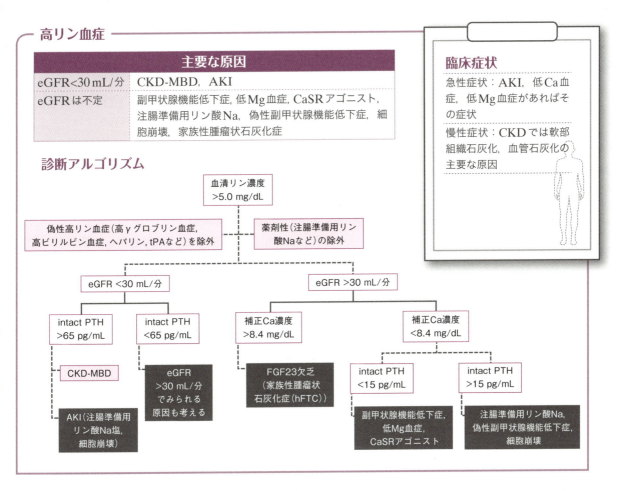

(2) **腸管からの吸収不足**：ビタミンD欠乏症，神経性食思不振症，消化吸収不良症候群，脂漏性下痢，嘔吐，リン吸着薬，などが原因となる．とくにリン吸着薬は透析患者に多く投与されているが，経口摂取の減少に伴い低リン血症をきたすことも少なくない．

(3) **慢性アルコール中毒**：入院患者の多くに，低K血症とともにみられる．栄養摂取不良，低Mg血症および尿細管障害による尿中リン排泄増加など，多因子が絡んでいる．refeeding症候群も起こす．

2) 細胞内外でのシフト（尿中リン排泄は低下する）

(1) **呼吸性アルカローシス**：入院患者に多い原因で，pCO_2の減少が細胞内へのリン酸の移行を増加させ，尿細管でのリン再吸収を抑制する．

(2) **refeeding症候群**：飢餓状態から急に炭水化物による栄養が開始されると，インスリンが分泌され細胞内にリンが移行する．それ以前に体内のリン総量は減少しているので，容易に低リン血症を引き起こす．胃腸系の手術後，慢性アルコール中毒，神経性食思不振症などがよくみられる原因である．

(3) **敗血症**：低リン血症の頻度は高く，多くの例にTNFαなどの炎症性サイトカイン高値がみられる．

(4) **副甲状腺摘出後・hungry bone症候群**：急激なPTHの低下により骨形成が増加して，Caとともにリンが急速に骨に取り込まれることで血清リン濃度が低下する．とくに末期腎不全患者の場合に著明である．

(5) **その他**：Reye症候群（とくにインフルエンザ感染後などに，アスピリン服用者が脳浮腫，高ア

Chapter 15. 血清リン異常症の診断と治療

ンモニア血症，低血糖などを起こす），高熱症候群，マラリア感染症，シスプラチン，アセトアミノフェン中毒，などにも報告がある。

3）尿細管での再吸収抑制（尿中リン排泄は増加する）

（1）原発性副甲状腺機能亢進症（PHPT）・悪性腫瘍に伴う高Ca血症（HHM）：PTHまたは悪性腫瘍によってPTHrPが増加するために，高Ca血症と低リン血症をきたす。PHPTでは血中1,25ビタミンD濃度が高いPTHにより増加するが，HHMでは不適切に低い。HHM患者では，血清リン濃度と相関せずにFGF23が高濃度に上昇しているとの報告があり，これが原因と考えられるようになった。PHPTではわずかな上昇でしかなく，副甲状腺摘出後もFGF23に変化はみられない[1]。

（2）腫瘍性低リン血症性骨軟化症（tumor induced osteomalacia：TIO）：間葉系腫瘍によって，FGF23またはそのほかのリン排泄因子（phosphatonin）が増加するためにリン酸尿が増加し，骨軟化症をきたす。通常，原因となる腫瘍を摘除することで治癒する。

（3）遺伝性低リン血症性くる病

①FGF23活性増加

a. X染色体連鎖性低リン血症性くる病（X-linked hypophosphatemic ricket：XLH）：X染色体劣性遺伝形式をとり，PHEX（phosphate regulating endopeptidase on the X-chromosome）の遺伝子異常によって起こる。遺伝性くる病ではこのタイプがもっとも多い。PHEXはタンパク分解酵素で，PHEXともうひとつの骨由来のDMP1（dentin matrix protein 1）の結合が骨細胞でのFGF23の抑制を制御しており，結果FGF23の血中濃度が増加すると考えられる。臨床的な特徴は，低リン血症のほかに正常な血清Ca濃度と，不適切に低いか正常な1,25ビタミンD濃度である。

b. 常染色体優性遺伝性低リン血症性くる病（ADHR）：FGF-23をタンパク分解させるpro-convertase prosessing siteの遺伝子異常によって起こり，血中FGF23の上昇がみられる。低リン血症のほかに1,25ビタミンD濃度の低下もみられる。

c. 常染色体劣性遺伝性低リン血症性くる病（ARHR）：DMP1，ENPP1遺伝子異常

②近位尿細管リン再吸収障害

d. 高Ca尿症を伴う遺伝性低リン血症性くる病（HHRH）：常染色体劣性遺伝で，近位尿細管においてリン再吸収を行うNaPi-2cの遺伝子（SLC34A3）異常である。1,25ビタミンDの増加が適切にみられ，尿中Caの排泄増加が同時にみられる。

e. そのほか：常染色体優性遺伝性高リン尿症（SLC34A1遺伝子異常），NHERF1遺伝子異常，KLOTHO遺伝子異常

（4）Fanconi症候群：遺伝性，獲得性の両者がみられる。NaPi-2の障害が原因である。

（5）尿細管障害：Fanconi症候群を呈する以外にも，急性尿細管壊死の回復期や閉塞性腎障害の閉塞解除後に尿中リン排泄が増加し，リン欠乏に陥ることがある。

（6）糖尿病性ケトアシドーシス：浸透圧利尿，代謝性アシドーシス，ケトン尿症などはすべて尿中リン排泄を増加させ，血清リン濃度が正常範囲であっても体内のリン総量は減少している。そこでインスリン分泌が開始されると，細胞内にリンが取り込まれ，低リン血症を起こすことになる。

（7）腎移植患者：移植前の腎不全患者は血中FGF-23が高濃度であることから，移植後の低リン血症も残存FGF-23によるものと考えられたが，実際にはFGF-23濃度が高くなくてもリン酸尿が増加している例があり，FGF-23以外のphosphatoninの存在も考えられている。

（8）薬剤性：Fanconi症候群を起こす薬剤は多い。また，利尿薬の炭酸脱水酵素阻害作用のあるも

のは，リン排泄を増加させる．コルチコステロイドは尿中リン排泄増加だけでなく1,25ビタミンD産生抑制により腸管でのリン吸収を抑制する．ショ糖鉄静注薬ではFGF-23の増加を介した低リン血症の報告がある．そのほか，チロシンキナーゼ阻害薬，アセトアミノフェン中毒，エストロゲン製剤など，低リン血症を起こし得る薬剤は多い．

2．低リン血症の診断アルゴリズム

1）症状と緊急性の判定

通常，中等度の低リン血症（1.0～2.5 mg/dL）ではリン欠乏は顕著でなく無症状である．リンは1.0 mg/dL以下の重症になるとリン欠乏に伴う症状が出現し，早急な補充療法を必要とする．この症状は，一般的に細胞のエネルギー源であるATP（アデノシン-3リン酸）の減少に伴うものである．細胞内リン濃度の低下は細胞内Ca^{2+}の増加を伴い，情報伝達系に異常をきたす．加えて赤血球では2,3-diphosphoglycerateの低下により，ヘモグロビンの酸素飽和度の低下をもたらす．

(1) 血球系異常：溶血，マクロファージ機能低下
(2) 筋症状：近位筋ミオパチー，横紋筋融解症
(3) 神経症状：知覚異常，振戦，脳症
(4) 呼吸・循環系異常：心不全，呼吸不全（筋力低下による）
(5) 骨Ca代謝異常：慢性のリン欠乏は1,25ビタミンDを増加させるが，骨からはリンとともにCaも放出され，骨軟化症またはくる病を起こす．
(6) 腎尿細管障害：慢性リン欠乏により近位尿細管および遠位尿細管障害を起こして，尿濃縮能の低下，重炭酸尿，高Ca尿，高Mg尿，腎性尿糖を起こす．
(7) 代謝異常：インスリン抵抗性，糖新生低下，正AG性代謝性アシドーシスの原因となる．

2）診断アルゴリズム

【Step 1】病歴，薬剤歴，家族歴の聴取で診断がつくことが多い

【Step 2】血清Ca濃度の増減をみる

①補正血清Ca濃度＞10.3 mg/dL
　a．血清PTH増加，血中1,25D濃度増加→PHPT
　b．血清PTH低下，PTHrP増加，血中1,25D濃度低下→HHM
②補正血清Ca濃度＜10.0 mg/dL→【Step 3】

【Step 3】尿中リン排泄を測定する

①FEP＜5％→ビタミンD欠乏症，消化吸収不良症候群，副甲状腺全摘後，慢性アルコール中毒，refeeding症候群，敗血症，リン吸着薬
②FEP＞5％→遺伝性低リン血症性くる病，腫瘍性低リン血症性骨軟化症（TIO），Fanconi症候群，AKI回復期，糖尿病性ケトアシドーシス（DKA），腎移植，薬剤性

〈リン排泄測定法〉[2]

下記のいずれかを用いるが，通常リン排泄がかなり制限される空腹時に測定する．

(1) 24時間リン排泄量＞100 mg/24時間→尿中リン喪失（＋）
(2) FEP（％）＝｛(UPi×SCr)/(SPi×UCr)｝×100＞5％→尿中リン喪失（＋）
(3) 尿中リン排泄閾値（TmP/GFR）＞2.5 mg/100 mL→尿中リン喪失（＋）
　①TRP≦0.86の場合：TmP/GFR＝TRP×SPi
　②TRP＞0.86の場合：TmP/GFR＝0.3×TRP/｛1－(0.8×TRP)｝×SPi，TRP＝1-FEPi
　UPi：尿中リン濃度 mg/dL，SPi：血清リン濃度 mg/dL，UCr：尿中Cr濃度 mg/dL，SCr：血清Cr濃度 mg/dL

●低リン血症の治療

まずは原因を診断して，その治療を行う。症状があり，重症な場合はリン補給を速やかに行う。なお，腎機能が低下している場合のリン製剤は慎重投与が必要であり，本章では対象としていない。また，低リン血症性くる病の治療として，FGF23モノクローナル抗体の臨床応用が近い。

1. 軽症（2.0〜2.5 mg/dL）

このレベルでの早急なリン補給は不要であり，原因を診断して，その治療を開始する。

2. 中等症（1.0〜2.0 mg/dL）

通常は無症状であるが，尿中リン排泄増加，リン吸収不良があって明らかに体内リン総量の減少があれば，補給を行う。欠乏がある場合は，食事も入れて1,000〜2,000 mg/日のリン補給が必要である。

1）経口リン酸補給

例：$NaH_2PO_4・H_2O/Na_2HPO_4$配合薬（ホスリボン®配合顆粒；100 mg Pi/1包）をリンとして，小児では20〜40 mg/kg/日，成人では〜1,200 mg/日を食事に加え，数回に分けて投与する。なお低リン血症性くる病では，40〜60 mg/kg/日必要との報告が多数ある。副作用としては下痢，低Ca血症に注意する。

2）活性型ビタミンD_3剤

低リン血症性くる病の場合には，併用が必要である。ビタミンD欠乏では食事摂取ができている限り，通常，リン補給は必要ない。

例：カルシトリオール経口薬　0.05〜0.2 μg/kg/日　朝食後1回投与

3. 重症（＜1.0 mg/dL）

静注によるリン補給が必要である。成人での統一された投与法はないが，20〜40 mg Pi/kg/24時間を目安に血清リン濃度＞2.0 mg/dLを目標に投与量を調整する。投与製剤はリン酸Naだが，栄養障害の場合は低K血症も合併することが多く，この場合はリン酸K液を用いるが，K投与量に規定されてしまう。低Ca血症に注意する。

例：リン酸Na補正液 0.5 mmol/mL（Pi 310 mg/20 mL，Na^+ 15 mEq/20 mL）60〜120 mL/24時間で，そのほかの輸液製剤（Ca塩を含まない）に混合して投与する。

●高リン血症の診断

1. 病態生理

成人においては通常，血清リン濃度が5.0 mg/dL以上を高リン血症と呼んでいる。新生児では正常でも7.4 mg/dLまで増加し，そののち低下していく。高リン血症の起こる機序は，1) 腎排泄の低下，2) リン負荷，3) 細胞の崩壊（細胞内からのシフト），4) 偽性高リン血症，に分類される。

1）腎排泄の低下

（1）**腎不全**：GFRの低下に伴い次第に血清リン濃度が増加していくが，高リン血症になるのは通常CKDステージG4以降，多くはG5からである。ただしAKIでは，ステージ3で高リン血症をみるようになる。このように血清リン濃度に反映されるよりも早い段階のCKDステージG3a頃からFGF23の血中濃度の上昇がみられることから，単位ネフロンあたりのリン負荷量の増加がFGF23の上昇につながっていると考えられる。透析患者では，高リン血症が二次性

副甲状腺機能亢進症および血管石灰化の原因となる。
- (2) **PTH作用の低下**：副甲状腺機能低下症，偽性副甲状腺機能低下症，PTH分泌の低下，PTHに対するリン排泄作用の低下などにより，低Ca血症と同時に血清リン濃度が6〜7 mg/dLに上がる。そのほかの原因に低Mg血症がある。
- (3) **末端巨大症**：GHおよびIGF-1はリン再吸収閾値を増加させる。
- (4) **家族性腫瘍状石灰化症（FTC）**：異所性石灰化を伴う常染色体劣性遺伝で，高リン血症を伴うhFTCとそうでないnFTCに分類される。hFTCはFGF23の異化亢進または産生障害をきたすGALNT3，FGF23，KLOTHO遺伝子の突然変異が報告されている。FTCでは通常，血清Ca，アルカリフォスファターゼ，PTH濃度は正常範囲である一方で，1,25D濃度はしばしば増加する。

2）リン負荷

注腸準備用リン酸Na製剤は，CKDを除けばもっとも多い高リン血症の原因である。腎機能低下がなくても高リン血症とそれによる低Ca血症，AKI（リン酸腎症）の報告は少なくない。その結果起こるリン酸腎症は尿細管間質石灰化の結果で，高Ca血症によるものと異なり，往々にして非可逆的で末期腎不全になる。危険因子としては，高齢，女性，腎機能低下，脱水，潰瘍性消化管病変，イレウス，高血圧，RAAS阻害薬，NSAIDsなどである。

3）細胞の崩壊

リンはKと同様に，細胞内にとても多く存在するため，大量に崩壊が起こると高リン血症をきたす。重症になるのは，腫瘤を形成する血液性悪性腫瘍，固形癌の化学療法後，横紋筋融解症，劇症肝炎，溶血性貧血，重症高熱症候群などである。AKIを起こすとさらに重症化するが，もっとも重症化するのは腫瘍崩壊症候群である。このことから化学療法の開始にあたっては，事前の十分な輸液（120〜150 mL/時間）により尿中へのリン酸と尿酸の排泄を担保する必要がある。

4）偽性高リン血症

高ガンマグロブリン血症（骨髄腫など），溶血，高ビリルビン血症のほか，薬剤ではアムホテリシンB，ヘパリン，組織プラスミノーゲンアクチベータ（t-PA）などが原因となる，測定上の異常である。

2. 高リン血症の診断アルゴリズム

1）症状と緊急性の判定

- (1) **急性高リン血症**：重症高リン血症ではAKIをきたし，さらに重症化する。このような場合は多くが腫瘍崩壊症候群などで，緊急透析の適応となる。それ以外はほとんどが，低Ca血症による症状である。
- (2) **慢性高リン血症**：CKDにおいては異所性石灰化，血管石灰化が起こり，管理が重要となる。

2）診断アルゴリズム

【Step 1】偽性高リン血症を除外する

高ガンマグロブリン血症（骨髄腫など），溶血，高ビリルビン血症のほか，薬剤ではアムホテリシンB，ヘパリン，組織プラスミノーゲンアクチベータ（t-PA）など。

【Step 2】病歴，薬剤歴，家族歴の聴取で診断がつくことが多い

【Step 3】CKDステージG4以降でCKD-MBDであることを除外するために，腎機能を評価する

- (1) eGFR＜30 mL/分/1.73 m²
  - ①CKDステージG4〜G5：血清Ca濃度の低下傾向，PTH上昇があれば二次性副甲状腺機能

亢進症による高リン血症である。
　②CKD ステージ G5D：血清 Ca 濃度は低〜高まで活性型ビタミン D_3 剤および Ca 製剤の服用により異なる。慢性的な高リン血症は腎不全に伴うものである。
　③AKI：AKI を起こすような重症高リン血症は，リン酸 Na 製剤の投与，腫瘍崩壊症候群，横紋筋融解症などに限られる。

(2) eGFR＞30 mL/分/1.73 m^2（あくまで目安である）
　①血清 Ca 低下＋PTH 低下＋1,25D 濃度低下→PTH 分泌低下（副甲状腺機能低下症，低 Mg 血症，カルシミメティクス）
　②血清 Ca 低下＋PTH 増加＋1,25D 濃度正常→偽性副甲状腺機能低下症，腫瘍崩壊症候群，横紋筋融解症
　③血清 Ca 正常＋PTH 正常＋1,25D 濃度増加→hFTC

●高リン血症の治療

1. 緊急性がない場合
　原因疾患の治療を行う。
1) CKD の場合：Ca 非含有リン吸着薬を用いる（塩酸セベラマー，炭酸ランタン，クエン酸第二鉄ほか）。
2) PTH 作用低下：活性型ビタミン D_3 剤（低 Ca 血症の治療に準ずる）
3) 低 Mg 血症：Mg 補給（低 Mg 血症の治療に準ずる）

2. 緊急性のある場合
　腫瘍崩壊症候群，横紋筋融解症，リン酸 Na 大量投与による場合は，十分な輸液に加え，AKI を合併している場合は血液透析を行う。

引用文献
1) Singh RJ, et al：Fibroblast growth factor 23 concentrations in humoral hypercalcemia of malignancy and hyperparathyroidism. Mayo Clin Proc 78：826-829, 2003
2) Payne RB：Renal tubular reabsorption of phosphate（TmP/GFR）：indications and interpretation. Ann Clin Biochem 35：201-206, 1998

Chapter 16.
血清マグネシウム異常症の診断と治療

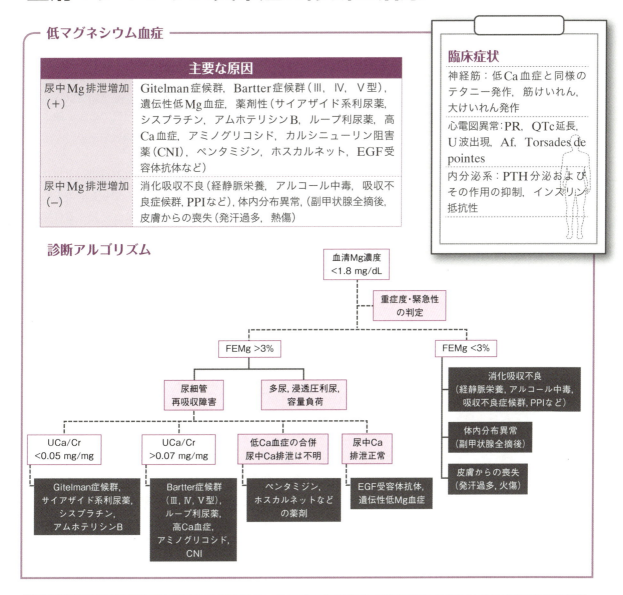

●低マグネシウム血症の診断

1. 病態生理

　　血清Mg濃度の正常値は通常1.8〜2.5 mg/dL（0.74〜0.94 mmol/L）で，体内Mgのわずか1％しか細胞外液中に存在しない．血清Mg濃度がこの正常下限以下になった場合には，体内Mgが欠乏状態にあると考えられる．体内Mgの半分は骨に，残り半分は筋肉に含まれる．血清中では約30％がおもにアルブミンに結合していて，約70％がイオン化Mg^{2+}となっている．体内のMg欠乏量を知るには筋肉細胞内の濃度を測る必要があるが，Mg負荷試験はこの値によく相関すると報告されている．入院患者，とくに重症患者では低Mg血症の頻度が高く，Mg欠乏はさらに高率

にみられると推測される。原因は，1) 摂取量不足または消化吸収障害，2) 腎外性の喪失，3) 腎性の喪失，に分類される。

1) 摂取量不足または消化吸収障害

通常の食事摂取でMg欠乏は起こりにくいため，摂取が不足するとすれば慢性アルコール中毒または経静脈的栄養である。

(1) 慢性アルコール中毒： 多くが低Mg血症を呈する。Mg負荷試験に基づけば，ほとんどがMg欠乏に陥っているという報告がある。

(2) 経静脈栄養・refeeding症候群： 長期間の経静脈栄養では往々にしてMg欠乏となる。refeeding症候群では低K血症，低リン血症とともに，低Mg血症も細胞内へのMg^{2+}取り込み増加により起こり得る。また輸液による水のpositive balanceは，近位尿細管での受動輸送によるMgの細胞間を通る再吸収を抑制するので，Mgバランスはさらに負に傾きやすい。

2) 腎外性の喪失

(1) 消化吸収障害： グルテン不耐症のceliac病や，Whipple病，脂肪性下痢症などの吸収不良症候群で起こる。また下痢中のMg濃度は高く，どんな理由でも吸収不良がなくても長期の下痢はMg欠乏を起こす。薬剤性ではPPIが原因と考えられ，利尿薬との併用によって起こる可能性がある。

(2) 皮膚からの喪失： 汗には比較的高濃度のMgが含まれ（0.5 mg/dL），マラソンなどの競技ではその補給が重要視されている。また重症の熱傷によるMg喪失は1日に1gにも達すると報告されている。

3) 腎性の喪失

(1) 腎毒性物質

① よく知られているシスプラチンによる腎性Mg喪失は必ずしもAKIを伴わずに起こり，かつAKI回復後も数カ月に及ぶことがある。シスプラチンによる急性尿細管壊死（ATN）は，Mg^{2+}再吸収部位とは一致しない近位尿細管S3セグメントに起こる。尿中Ca^{2+}排泄低下を伴うことが多く，ATNとは別に遠位尿細管に障害部位があると考えられる。アナログのカルボプラチンによる障害はまれである。

② アミノグリコシド，ペンタミジン，ホスカルネットは，しばしば重度の低Ca血症を伴う。

③ カルシニューリン阻害薬のシクロスポリンとタクロリムスは遠位尿細管でのTRPM6をdown regulationして，腎移植患者における低Mg血症の原因となっている。

(2) 利尿薬： Mg^{2+}再吸収の70％はヘンレの太い上行脚で行われるが，この部位でのループ利尿薬によるNKCC2抑制は管腔内陽性荷電をキャンセルし，Ca^{2+}とともにMg^{2+}再吸収も抑制する。またサイアザイド系利尿薬によるNCCの長期抑制は，遠位尿細管におけるMgチャネルのTRPM6をdown regulationしてMg^{2+}再吸収を抑制するが，Ca^{2+}の再吸収は近位尿細管において増加する。

① EGF阻害薬：EGFはTRPM6を通過するMg^{2+}を抑制するため，大腸がんに用いられる抗がん剤のEGF受容体遮断薬は低Mg血症を起こす。

② 高Ca血症：遠位尿細管CaSRの刺激を通してNKCC2が抑制され，Mg^{2+}再吸収が減少する。

③ 遺伝性低Mg血症：Gitelman症候群の全例にみられる特徴として腎性Mg^{2+}喪失による低Mg血症がある。Bartter症候群でもIV型（Barttin遺伝子異常）およびV型（CaSR遺伝子異常）のほか，III型の20％にもみられる。またFigure 1に示すように，輸送体の遺伝子異常が遺伝性低Mg血症として発見されている。

いずれも遠位尿細管における各輸送系の遺伝子異常で，尿管腔側ではGitelman症候群（NCC

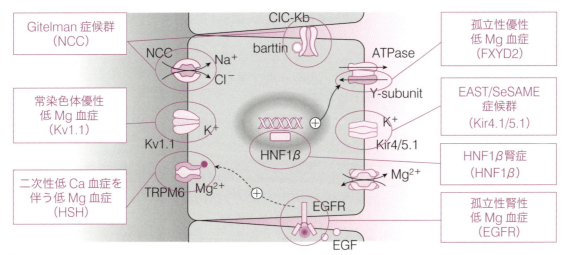

Figure 1.
遺伝性腎性低マグネシウム血症（＋低カルシウム尿症）の発症機序

のSLC12A3遺伝子およびClチャネルのCLCNKB遺伝子異常），常染色体優性低Mg血症（Kチャネル Kv1.1異常），二次性低Ca血症を伴う低Mg血症（MgチャネルTRPM6異常）がある．側底細胞膜では孤立性優性低Mg血症（FXYD2：Na,K-ATPaseのγサブユニット異常），EAST/SeSAME症候群（Kチャネル Kir 4.1/5.1異常），孤立性腎性低Mg血症（EGFR異常），そしてFXYD2遺伝子の発現に必須であるHepatocyte Nuclear Factor 1β遺伝子異常によるHNF1β腎症がある．Gitelman症候群では，NCCをエンコードする遺伝子異常によりサイアザイド系利尿薬に対する反応性が欠如していることが特徴である．ほかにもCLC-Kb，FXYD2，HNF1β遺伝子異常のある場合に，サイアザイド系利尿薬に対する反応性が低下することが報告されている[1]．

2．低マグネシウム血症の鑑別診断
1）症状と緊急性の判定
（1）**臨床症状**：低Mg血症は，低Ca血症と同様にテタニー発作やけいれん発作などの神経筋症状を単独で起こし得る．ただし多くの場合，低Ca血症や低K血症などが併存するために低Mg血症による症状か判別が困難なことが多い．MgはNa,K-ATPaseなどMg^{2+}-ATPとして初めて活性を有するので，その不足は心血管系や神経筋系に障害を起こすことがあるが，Mg補給によって多くの例に改善がみられることは，臨床報告によって証明されている．

（2）**不整脈**：低Ca血症や高K血症と同様に致死的な不整脈を引き起こし，Torsades de pointesや心房細動（Af）が特徴的である．心電図変化としては，PRおよびQTcの延長と，U波の出現があげられる．

（3）**心血管系**：Mg補給によって心血管病の発症やその死亡率を抑制できたという臨床研究や，CKDステージG4ではMg欠乏があり，その補給が血管石灰化の予防，または減少に効果を発揮するという報告が発表され，にわかにMg補給の重要性がいわれるようになった．Mg欠乏による障害は，わかりにくいとはいえ実際に起きている可能性が高い．

（4）**内分泌系**：Mg欠乏はPTHとPTH受容体の両者の分泌を抑制することから，約50％の患者で低Ca血症を合併する．糖尿病におけるインスリン抵抗性の原因にもなる．

（5）**神経筋系**：低Ca血症と同様の知覚異常，振戦，テタニー発作が，単独の低Mg血症で報告されている．大けいれん発作の原因ともなり，騒音誘発性けいれんといった特異的なてんかん発

作の報告がある．また，Mg補給による片頭痛や喘息による気道平滑筋スパスムの改善効果の報告もある．

2）鑑別診断のアルゴリズム
【Step 1】病歴，投薬歴，家族歴などで診断が可能である
【Step 2】腎からのMg^{2+}喪失の有無を調べる
　①24時間尿中Mg排泄量＞24 mg→腎性Mg喪失
　②FEMg％＝（UMg×SCr）/｛(0.7×SMg)×UCr｝×100％＞3～4％→腎性Mg喪失

●低マグネシウム血症（マグネシウム欠乏）の治療

1. マグネシウム欠乏の有無を調べる―マグネシウム負荷試験[2]．
1）負荷前の尿中Mg（mg/dL）/Cr（mg/dL）比を測定する
2）0.2 mEq Mg（2.4 mg）/kg標準体重＋50 mL 5％グルコースを4時間でDIV
　　例：体重50 kgなら　硫酸Mg補正液1 mEq/mL 10 mL＋50 mL 5％Gを4時間でDIV
3）DIV開始とともに24時間蓄尿しMgとCr濃度を測定
4）％蓄積Mg＝｛1−［24時間尿中Mg総排泄量mg−（負荷前尿中Mg/Cr×24時間尿中Cr総排泄量mg）］/総負荷Mg量mg｝×100％
5）判定：＞50％＝絶対的不足，＞25％＝相対的不足

2. 緊急性がある場合
1）硫酸マグネシウムの単回静注
　　不整脈やけいれん発作などがあって緊急性がある場合は，8～16 mEq（硫酸Mg 1～2 g）のMg^{2+}を2～4分かけて緩徐に静脈注射する．
　　例：硫酸Mg補正液1 mEq/mL 10 mL 1Aを静脈注射する（子癇に適応のある静注用マグネゾールは硫酸Mgを2 g（16 mEq Mg^{2+}）/20 mLを含む）．

2）硫酸マグネシウム持続静注
　　通常のMg欠乏を1～2 mEq/kg体重と考え，最初の24時間で64 mEq，続いて1週間程度32 mEq /24時間を加える．eGFRの低下がみられる場合は，25～50％投与量を減じて行う．血中総Mg濃度だけでなく，イオン化Ca^{2+}濃度も同時にモニターする．補給しても尿中に50％以上が失われるので，欠乏がある場合はそれを計算した補給が必要になる．

3. 緊急性のない場合
1）経口マグネシウム補給
　　20～80 mEq Mg^{2+}/日を数回に分けて投与する．
　　例：硫酸Mg 2.5～10 g/日　分3食後に十分な水分とともに服用する．

2）経口補給の問題点
　　経口薬の問題は下痢であり，このために投与量が自ずから限られてしまう．このため重度のMg欠乏がある場合は，まず経静脈的に行ったのちに経口に移行する．わが国の経口Mg製剤には硫酸Mg，酸化Mg，水酸化Mg，炭酸Mg，クエン酸Mgがあるが，Mg補給という意味では水溶性の硫酸Mgが良い．酸化Mgや水酸化Mgは代謝性アルカローシスの原因となり，硫酸Mgやクエン酸Mgは非再吸収性陰イオンとして集合管でのK$^+$分泌を増加させる．いずれも下剤もしくは制酸剤であり，低Mg血症治療を効能とする経口薬はない．またビスホスホネート製剤，キノロン系抗菌薬などの吸収を阻害するので同時投与はできない．

Table 1. 血清マグネシウム濃度と臨床症状（Birrer, et al）[3]

血清 Mg 濃度	症状
5～8 mg/dL	悪心，嘔吐，皮膚紅潮，膝蓋腱反射低下
9～12 mg/dL	傾眠，腱反射消失，低血圧，徐脈，心電図 QRS/PR/QT 延長
> 15 mg/dL	呼吸抑制，完全房室ブロック，麻痺，昏睡
> 20 mg/dL	心停止

● 高マグネシウム血症の診断

1. 病態生理

過剰な Mg 負荷に対して腎は相当の調節力を有している。このため，原因としては腎機能低下に加え，大量の Mg が外的に投与された場合にほぼ集約される。

1) マグネシウム過剰投与

水酸化 Mg や炭酸 Mg などの制酸薬，酸化 Mg などの下剤，硫酸 Mg 注腸そして子癇などに投与される静注 Mg 剤で報告されている。経口では腸管穿孔，イレウス，炎症などの腸管疾患で Mg 吸収が増加する。

2) そのほか

リチウム投与，ミルク - アルカリ症候群，FHH などで軽度の血清 Mg 増加がみられる。

2. 鑑別診断

原因は通常明確になっている。Table 1[3] は高 Mg 血症の重症度と発現する症状を示している。血清 Mg 濃度が早ければ，とくに急性であれば 4 mg/mL を超えると悪心，嘔吐，皮膚紅潮，尿閉，イレウス，低血圧などの症状がまず発現する。またアニオンギャップが異常に低い場合も高 Mg 血症を疑う。

● 高マグネシウム血症の治療

1. 軽症の場合

腎機能の低下がなく症状が切迫したものでなければ，Mg 製剤の中止のみでとくに治療は必要ない。血清 Mg の半減期は 28 時間といわれている。

2. 重症の場合

心電図変化の発現など重症の場合は速やかに，以下のとおり治療を開始する。

1) **Ca 製剤の静注**：心電図変化がある場合，Ca 製剤の静注を行う。
    例：8.5% グルコン酸 Ca（カルチコール注®；Ca として 78.5 mg/10 mL）10 mL を末梢静脈から 5 分（2 mL/分）かけて静注する。必要なら 5～10 分後に再投与する。

2) **生理食塩液＋フロセミド静注**：NaCl 投与とフロセミドにより尿中 Mg 排泄を増加させる。血清 K および Ca 濃度の低下に注意する。

3) **血液透析**：腎機能の低下（CKD ステージ G5 以降または AKI ステージ 3）がある場合にはとくに有効で，クリアランスは 100 mL/分に達し即効性がある。ただし血清中の Mg は 70% がタンパク結合である一方で，通常の透析液には Mg^{2+} が 1.0～1.5 mEq/L 含まれているので，場合によっては無 Mg 透析液を使用する必要がある。

引用文献
1) Nijenhuis T：Tubular function tests. Workshop Nefrologie-Papendal 2015
2) Ryzen E, et al：Parenteral magnesium tolerance testing in the evaluation of magnesium deficiency. Magnesium 4：137–147, 1985
3) Birrer RB, et al：Hypermagnesemia-induced fatality following epsom salt gargles (1). J Emerg Med 22：185–188, 2002

トリビア　カルシウム・リン・マグネシウム異常症

1. **高カルシウム血症で多尿になるのはなぜか？**

    ヘンレの太い上行脚の血管側細胞膜のCaSRは高Ca血症によって刺激され，NKCC2とROMKを抑制してNa利尿を起こす。また集合管にもCaSRが存在し，AQP2を抑制して尿濃縮を抑制し，多尿，Ca^{2+}再吸収抑制，尿酸性化の一連の作用により結石を予防しようとする。すなわちループ利尿薬またはBartter症候群V型と同様の機序に尿崩症を加えた機序で多尿をきたし，代謝性アルカローシスとなる[1]。

2. **高カルシウム血症の改善にループ利尿薬は有効か？**

    重症の高Ca血症ではNa喪失性脱水の補正が急務だが，通常この場合のループ利尿薬投与は，すでにNKCC2が抑制されているので意味がない。さらに長期化すると間質へのCa沈着がAKIを発症させるが，Ca濃度の正常化により可逆的な変化であることが普通である。

3. **PHPTでは代謝性アシドーシス，HHMでは代謝性アルカローシス，は正しいか？**

    PTHは近位尿細管でのHCO_3^-再吸収を抑制することから，原発性副甲状腺機能亢進症（PHPT）では軽度の代謝性アシドーシスを呈するとされるが，実際重症例では骨吸収亢進によるHCO_3^-の骨からの動員および高Ca血症によるHCO_3^-再吸収亢進が同時にあることから，代償されていることが多い。一方，悪性腫瘍に伴う液性高Ca血症（HHM）の原因となるPTHrPも，骨吸収を促進して血中にCa^{2+}とともにHCO_3^-を大量に放出する。ただしHHMではPHPTよりも重症な高Ca血症を起こすことから，遠位尿細管でのNCCを抑制し，さらに代謝性アルカローシスを助長することになる。NCCの抑制が高度なほど近位尿細管でのNa^+再吸収を増加させ，HCO_3^-再吸収をPTH作用と拮抗して増加させると考えられる。どうもHHMとPHPTでの基本的な違いは，高Ca血症の重症度にあるようである。

4. **HHMでは，なぜ血中1,25(OH)$_2$D$_3$濃度は高くならないか？**

    PTH関連ペプチド（PTHrP）はPTHとPTH/PTHrP受容体を共有するので，同じくHHMでも1α水酸化酵素をPHPT同様に刺激して，血中1,25(OH)$_2$D$_3$濃度は高くなるはずである。この理由は十分に分かっていないが，最近HHM患者では血清リン濃度とは相関せずにFGF23が高濃度に上昇しているとする報告があり，これが1,25(OH)$_2$ビタミンD$_3$産生を抑制している原因と考えられるようになった。FGF23濃度はPHPTではわずかな上昇でしかなく，副甲状腺摘出後もFGF23に変化はみられない[2]。

5. **ミルク-アルカリ症候群の語源は？**

    "ミルク"とはまさに牛乳で，"アルカリ"は胃酸を中和するためのアルカリ剤である。原型は1915年にBertram Sippyによって考案された，消化性潰瘍に対して重炭酸ソーダと炭酸Mgの合剤（Sippy powder）を，牛乳またはクリームとともに1時間ごとに飲むという治療法に端を発している。この治療法が高Ca血症とAKIの原因になることが判明してから，発症は極めて少なくなっていた。しかし1985年以降，炭酸Ca剤が骨粗鬆症に頻繁に使用されるようになってから再び増加し，現在では悪性腫瘍，原発性副甲状腺機能亢進症につぐ3番目の高Ca血症の原因となっている。日本では活性型ビタミンD$_3$剤の併用がこれに輪をかけている。

6. **高カルシウム血症はなぜ代謝性アルカローシスを起こすのか？**

    血清Ca^{2+}濃度の上昇はヘンレの太い上行脚の血管側膜にあるCaSRを活性化して細胞内

Ca^{2+}濃度を上昇させる。この上昇は尿管側膜にあるNKCC2とROMKを，血管側にあるCLC-NKBというClチャネルを抑制する。すなわちループ利尿薬を使った状態，またはCaSRの機能獲得型遺伝子異常であるBartter症候群V型と同様な病態，低K性代謝性アルカローシスを結果する。また代謝性アルカローシスと体液減少は高Ca血症を維持するので，この悪循環を断ち切る必要がある。

7. サイアザイド系利尿薬では尿中Ca^{2+}排泄が減少し，フロセミドで増加するのはなぜか？

サイアザイド系利尿薬による遠位尿細管のNCCの抑制はGFRを低下させ，近位尿細管でのNa$^+$水再吸収の増加に伴って濃度勾配と管腔内陽性荷電が増加することにより，Ca^{2+}は細胞間隙を通って再吸収が増加する。一方，ループ利尿薬によるNKCC2の抑制はGFRを基本的に抑制しないので，この再吸収の増加は起こらない。そしてヘンレの太い上行脚におけるNKCC2の抑制は管腔内陽性荷電をキャンセルするので，この部位でのCa^{2+}再吸収はさらに抑制される。

8. 高マグネシウム血症も低マグネシウム血症も低カルシウム血症の原因となるのはなぜか？

Mg^{2+}は，細胞外にあってCa^{2+}より弱いもののCaSRのアゴニストでもあるため，高Mg血症ではCa^{2+}に替わってCaSRを刺激して，PTH分泌を抑制する。一方，中等度の低Mg血症（0.8〜1.0 mg/dL）ではまずPTH抵抗性が末梢レベルで現れ，慢性で重度になると細胞内Mg^{2+}濃度が減少してGsαが活性化されCaSR系信号伝達が刺激されPTH分泌が抑制される。

9. 急性腎障害（AKI）の回復過程でなぜリン排泄量が増加するのか？

AKIの回復過程で利尿とともにリン排泄量が増えることが知られている。この過程の利尿は，血液中に残存している尿素窒素などの浸透圧物質による浸透圧利尿と，糸球体よりも尿細管の回復が遅いために残っている水Na再吸収障害が合わさって，促進されていると思われる。このときにはリンだけでなくCa^{2+}，Mg^{2+}の排泄も増加し，低リン血症，低Ca血症，Mg欠乏の原因となる。

10. 糖尿病性ケトアシドーシス（DKA）の回復時に低リン血症をきたすのは何故か？

浸透圧利尿，代謝性アシドーシス，ケトン尿症などはすべて尿中リン排泄を増加させ，血清リン濃度が正常範囲であっても，体内のリン総量は減少している。そこでインスリンが開始されると細胞内にリンが取り込まれ，低リン血症を起こすことになる。Refeeding症候群でもそれまでのリン欠乏に追い打ちをかけて，インスリンにより細胞内にリンが取り込まれて低リン血症が顕著になる。

引用文献

1) Riccardi D, et al：Physiology and pathophysiology of the calcium-sensing receptor in the kidney. Am J Physiol Renal Physiol 298：F485–F499, 2010
2) Singh RJ, et al：Fibroblast growth factor 23 concentrations in humoral hypercalcemia of malignancy and hyperparathyroidism. Mayo Clin Proc 78：826–829, 2003

参考文献

a) Thakker RV：Ch. 245 The Parathyroid Gland, Hypercalcemia and Hypocalcemia. Goldman-Cecil Medicine, 25th ed, Elsevier, pp1649–1661, 2015
b) Smogorzewski M, et al：Ch. 19. Disorders of Calcium, Magnesium, and Phosphate Balance. Brenner and Rector's The Kidney, 10th ed, Elsevier, pp601–635, 2016
c) Berndt HJ：Ch 69. Clinical Disturbances of Phosphate Homeostasis. Seldin and Giebischs The Kidney, 5th ed, Academic Press, pp2369–2392, 2012

Part II. 水電解質異常症の診断と治療

Chapter 17.
利尿薬の特徴と投与法

●利尿薬の作用部位

　浮腫性疾患に適応となる利尿薬にはその作用機序により，ループ利尿薬，サイアザイド系（および類似）利尿薬，K保持性利尿薬，バソプレシンV_2受容体アンタゴニスト，浸透圧利尿薬がある。そのほかにも利尿薬としては緑内障治療に使われる炭酸脱水酵素阻害薬もあるが浮腫性疾患への適応はない。

　ネフロン各部位での主要なNa^+，K^+，Cl^-，水の輸送と利尿薬の作用機序を Figure 1 に示す。近位尿細管の前半ではNa^+再吸収のエネルギーでアミノ酸，ブドウ糖，HCO_3^-などが再吸収され

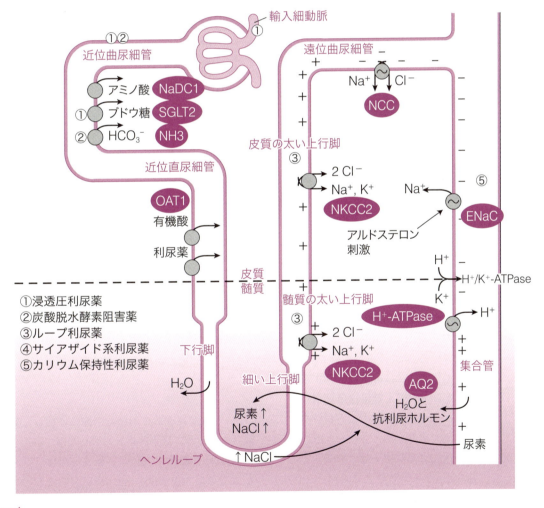

Figure 1.
ネフロン各部位での主要なナトリウム，カリウム，クロール，水の輸送と利尿薬の作用部位

Chapter 17. 利尿薬の特徴と投与法

る。マニトールや尿素による浸透圧利尿では，この部位での細胞間を通る水・Na再吸収が浸透圧推進力が棄却されることで抑制される。また尿濃縮に必要な皮質-髄質部浸透圧勾配がつくれなくなり尿は希釈される。Na^+排泄量も増えるが水排泄量がより多いために血清Na値は上昇する傾向がある。続く近位尿細管の後半では有機酸や薬剤の再吸収がおもに行われる。ヘンレループは尿素による皮質-髄質浸透圧勾配の形成の本体で，上行脚にはループ利尿薬の作用部位であるNa^+-K^+-$2Cl^-$共輸送（NKCC2）がMD細胞に至るまで分布する。遠位尿細管にはサイアザイド系利尿薬によって阻害されるNa^+-Cl^-共輸送（NCC）が分布し，続く集合管はアルドステロンの主要な作用部位でNaチャネル（ENaC），H^+/K^+-ATPase，Kチャネル（ROMK）などによりNa^+再吸収とK^+分泌，H^+分泌の最終調節を行うとともに，水チャネル（AQP2）により尿の濃縮を決定する。K保持性利尿薬，バプタンの作用部位でもある。

●利尿薬の特徴

1. ループ利尿薬（Table 1）

　　ループ利尿薬というのはヘンレループの太い上行脚にあるNa^+-K^+-$2Cl^-$共輸送（NKCC2）を阻害する利尿薬の総称で，もっとも多く使用されてきたのはフロセミド（経口薬，静注薬）だが，ほかにブメタニド（経口薬，静注薬）とトラセミド（わが国では経口薬のみ）がある。またわが国では，長時間作用型としてアゾセミドが使用されている。以前はエタクリン酸もあったが，現在は製造中止されている。

1）特徴と投与法

（1）フロセミドは効果発現における個体間差異が大きい

　　とくにフロセミドは個体間，または病態によって生体利用度が大きく左右される。閾値を超えるまで効果が発現しないので，十分な用量を投与する必要がある。

（2）アルブミンに結合して運搬される

　　いずれのループ利尿薬も血中ではそのほとんどがアルブミンと結合しており，近位尿細管における有機酸トランスポーターによって尿細管内に分泌されて利尿効果を発揮するには，タンパク結合している必要がある。このため低アルブミン血症が重症（アルブミン＜2 mg/dL）であると効果が減弱していく。このような条件では，アルブミンとフロセミドの同時投与が試みられている。例えば，フロセミド40 mg＋アルブミン6.25 gや，200 mL 20％アルブミンにフロセミド60 mgを混注などである。

（3）フロセミド経口投与は吸収率50％

　　フロセミドを経口で投与した場合，その吸収率は約50％なので，静注20 mgと同様の作用を期待するなら経口40 mgが必要になる。一方，ブメタニドとトルセミドの経口吸収率はほぼ100％とされている。また浮腫性疾患では腸管浮腫が起きている場合が多く，この経口吸収量は低下する。このため重症例では静注薬を用いる必要がある。

（4）各薬剤間の最大効果投与量は？

　　健常人におけるフロセミド静注では10 mgから効果が発現して用量依存性に増加し，40 mgで最大効果を発揮するとされる。ただし病態が重症になる程，最小効果を発する閾値が増加し，最大効果発現にさらに高用量が必要になることが多い。その静注40 mgに匹敵するのは，ブメタニドでは1 mg，トラセミドでは15～20 mg（わが国では最大投与量8 mg，経口フロセミドの40 mgに匹敵）とされる。静注ではフロセミドとブメタニドの作用発現はそれぞれ数分から5分で，半減期$T_{1/2}$は20～30分，効果持続は2～3時間程度である。

Table 1. ループ利尿薬の種類と投与法（製品名はおもな先行品のみ）

ループ利尿薬	投与経路	投与量	作用発現および持続時間
フロセミド（ラシックス錠®）	経口	40〜80 mg/日	T_{max} 1〜2時間，$T_{1/2}$ 0.35時間
フロセミド（ラシックス注®）	静注	20〜500 mg/回	作用発現は5分以内で，半減期 $T_{1/2}$ は20〜30分，効果持続は2〜3時間程度
トラセミド（ルプラック錠®）	経口	4〜8 mg/日（分1）	10 mgで T_{max} 0.9時間，$T_{1/2}$ 2.2時間
ブメタニド（ルネトロン錠®）	経口	1〜2 mg/日	利尿作用は投与後約30〜60分から現れ，次第に効果が増強されて60〜180分で最高に達し，効果の持続時間は180〜300分
ブメタニド（ルネトロン注®）	静注，筋注	0.5〜1 mg/日	投与後5〜10分後に発現し，最大効果発現は約60分後。また，作用持続時間は投与後90〜180分
アゾセミド（ダイアート錠®）	経口	60〜240 mg/日（分1）	経口投与後1時間以内に作用が発現し，9時間後まで持続。T_{max} 3.3時間，$T_{1/2}$ 2.6時間

(5) 尿中 Na^+, K^+, Cl^-, Ca^{2+}, Mg^{2+} 排泄を増加

その効果は尿量のみならず尿中電解質の再吸収抑制に現れる。Bartter症候群と同様の低K血症性代謝性アルカローシスとなる。因みにサイアザイド系利尿薬はGitelman症候群と同じ電解質変化，すなわち尿中 Ca^{2+} 排泄の低下を起こす点が異なる。

(6) TGフィードバックを抑制しない

生理的な条件下では，体液量の増加が起こって遠位尿細管管腔内への Na^+, Cl^- の流入が増加すると，そこと糸球体の間にあるMD細胞への Na^+, Cl^- の流入が増加することでアデノシンが分泌され，結果的に輸入細動脈が収縮し，糸球体濾過量が抑制される。これを尿細管−糸球体（Tubulo-Glomerular）フィードバックと呼ぶ（Chapter 1参照）。ループ利尿薬は遠位尿細管への Na^+, Cl^- の供給を増やすものの，MD細胞のNKCC2を阻害して Na^+, Cl^- の流入を抑制する。このため自動的にはGFRの低下を起こしにくいとされている。

(7) 利尿ブレーキを克服するには？

ループ利尿薬は当初Na，Kともに負バランスとなるが，持続的に使用していくと負バランスが解消され効果が減弱していく。それまでの期間は，ループでは通常数週間である。その理由にはいくつかあるが，遠位尿細管における Na^+-Cl^- 共輸送（NCC）の代償性増加もあげられ，NCCを阻害するサイアザイド系利尿薬の併用が，ふたたび利尿作用を増強させることがある。また体液量，心拍出量の減少はRAA系を賦活化させ，これが Na^+, Cl^- 再吸収を遠位部ネフロンで増加させ拮抗的に働く。このためRAA阻害薬の併用には効果を増強持続させる働きがある。一方，K^+ の摂取量が少ないと低K血症が発現し重症化の恐れがあるため，K^+ 補給は十分に行う必要がある。

(8) ワンショットか持続静注か？

フロセミドを大量に静注する場合，ワンショットと持続静注でどちらが効果的かつ安全かという問題がある。ループ利尿薬の問題のひとつは効果が発現している数時間は水Naバランスは負になるが，その後急激にNa利尿作用が減弱することで，ともするとネットで十分な負のNaバランスを保てない場合がある。このことから持続静注が単回投与より継続的に利尿効果を得られる可能性はあるが，これまでの8つのRCTの結果では利尿作用や心不全の改善効果には有意差はなかった[1]。

(9) 短時間作用型か長時間作用型か？

経口フロセミド（T_{max} 1〜2時間，$T_{1/2}$ 0.35時間）のような短時間作用型と経口トラセミド（10 mgで T_{max} 0.9時間，$T_{1/2}$ 2.2時間）や経口アゾセミド（T_{max} 3.3時間，$T_{1/2}$ 2.6時間）のような長時間作用型の心不全に対する効果が検討されている。日本のCOLD-CHF研究やMELODIC研究

では，アゾセミド群で長期のBNPおよびANP抑制作用がフロセミドに比して大きく，長時間作用型の神経内分泌系の改善作用における優位性を報告している[2]。

2）有害事象

（1）AKIにおける有用性と毒性： フロセミドは腎髄質での酸素消費を減らし，PGE_2産生を抑制して腎灌流の改善をもたらすことが実験的には示されている。このため脱水やNSAIDsによってPGE_2産生が抑制されている病態では，逆効果になる危険性がある。AKIにおいてフロセミドの効果を比較したRCTのメタ解析では死亡率やRRTの必要性に関する有用性または毒性に関しては有意差がなかなかみられない。その理由のひとつは，AKIの病態の多様性にあると考えられる。どんな病態でも利尿効果が得られるのであれば，水Na負荷を取り除くだけでなく，正AG性および高AG性代謝性アシドーシスの改善をもたらす。心不全における適応で血液浄化による除水と利尿薬との比較のRCTが行われているが，血液浄化がより腎機能を維持するというエビデンスは得られていない[3]。

（2）内耳障害： とくにフロセミドの大量投与に際しては耳鳴，難聴などの内耳障害の多くは非可逆性であり，注意する。これらの症状は持続静注のほうが少ないようである。しかし，多くの研究では大量のフロセミドを使用しており，2011年DOSE研究では48時間にわたって12時間ごとのワンショットと48時間持続静注を比較しており，その総投与量は72時間で前者が592 mg，後者が480 mgとなっている[4]。

（3）高尿酸血症： ループ利尿薬は有機酸であり，尿酸と同じトランスポーターを競合するために尿酸排泄が減少する。このためサイアザイド系利尿薬と同様に痛風発作を起こすリスクを高めていることが報告されている。一方，大量の生理食塩液を同時投与することで尿酸およびそのほかの有機酸（シスプラチンも含む）排泄を増やすことが可能である。

（4）低K血症： 低K血症に伴うミオパチーや心筋障害，そして肝硬変や肝門脈シャントがある場合は血中アンモニア濃度の増加に注意が必要である。そして脱水を起こす危険が，とくに経口摂取が制限されている場合に多い。

3）作用を減弱させる要因（table 3）

（1）インドメサシンおよびNSAIDs： PGE_2抑制によりループ利尿薬の効果を減弱させる。

（2）プロベネシド： 尿酸とともにフロセミドの分泌を行う有機酸トランスポータを阻害することで効果を減弱させる。

（3）塩分過多： 塩分摂取量が多いと急速な効果としては尿中Na^+排泄量は一時的に増加するものの，そのあとにNa^+貯留が起こり，結果的にNa^+バランスは正となってしまう。Na^+が貯留している病態では塩分制限を同時に行う必要がある。

（4）重炭酸Naおよび代謝性低Cl性アルカローシス： 遠位部ネフロンでのNa^+再吸収が促進され，ループ利尿薬のNa^+利尿作用を減弱させる。これはサイアザイド感受性NCCの増加に寄与するところが大きく，サイアザイド系利尿薬の併用はこの場合の利尿効果減弱と拮抗する。代謝性低Cl性アルカローシスはループ利尿薬の効果と拮抗するので，これを改善する努力が必要である。

2. サイアザイド系およびサイアザイド系類似利尿薬（Table 2）

ループ利尿薬よりも遠位部の遠位尿細管におけるNa^+-Cl^-共輸送（NCC）を阻害して利尿効果を発する。わが国では，サイアザイド系利尿薬としてはトリクロルメチアジドやヒドロクロチアジドなど，サイアザイド系類似利尿薬としてはインダパミド，トリパミド，メフルシド，などが使用されている。いずれも経口摂取による吸収はよくタンパクと結合して運搬され，近位尿細管から排泄される。その$T_{1/2}$はGFRの低下および高齢で延長し利尿効果は減弱する。食塩感受性高血圧症に

Table 2. おもなサイアザイド系およびサイアザイド系類似利尿薬（製品名はおもな先行品のみ）

サイアザイド系または類似薬	投与量	適応	$T_{max}/T_{1/2}$
トリクロルメチアジド（フルイトラン®）	2～8 mg/日	高血圧症（本態性，腎性など），悪性高血圧，心性浮腫（うっ血性心不全），腎性浮腫，肝性浮腫，月経前緊張症	T_{max} 1.75 時間 / $T_{1/2}$ 2.3 時間
ヒドロクロロチアジド（ダイクロトライド®）	25～100 mg/日	高血圧症（本態性，腎性など），悪性高血圧，心性浮腫（うっ血性心不全），腎性浮腫，肝性浮腫，月経前緊張症	T_{max} 2～2.6 時間 / $T_{1/2}$ 9 時間
インダパミド（ナトリックス®）	2 mg/日	本態性高血圧症	T_{max} 1.9 時間 / $T_{1/2}$ 19.8 時間
トリパミド（ノルモナール®）	15 mg/日	本態性高血圧症	T_{max} 3～4 時間 / $T_{1/2}$ 9～10 時間
メフルシド（バイカロン®）	25～50 mg/日	高血圧症（本態性，腎性），下記の慢性浮腫における利尿：心性浮腫，腎性浮腫，肝性浮腫	T_{max} 1.5～5.5 時間 / $T_{1/2}$ 2.9～11.4 時間

良い適応になっているが，浮腫性疾患に対しては単独で使用されることは少ない。

1）特徴と投与法

（1）尿中カルシウム排泄が低下する

ループ利尿薬と異なり尿中 Ca^{2+} 排泄を低下させるために腎結石の予防として投与される一方，高Ca血症の原因ともなる。Ca結石予防効果は尿中 Ca^{2+} 増加がみられない症例でも認められており，結石予防効果が認められるのはヒドロクロチアジドで50 mg/日，インダパミドで2.5 mg/日である[5]。

（2）強い降圧作用？

サイアザイド系（類似薬を含む）のどの薬剤でも有効性が認められているわけではない。降圧作用がもっとも認められているのは，わが国では発売が中止されているクロルタリドンで，大規模RCTのMRFITの途中でヒドロクロチアジド群における冠動脈疾患による死亡リスクが44%増加した一方，クロルタリドン群ではむしろ55%リスクが減少し，すべてクロルタリドンへ変更されたという経緯がある。ほかに，インダパミド2.5 mg/日は脳卒中を合併している高血圧に有用性が示されている[6]。

（3）GFR低下時の効果は？

一般にGFR＜30 mL/分/1.73 m² 以下では作用が期待できなくなるが，ループ利尿薬との併用で利尿作用を復活させる働きが注目されている。この場合の投与量はヒドロクロチアジドで，Ccr＞50 mL/分の場合25～50 mg/日に対し，Ccr＜20 mL/分の場合100～200 mg/日が推奨されている[7]。

（4）脂質代謝改善効果？

LDL-コレステロール減少，HDL-C増加効果がみられる。機序は不明だが，Na制限でもみられることからNaバランスが原因のようである。しかし持続的な投与によっても脂質変化は可逆的で，持続はしない。

（5）利尿ブレーキとは？

ループ利尿薬同様に，サイアザイド系利尿薬でも Na^+，K^+ バランスは負から正に転換していく。ただし，その発現までの時間は数日から年の単位になることもあり，かなりばらつきが大きい。

2）有害事象

（1）**耐糖能異常**：初期の反応としては，体液量減少と心拍出量低下により交感神経系が賦活化され

肝臓と筋肉へのブドウ糖取り込みが減少する。継続して使用すると，血清K濃度が減少することでインスリン分泌が低下する。この作用は高K食やRAA系阻害薬で拮抗する。

(2) **低Cl性代謝性アルカローシス**：ループ利尿薬がBartter症候群様の作用をきたすのに対し，サイアザイド系利尿薬はGitelman症候群様の作用をきたす。

3. カリウム保持性利尿薬

K保持性利尿薬にはミネラルコルチコイド受容体アンタゴニストとNaチャネル遮断薬があり，いずれも遠位部ネフロンに作用する利尿薬である。ループ利尿薬やサイアザイド系利尿薬のようにK$^+$排泄および酸排泄を促進しない。またCa^{2+}, M^{2+}排泄も増加させない。こうしたことからサイアザイド系利尿薬との併用で有用性を発揮している。なかでもスピロノラクトンは肝硬変による腹水治療には第一選択薬であり，かつ左室収縮能不全によるうっ血性心不全にも神経内分泌学的に改善効果を示している。ただし腎機能の低下により高K血症を起こしやすくなるので，定期的な採血による管理が必要である。

1) スピロノラクトン

高アルドステロンによる高血圧や難治性高血圧症に多く用いられるが，肝硬変による浮腫や腹水に有効であり，かつループ利尿薬のように低K血症によるアンモニア産生を増強しない点が重要である。また，左室収縮能不全に伴ううっ血性心不全には，利尿効果のみならず心筋保護作用もあることから有用である。最近では，この心筋保護作用から高K血症を十分に予防する条件下で，末期腎不全にも有用とされるようになった。CKDの虚血性AKIからの血流回復にも有効であると報告されている。スピロノラクトンは経口で速やかに吸収され，それ自体の半減期は短いが活性代謝物であるcanrenonesに代謝される。このT$_{1/2}$は16時間であり，さらに7 alpha-thiomethylspirolactone（t$_{1/2}$ = 13時間）に代謝される。このため，臨床的なT$_{1/2}$は約20時間に上り，作用が最高になるまでの時間は10〜48時間に及ぶ，とされている。

2) エプレレノン

スピロノラクトンには抗アンドロゲン作用およびプロゲステロン作用があるために女性化乳房，インポテンス，月経不順，性欲低下などの副作用をきたすことがある。その場合は，こうした作用がより少ないエプレレノンの良い適応になる。また急性心筋梗塞後の左室機能の改善と心筋リモデリングを促進するために適応される。さらに虚血性のAKIがCKDに進展するのを防ぐ効果が，最近報告されている。ただし，スピロノラクトンより半減期がT$_{1/2}$ 3時間と短いので，1日2回投与が最適である。

3) トリアムテレン

遠位部ネフロンのNaチャネルENaCを選択的に阻害するわが国では唯一の薬剤で（海外ではもう1つアミロライドがある），スピロノラクトンと同様に肝硬変による浮腫に投与される。腎血流をフィードバックにより低下させることでPGE$_2$の産生を増加させるので，これを阻害するNSAIDsとの併用は避ける必要がある。また尿をアルカリ化することから腎結石の原因となったり，AKIを起こす症例が報告されている。ENaCを抑制することからI型偽性低アルドステロン症と同様の電解質変化を起こし，ENaCの先天的な作用亢進であるLiddle症候群に対して拮抗することができる。

4. トルバプタン

トルバプタン（サムスカ®）はバソプレシンV$_2$受容体選択的アンタゴニストで，2010年以降日本でも「その他の利尿薬が効果的でない体液貯留を伴う心不全と肝硬変」に経口薬として使用される

ようになり（3.75〜15 mg/日），2014年からは利尿薬としてではなく常染色体優性多発性囊胞腎（ADPKD）の進行抑制を適応として，投与が開始されている（〜120 mg/日）。またトルバプタンに先立ち「腫瘍性のSIADH」に限って，2006年からはもう1つのV_2R阻害薬であるモザバプタン（フィズリン®）がすでに使用されている。いずれも集合管のV_2受容体の選択的拮抗薬であり，水チャネルAQ2の誘導を阻害して水再吸収を選択的に抑制する。ほかの利尿薬と異なり，水を選択的に排泄促進し，電解質の尿中喪失が少ない点が特徴である。

1）特徴と投与法

(1) 低ナトリウム血症を伴う体液過剰に効果的

特徴は何といっても，ループ利尿薬ではむしろ増悪させてしまう希釈性低Na血症を合併している体液貯留に有効な点である。血清Na濃度が正常化した場合は，口渇を適切に感じ自由水を自由に経口摂取できるならば，飲水を許可することで高Na血症を予防できるが，そうでない場合は適切に自由水を補給することが必須になる。また心不全や肝硬変では，希釈性低Na血症でありNa自体の貯留はあることから，投与にあたってはほかの利尿薬との併用が推奨されている。ただし，RAA系阻害薬との併用は高K血症をきたしやすくなるので注意する。

(2) 急激な血清ナトリウム濃度上昇と肝障害に注意

どの適応においても開始時は入院下で投与することが義務づけられている。急激な利尿とそのための高Na血症は，意識障害や橋中心髄鞘崩壊症を引き起こす危険があるので，急速な血清Na濃度の上昇に十分注意する。とくに高張食塩水との併用は危険である。また，ADPKDへの大量投与では重篤な肝機能障害の発症例があるので，肝機能チェックによる全例報告が義務づけられている。

(3) 薬物動態は？

トルバプタンの生体利用率は40〜50%でほとんどがタンパク結合し，肝臓でCYP3A4により代謝されるので併用薬に注意する。血中半減期は6〜8時間で，最大利尿までの時間は2時間である。

(4) 血清カリウム，カルシウム，マグネシウム濃度に大きな変化をもたらさない

ほかの利尿薬のように，自由水の減少によってNa^+，Cl^-以外の電解質濃度に大きな変化をもたらすことがなく，酸の排泄も促進しないので，代謝性アルカローシスも防ぐことができる。低K血症は心筋収縮能の低下，腎におけるアンモニア産生の増加など，心不全や肝硬変を誘発する可能性のある極めて好ましくない副作用であり，この点でトルバプタンの有用性は高い。

(5) 腎機能とUosmに有効投与量が規定される

肺うっ血を伴う心不全への最高15 mg/日までの投与に関するわが国での研究では，開始時の尿浸透圧（Uosm）とGFRに効果が規定されているようで，開始前のUosm＞358 mOsm/L，投与4〜6時間後のUosm低下が24%以上であることが反応良好群の条件としている[8]。しかし腎機能の低下しているADPKDに対しては，60 mg/日から開始して120 mg/日まで増量するが，Uosmで観察すると120 mgに到るまで腎機能が低下していても用量依存性にUosmの低下がみられる。ADPKDでは腎機能悪化に対する効果という点でeGFR＞15 mL/分/1.73 m^2までの投与となっているが，尿量がある末期腎不全患者での効果も報告されており，フロセミド同様かなり腎機能が低下していても効果は期待できるようである。

(6) 血管拡張を伴わない

トルバプタンはV_2受容体選択的なので，血管拡張による低血圧は起こさない。この点がカルペリチド（ハンプ®）との違いである。もちろん，過剰な利尿による体液減少は低血圧を引き起こす。

(7) トルバプタンの効果が少ない場合は？

低Na血症の15%でトルバプタンへの反応が悪いことが報告されている。理由として考えられ

るのは，①重症の低浸透圧血症ではADH濃度が高いことがあり，相対的にトルバプタンの投与量が少なくなっている，②バソプレシンに非依存的な部分のネフロンにおいて尿希釈が行われているような病態で重度の心不全や肝不全でみられる，③過剰な水摂取により低Na血症が持続している，④粉砕して経管で投与したことで効果が減弱，⑤作用亢進性V_2R遺伝子異常のNephrogenic Syndrome of Inappropriate Antidiuresis（NSIAD）と呼ばれるまれな病態が存在する，などである。

5. 浸透圧利尿薬

マニトールやグリセロールは血中で水解せずに未変化体で糸球体からほぼ完全に濾過され，かつ尿細管での再吸収を受けないために，浸透圧利尿を起こす。マニトールはヘンレ上行脚に到るまでの水に透過性のあるネフロンを通過することで濃縮され，Na^+再吸収を促して管腔内Na^+濃度は減少し，その遠位部ネフロンでNa^+のバックフローを生じ，Na^+利尿を生じるとともにK^+分泌も促す。マニトールは細胞からの水を除去して血流量を増やし，腎髄質血流の増加は尿を希釈し，腎血流の増加と膠質浸透圧減少はGFRを増加させる。

1）特徴と投与法

（1）薬物動態は？

血液中の半減期は腎機能に反比例し，1〜36時間に及ぶ。1日投与量は50〜200gで15%または20%マニトール，脳圧亢進に対しては30〜60分かけて点滴静注する。

（2）AKI防止効果？

マニトールは細胞外液量の増加，TGFのブロックによるGFRの維持，RBFの増加，尿細管内の円柱による閉塞防止などの効果を期待される。AKIの防止に関するRCTが行われているが，現在のところ肯定的な結果は出ていない。ただし肝性脳症に伴う脳浮腫の治療では，有意に生存率を増やすことに成功している。

（3）腎前性AKIの鑑別に有用？

以前はこの鑑別のために推奨されていたが，現在のAKIガイドラインでは推奨しておらず，この目的で使用すべきではない。なぜならAKIの多くは腎実質性を含めた複合的な病態であり，多くの病態で腎灌流は減少していても細胞外液量は過剰ということがあるからである。

2）有害事象

（1）高カリウム血性アシドーシス（腎機能低下例）

細胞内液の除去により高張性低Na血症，低Cl血症をきたすが，そのあと過剰に体液が減少すると細胞内K^+とH^+濃度が上昇し，細胞外に高K性アシドーシスを起こす。腎機能が正常であればすぐに補正されるが，AKIでは持続する。また自由水が適切に補給されないと，高Na性の脱水が起こる危険性が高い。これらの理由から1日投与量は200g以下にしなければならない。

6. カルペリチド（ハンプ®）

心房から分泌されるNa利尿ペプチドがわが国で発見され，急性心不全を適応として1995年にわが国でのみ薬価収載されている。このためエビデンスは限られている。投与法としては$0.1\mu g/kg/$分で持続静注し，$0.2\mu g/kg/$分まで増量できる。急性心不全109例に対し，トルバプタンとのRCTの結果ではアウトカムに有意差はなかった。ただしカルペリチドはトルバプタンと異なり血管拡張作用もあり，その副作用として低血圧に十分注意する必要があり，また低血圧症例には投与できない。

Table 3. フロセミド抵抗性の要因

要因	原因	対策
利尿薬が無効な浮腫	リンパ性浮腫，末梢静脈性浮腫，甲状腺機能低下症を鑑別する	利尿薬を中止し，原病の治療
不適切な NaCl 投与量	NaCl 投与量が過多の場合，負の Na バランスを保てず利尿効果は減少する	$Na^+ < 2\,g$（86 mEq）/日とし，利尿薬非投与時の 24 時間 Na 排泄量 > 100 mmol であれば Na 投与過多
薬剤の吸収不良	腸管浮腫，非代償性心不全	静注に切り替える
尿細管への供給不全	低アルブミン血症	アルブミン＋フロセミド同時投与
有効循環血漿量・腎血流の低下	心拍出量低下，有効循環血漿量低下，	輸液量増量，血管拡張薬，カルペリチド，トルバプタン投与
糸球体濾過量の低下	AKI，CKD	投与量と頻度の増量
RAA 系亢進	浮腫に伴う続発性アルドステロン症，有効循環血漿量（腎血流）低下	スピロノラクトンの併用
利尿ブレーキ	長期利尿薬使用	サイアザイド系利尿薬，スピロノラクトンなどとの併用
PGE_2 産生抑制	NSAIDs 投与	中止

●利尿薬投与の戦略

1. 重症浮腫例に共通する戦略

（1）至適な目標体重（体液量，循環血漿量）を想定する。
（2）末梢浮腫を伴う場合は弾性包帯（ストッキング）着用や抗凝固療法，運動療法を併用する。
（3）利尿薬の特徴をよく知って選択し，副作用，相互作用を熟知する。
（4）静注ループ利尿薬の効果は5分程度で現れるので，30分以内に効果がみられない場合は投与量を倍にして再度効果をみる。難治性の要因の多くは，不適切に少ない投与量と投与頻度である。
（5）体重，血清 K，Na，Cl の頻回のチェック，および Ca，Mg 濃度の定期的なチェックは欠かせない。血液ガス分析（とくに HCO_3^- 濃度）も重症例では定期的に行う。
（6）選択した利尿薬の効果が少ない場合はその理由を考え，薬用量の増加，投与頻度，投与法（異なる利尿薬の併用も含む）を考える。

2. 利尿薬に抵抗性の場合（とくにフロセミド）

フロセミドはとくに最強の利尿薬であり，これに抵抗を示す難治性浮腫の場合は諸要因（Table 3）を検討する。

●各病態での投与法

1. うっ血性心不全

血管拡張薬とともにループ利尿薬を投与すると通常心拍出量の低下をきたさずに central filling pressure を減少させるため，肺うっ血を改善するのに有効である。ただし注意すべきは，うっ血性心不全では利尿効果を発する閾値が上昇し，かつ最大効果も低下する。このため，往々にして経口ではなく静注が必要となり，かつ投与量も多くする必要がある。また浮腫が高度な場合は塩分，低 Na 血症（< 130 mEq/L）の場合は水分の摂取制限が必要になる。通常フロセミドでは，静注で 20 mg/回から始めて 80 mg/回まで必要に応じて増量する。それ以上の高用量を必要とする場合は持続点滴が望ましい。ブメタニドは静注で 1 mg を投与する。これらによって効果が十分でない場

合，カルペリチド（0.1〜0.2 μg/kg/分）またはトルバプタン（3.75〜15 mg/日）を併用する。低Na血症がある場合はトルバプタンの良い適応だが高Na血症に注意し，カルペリチドは低血圧に注意する。

2. ネフローゼ症候群

　低アルブミン血症のある場合は，ループ利尿薬の投与量を増加させる必要がある。静注で行い，フロセミドの総量で120 mg/日（経口で240 mg/日）までは増量できる。またブメタニド1 mg，トルセミド8 mg/日も投与できる。血清アルブミン濃度が2.0 g/dL以下の場合は，しばしばアルブミンとフロセミドの同時投与が効果的である。この場合も塩分制限と水分制限は必須となる。ネフローゼ症候群などの浮腫性疾患では往々にして循環体液量の低下を疑うが，実際には低下していないことが報告されており，AKIを合併しない限り利尿薬で効果的に治療が可能である。

3. 肝硬変による浮腫・腹水

　米国肝臓病学会（AASLD）ガイドラインでは，軽症例にはスピロノラクトン25〜50 mg/日から開始し，より重症な例ではフロセミド40 mg＋スピロノラクトン100 mgから，最重症でフロセミド160 mgとスピロノラクトン400 mgの併用を行う（いずれも経口薬として）。また低Na血症のある場合はトルバプタンが有効で，3.75 mg/日からの投与を検討する。どの利尿薬を使うかは血清KおよびNa濃度によって判断する。

4. CKD

　糖尿病性腎症などの治療は，ネフローゼ症候群に準じる。ループ利尿薬が第一選択で，難治例にはサイアザイド系利尿薬の併用が効果的な場合がある。浮腫がなく水Naバランスが保たれていても，アシドーシスと高K血症の是正を目的にステージG4以降にループ利尿薬を投与することも多い。フロセミドは「急性または慢性腎不全」に対しては単回で500 mgまで，1日1,000 mgまでとされているがこのような高用量が必要となる場合は持続静注で緩徐に行う。ループ利尿薬およびサイアザイド系利尿薬のCKDにおける投与では，より尿酸値を上昇させることが多く，それ自体が腎機能を低下させる危険を伴うので注意する。サイアザイド系利尿薬は理論的にはGFRを低下させるので通常ステージG3以降では投与しない。ただし難治性の浮腫でループ利尿薬の効果が減じている場合，サイアザイド系利尿薬の併用が有効な場合がある。

5. 急性腎障害（AKI）

　AKIは以前，腎前性，腎性，腎後性と分類されていたが，2012年KDIGOによるAKIガイドラインではこのような分類を推奨していないことでわかるように，単純に鑑別できる例はむしろ少ない。したがって利尿薬を使用する場合，何が原因のAKIかを鑑別したうえで利尿薬の適応を検討する。水腎症ではもちろん禁忌だが，急性尿細管壊死を伴う場合，効果はあまり期待できない。AKIにおいて利尿薬を用いることが予後の改善にはつながらない，というRCTの結果はあるが，溢水の改善に可能性があれば躊躇すべきではないだろう。まずは十分量のフロセミドによる効果を判定することが必要で，高用量になる場合は内耳障害に十分注意する。心不全に伴うAKIであれば，カルペリチドやトルバプタンの投与も検討する。

引用文献

1) Ho KM, et al：Benefits and risks of furosemide in acute kidney injury. Anaesthesia 65：283-293, 2010
2) Miyata M, et al：Comparative study of therapeutic effects of short- and long-acting loop diuretics in outpatients with chronic heart failure (COLD-CHF). J Cardiol 59：352-358, 2012
3) Ho KM, et al：Benefits and risks of furosemide in acute kidney injury. Anaesthesia 65：283-293, 2010
4) Felker GM：Diuretic strategies in patients with acute decompensated heart failure. N Engl J Med 364：797-805, 2011
5) Reilly RF, et al：The evidence-based use of thiazide diuretics in hypertension and nephrolithiasis. Clin J Am Soc Nephrol 5：1893-1903, 2010
6) Multiple Risk Factor Intervention Trial Research Group：Mortality after years for hypertensive participants in the Multiple Risk Factor Intervention Trial. Circulation 82：1616-1628, 1990
7) Brater DC：Diuretic therapy. N Engl J Med 339：387-395, 1998
8) Imamura T, et al：Urine osmolality estimated using urine urea nitrogen, sodium and creatinine can effectively predict response to tolvaptan in decompensated heart failure patients. Circ J 77：1208-1213, 2013

参考文献

a) Slotki I, et al：Disorders of sodium and water homeostasis. Goldman-Cecil Medicine, 25th ed, Elsevier/Saunders, pp741-755, 2016
b) Hoorn EJ, et al：Chap. 51. Diuretics. Brenner and Rector's The Kidney, 2-Volume Set, 10th ed, Elsevier, pp1702-1733, 2016
c) Brady HR, et al, editors：Therapy in nephrology and hypertension, 2nd ed, Saunders, 2003
d) Brater DC：Treatment of refractory edema in adults-UpToDate®2016
e) Radhakrishnan J：Pathophysiology and treatment of edema in patients with the nephrotic syndrome-UpToDate®2016
f) Nigwekar SU, et al：Diuretics in acute kidney injury. Semin Nephrol 31, 523-534, 2011

Chapter 18.
水電解質異常症の診断−臨床検査法のまとめ

●動脈血液ガス分析

酸塩基平衡異常は常に血清K濃度，Cl濃度と連動して変化する。動脈血液ガス分析だけでなく，血中電解質の測定が鑑別診断に必須である。

【Step 1】**動脈血液ガス分析（ABG）をNa^+，K^+，Cl^-と同時に測定**

まず血液が，酸性側（pH＜7.36 アシデミア）に傾いていてアシドーシスの病態が優位か，アルカリ側（pH＞7.44 アルカレミア）に傾いていてアルカローシスの病態が優位か，を判断する。次にアシドーシスなら呼吸性（$PaCO_2$＞42 mmHg）か代謝性（$[HCO_3^-]$＜22 mEq/L）か，アルカローシスなら呼吸性（$PaCO_2$＜38 mmHg）か代謝性（$[HCO_3^-]$＞26 mEq/L）か，の診断を行う。

注意点：ABG分析器はpHと$PaCO_2$のみ測定し，それから以下の式で$[HCO_3^-]$濃度が計算されている。

$$[H^+] (nmol/L) = 24 \times PCO_2 (mmHg) / [HCO_3^-] (mmol/L)$$

正常なpH 7.40での正常な$[H^+]$濃度は40 nmol/Lで，pHが0.10低下すると$[H^+]$濃度は10 nmol/L増加する（pH 7.2〜7.5の範囲で）。したがってpH 7.30の場合$[H^+]$濃度は50 nmol/Lとなるので，PCO_2が25 mmHgならば$[HCO_3^-]$は12 mEq/Lと計算される。

BE（Base Excess）は大まかには$[HCO_3^-]$濃度から計算され，正常（24 mEq/L）からの差とほぼ同じである。

【Step 2】**代償の範囲と病態をみて，単純か複合的な酸塩基異常かを判定する**

代謝性アシドーシスと代謝性アルカローシスは併存することがあり，呼吸性アシドーシスまたは呼吸性アルカローシスの代償機転だけで$[HCO_3^-]$濃度が動いているとは限らない。代謝性アシドーシスでも高AG性と正AG性が混在することはあり得る。また，呼吸性では数日間以上慢性化すると代謝性代償が増大する。

①代謝性アシドーシス：$[HCO_3^-] + 15 ≠ PaCO_2 (mmHg)$
　　　　　　　　　　　または$1.5 \times [HCO_3^-] + 8 \pm 2$（Winters' equation）
②代謝性アルカローシス：$0.7 \times \Delta [HCO_3^-]$ 1 mEq 増加 ≠ $\Delta PaCO_2$ mmHg 増加
③急性呼吸性アシドーシス：$\Delta PaCO_2$ 10 mmHg 増加 ≠ $\Delta [HCO_3^-]$ mEq/L 増加
④慢性呼吸性アシドーシス：2.5〜5 $\Delta PaCO_2$ 10 mmHg 増加 ≠ $\Delta [HCO_3^-]$ mEq/L 増加（慢性とは数日後以降）
⑤急性呼吸性アルカローシス：2 $\Delta PaCO_2$ 10 mmHg 低下 ≠ $\Delta [HCO_3^-]$ mEq/L 低下
⑥慢性呼吸性アルカローシス：4〜5 $\Delta PaCO_2$ 10 mmHg 低下 ≠ $\Delta [HCO_3^-]$ mEq/L 低下（慢性とは数日後以降）

【Step 3】**代謝性アシドーシスが疑われる場合はアニオン・ギャップ（AG）を測定し，有機酸が増加している高AG性（または低Cl性）アシドーシスとCl^-またはH^+が増加している正AG性（または高Cl性）アシドーシスを鑑別する**

$$AG\,(mEq/L) = PNa\,(mEq/L) - [PCl\,(mEq/L) + PHCO_3\,(mEq/L)]$$

PNa：血漿Naイオン濃度，PCl：血漿Clイオン濃度，PHCO₃：血漿重炭酸イオン濃度（通常，血液ガス分析器で測定）

（正常範囲：代償の計算にはAG＝12 mEq/L，[HCO₃⁻]＝24 mEq/Lを使用する）

①低アルブミン血症がある場合：補正AG＝AG＋2.5×（4－アルブミン g/dL）
②AGが低下している場合：陽イオンが増加している病態（リチウム中毒，モノクローナルIg血症，高Ca・Mg血症），または偽性高Cl血症（臭素またはヨード中毒）を疑う。

【Step 4】高AG性アシドーシスの場合はΔRatio（またはΔGap）を測定して，複合的酸塩基異常を判定する

増加している酸がおもに細胞外液内でbufferされている病態では，ΔRatioはほぼ1となる。
ΔRatio (delta/delta) ＝ ΔAG (AG － 12 mEq/L) / Δ[HCO₃⁻] (24 － [HCO₃⁻]) または，
ΔGap ＝ ΔAG － Δ[HCO₃⁻]

① ΔRatio＜1またはΔGap＜－6：正AG性代謝性アシドーシスとの合併
② ΔRatio 1～1.6またはΔGap －6～＋6：乳酸性アシドーシスや糖尿病性ケトアシドーシス
③ ΔRatio＞1.6またはΔGap＞＋6：代謝性アルカローシスとの合併

●血液・尿検査パラメーター

1. 補正血漿浸透圧（cPosm）

【意義】有効血漿浸透圧，すなわち張力を正しく判定するために，無効浸透圧物質（細胞膜をほぼ自由に通過するために張力を発生しない）の濃度が高い場合，これを補正する必要がある。

【限界または条件】インスリン欠乏によりグルコースが細胞に取り込まれない病態では，グルコースが有効浸透圧物質となる。

【計算式】
1) BUNが高いときの補正血漿浸透圧（cPosm）
cPosm (mOsm/L) ＝ 測定Posm －[BUN (mg/dL) ÷2.8]
2) 血糖値が高いときの補正Posm（有効血漿浸透圧：ePosm）
ePosm (mOsm/L) ＝2[測定Na濃度 (mEq/L)] ＋[血糖値 (mg/dL)] ÷10

2. 補正血清Na濃度（cSNa）

【意義】通常用いる測定系はグルコース，中性脂肪，異常タンパクが高濃度に存在していると血清Na値（SNa）を低く表示してしまう。とくにDKAでは治療開始時の血清Na値を正確に知ることが治療上重要で，多くが見かけの正～低Na血症を呈している。血糖値が100 mg/dL上昇するごとに，SNaは1.6 mEq/L見かけ上低く表示される。

【計算式】cSNa (mEq/L) ＝[1.6×血糖値 (mg/dL) －100]/100 ＋測定SNa (mEq/L)

3. FENa (%)（Fractional Excretion of Sodium）

【意義】GFRの変化はNa再吸収に影響を与えるために，これを補正する検査法である。遠位部ネフロンにおけるNa再吸収量をより反映する。

【限界または条件】腎前性（腎還流量の低下）でなくても＜1％になる場合があり（ミオグロビン尿症，敗血症，造影剤腎症，非乏尿性AKI，AGN，尿路閉塞），腎実質性でも

＞1％になる場合がある（利尿薬の使用，嘔吐や胃管などによる脱水＋代謝性アルカローシス）。

【計算式】FENa（％）＝（UNa×SCr）/（UCr×SNa）×100
　Cr：クレアチニン，UNa：随時尿Na濃度（mEq/L），UCr：随時尿Cr濃度（mg/dL），
　SNa：血清Na濃度（mEq/L），SCr：血清Cr濃度（mg/dL）

【診断】正常値：通常は＜1％だがNa摂取量が多ければ3％ぐらいまで上昇する。
　①SIADH＞0.5％
　②乏尿性SIADH＞0.15％
　③体液減少を伴う低Na血症＜1％
　④腎前性AKI＜1％
　⑤腎実質性AKI＞1％

4. UNa（mEq/L）とUCl（mEq/L）の組み合わせによる低Na血症の診断

【意義】Na排泄の異常が腎にある場合は，通常UNa（随時尿Na濃度）とUCl（随時尿Cl濃度）は同じ方向に動く。また代謝性アルカローシスの場合，Cl喪失が腎外性であればUClは低下し，腎性であれば低下しない。

【限界または条件】用いられる閾値には，研究により幅がある。UNaは25 mEq/Lを，UClの上限は40 mEq/Lを採用する教科書もある。また尿量が少ないと信頼性に乏しい。

【診断】
1）UNa＜20 mE/L（腎外性の体液減少，二次性アルドステロン症を示す）
　①UCl＜10～15 mEq/L：腎外性Na喪失（嘔吐，胃管吸引，急性膵炎，腹膜炎，閉塞性イレウス，失血，重度の火傷），塩類摂取不足（精神的多飲症，ビール多飲，アルコール依存症），利尿薬使用後など
　②UCl＞20 mEq/L：下痢による体液減少と代謝性アシドーシス
2）UNa＞20 mEq/L
　③UCl＜10～15 mEq/L：嘔吐＋代謝性アルカローシス，先天性Cl性下痢
　④UCl＞20 mEq/L：ループ/サイアザイド系利尿薬投与，Bartter/Gitelman症候群，Na喪失性腎症，閉塞性腎症解除後など

5. 随時尿Na濃度（UNa）と体液量の組み合わせによる低Na血症の診断

【意義】低Na血症の鑑別診断には体液量の増減とUNaの評価が有用である。

【限界または条件】体液量は有効循環血液量を必ずしも意味せず，しばしば判定が難しい。

【診断】Table 1

6. FEUN（％）（Fractional Excretion of Urea）

【意義】AKIの診断において有効循環血流量（EABV），すなわち腎灌流量の増減を判定するために，近位尿細管における水Na再吸収量を反映するFEUN（％）はFENa（％）より有用である。

【限界または条件】近位尿細管性のNa利尿を起こす薬剤の存在下ではEABVを正しく反映しない（例：SGLT2阻害薬，浸透圧利尿，マニトール，アセトゾラミド）。

Table 1. UNa（mEq/L）と体液量の組み合わせによる低ナトリウム血症の診断

体液量		UNa（mEq/L）	疾患
減少	腎性 Na 喪失	> 20	ループ/サイアザイド系利尿薬投与，Na 喪失性腎症（Bartter/Gitelman 症候群，Fanconi 症候群，Ⅰ型 RTA，薬剤性，高 Ca 血症，低 K 血症，低 Mg 血症），アルドステロン欠乏，副腎不全，脳性 Na 喪失症候群（くも膜下出血ほか），浸透圧利尿
	腎外性 Na 喪失	< 20	火傷，消化管性喪失（急性膵炎，腹膜炎，閉塞性イレウス），失血
過剰		> 20	末期腎不全
		< 20	循環不全（心不全），肝硬変，ネフローゼ
変化（―）		> 20	SIADH，重症甲状腺機能低下症，副腎不全（体液減少の場合も）
		< 20	塩類摂取不足（精神的多飲症，ビール多飲，アルコール依存症）

【計算式】FEUN（%）＝（UUN×SCr/（UCr×BUN））×100
UN：尿素窒素，UUN：随時尿 UN 濃度（mg/dL），BUN：血清 UN 濃度（mg/dL），SCr：血清 Cr 濃度（mg/dL），UCr：随時尿 Cr 濃度（mg/dL）

【診断】正常範囲：50～65%
1）FEUN（%）< 35%：有効循環血流量（EABV）が低下し，近位尿細管における水 Na 再吸収が増加していることを意味し，AKI においては腎前性を示唆する。
2）FEUN（%）> 55%：正常で AKI では腎前性（EABV 低下）は否定的である。

7. 随時尿 Cl 濃度（UCl）による代謝性アルカローシスの診断

【意義】代謝性アルカローシスの原因が腎性か腎外性かを鑑別する。

【限界または条件】用いられる閾値には研究により幅がある。UCl は 15 mEq/L 前後，または上限 40 mEq/L 以上を採用する教科書もある。また尿量が少ないと信頼性に乏しい。利尿薬を中止後は，利尿薬の影響を反映しない場合がある。

【診断】
1）UCl < 10～15（mEq/L）：Cl 喪失または欠乏（例：嘔吐・胃液吸引，利尿薬長期使用後），呼吸性アシドーシス解除後
2）UCl > 20（mEq/L）
　①高血圧→原発性および二次性アルドステロン症，偽性アルドステロン症
　②正・低血圧→腎性 Cl 喪失：ループ/サイアザイド系利尿薬投与，Na 喪失性腎症（Bartter/Gitelman 症候群，薬剤性，高 Ca 血症，低 K 血症，低 Mg 血症）

8. 1日尿中 K 排泄量（UK/日）または随時尿 K/Cr 比（UK/UCr）による低 K 血症の診断

【意義】低 K 血症が腎性か腎外性かの鑑別に有用である。

【限界または条件】UK/日（mEq/日）がより正確だが，その結果を待てない場合はたいてい UK/UCr（mEq/g）を用いるので，閾値には幅を持ってみるべきである。

【診断】
1）UK > 15～20 mEq/日または UK/UCr > 20 mEq/g
　①＋高 Cl 性代謝性アシドーシス→Ⅰ，Ⅱ型 RTA
　②＋代謝性アルカローシス→ミネラルコルチコイド作用亢進
2）UK < 15～20 mEq/日または UK/UCr < 20 mEq/g
　③＋高 Cl 性代謝性アシドーシス→下痢，下剤常習

④＋代謝性アルカローシス→K摂取不足，利尿薬連用後，嘔吐，発汗過多
⑤＋酸塩基異常（−）→周期性四肢麻痺

9. TTKG（Trans-tubular K Gradient）

TTKG＝［UK/（Uosm/Posm）］/SK

UK：随時尿K濃度（mEq/L），SK：血清K濃度（mEq/L），Uosm：随時尿浸透圧（mOsm/L），Posm：血漿浸透圧（mOsm/L）

【意義】皮質集合管におけるK⁺分泌量（すなわちアルドステロンによる反応性）を測定する方法で，これ以降の髄質集合管はK⁺輸送が起こらないことを前提とし，ADHの働きで尿が濃縮されることからUosmで補正している。このCCDでのK分泌はアルドステロン依存性なので，高K血症がアルドステロン不足か抵抗性かの鑑別にもっとも力を発揮する。

【限界または条件】遠位部ネフロンからK⁺が分泌されるには，この部位へのNa⁺供給が十分であることと，ADHが働いていることが必要で，このためUNa＞25 mEq/LおよびUosm＞PosmであることがTTKGを評価できる必須条件となる。極端なK欠乏およびCCDへの流速が非常に早いと過小評価が起こるので注意する。

【診断】正常値：5〜8（健常人でK摂取量が平均的な場合）

1）高K血症の場合
 ①TTKG＞8→腎不全（GFR＜20 mL/分）または体液減少
 ②TTKG＜5でGFR＞20 mL/分の場合はアルドステロン作用低下

2）低K血症の場合
 UK＞15 mEq/日（UK/UCr＞20 mEq/g）であり，かつ
 ①TTKG＜3→浸透圧利尿などによりCCDへの水Na供給の増加
 ②TTKG＞4→CCDでのK分泌の亢進による低K血症
  a）高血圧：原発性および二次性アルドステロン症，偽性アルドステロン症
  b）血圧正常または低血圧：代謝性アシドーシス（RTA，DKA，薬剤性）または代謝性アルカローシス（腎性または消化管性Cl喪失）

10. FEK%（Fractional Excretion of K）による診断

FEK%＝（UK×SCr）/（SK×UCr）×100

UK：随時尿K濃度（mEq/L），UCr：随時尿Cr濃度（mg/dL），SK：血清K濃度（mEq/L），SCr：血清Cr濃度（mg/dL）

GFRが低下すると，同じ量の尿中K排泄量でも血清K濃度は増加する。このことからIV型RTAの病態のようにCKDステージG3b以前のGFR低下であるにもかかわらず高K血症がみられ，アルドステロン反応性の低下が疑われる場合，CCrで修正するFEK%が有用である。高K血症であるにもかかわらずFEK＜6%では，GFRに比し不十分なK排泄量であることが示される。

11. 尿中Ca排泄量（24時間蓄尿，随時尿Ca/Cr比，FECa%）

1）24時間尿中Ca排泄量：1,000 mg/日の推奨されるCa摂取では尿中排泄量は100〜250 mg/日で，低Ca食では50〜150 mg/日となる。250〜300 mg/24時間以上なら尿中Ca排泄増加，100 mg/24時間以下なら排泄低下を疑う。
2）随時尿Ca/Cr＞0.07 mg/mg（0.20 mmol/mmol），FECa＞2%→尿中Ca排泄増加，PTH作用亢進の可能性

3) 随時尿 Ca/Cr ＜ 0.05 mg/mg（または 0.15 mmol/mmol），FECa ＜ 1％ → 尿中 Ca 排泄低下，FHH の可能性

【計算式】FECa ％ =（UCa×SCr）/（SCa×UCr）×100

UCa：尿 Ca 濃度（mg/dL），SCa：血清総 Ca 濃度（mg/dL），SCr：血清 Cr 濃度（mg/dL），UCr：尿 Cr 濃度

尿採取上の注意：24 時間蓄尿がゴールデンスタンダードだが酸性蓄尿が必要で，尿中 Ca/Cr 比および FECa は 14 時間空腹後の 2 番尿かつ新鮮尿，または空腹後 2 時間蓄尿を用いる必要があるが，どの方法が最適かはエビデンスが少ない。Ca/Cr の増減の閾値は両者とも 0.15 mmol/mmol を用いているアルゴリズムもある[1]。

12. 尿細管リン排泄量

1) 24 時間リン排泄量 ＞ 100 mg/24 時間 → 尿中リン喪失（＋）
2) FEP ％ =（UP×SCr）/（SP×UCr）×100 ＞ 5％ → 尿中リン喪失（＋）
3) 尿中リン排泄閾値（TmP/GFR）＞ 2.5 mg/100 mL → 尿中リン喪失（＋）
   ① TRP ≦ 0.86 の場合：TmP/GFR=TRP×SP
   ② TRP ＞ 0.86 の場合：TmP/GFR=0.3×TRP/｛1−（0.8×TRP）｝×SP，TRP=1−FEP

UP：尿中リン濃度 mg/dL，SP：血清リン濃度 mg/dL，UCr：尿中 Cr 濃度 mg/dL，SCr：血清 Cr 濃度 mg/dL

尿採取上の注意：24 時間蓄尿は酸性蓄尿が必要である。FEPi と TmP/GFR は新鮮尿を用い，尿中リン喪失をみるには空腹時に行う。以上いずれかの方法で評価する。

13. Uosm（mOsm/L または /kg・H$_2$O）による診断

【意義】尿浸透圧 Uosm は溶液あたりの浸透圧物質の分子の数で表現されるが，尿比重はそれらの分子の重さも反映する。このためアルブミンやブドウ糖などが増加すると尿比重は Uosm より高くなる。浸透圧を英語では Osmolality（mOsm/kg・H$_2$O）と Osmolarity（mOsm/L）と区別しており，前者は実測値，後者を UN，Na$^+$，K$^+$，グルコースから計算したもの，としているようだが，実際には混在している。臨床で使いやすい単位として本書では mOsm/L と統一した。

【診断】正常値：50 〜 1,200 mOsm/L（尿比重 1.005 〜 1.030）

1) 利尿薬
   ① 浸透圧利尿 ＞ 300 mOsm/L
   ② ループ利尿薬 ≠ 300 mOsm/L 前後（等張尿）
   ③ サイアザイド系利尿薬 ＞ 200 mOsm/L
2) 低 Na 血症
   ① SIADH ＞ 100 mOsm/L
   ② 精神的多飲症 ＜ 100 mOsm/L
3) 尿崩症
   ① 下垂体性尿崩症 ≦ 100 mOsm/L
   ② 腎性尿崩症 ＜ 300 mOsm/L
4) 腎不全
   ① 末期腎不全 ≠ 300 mOsm/L 前後（等張尿）
   ② 腎前性 AKI ＞ 500 mOsm/L

③ATN＜250 mOsm/L

14. 尿中アニオン・ギャップ（UAG）

【意義】尿中不測定陰イオンとNH_4^+以外の不測定陽イオンはあまり変化しないので，アンモニアの排泄量に大きく影響される。このため正AG性の低K血症を伴う代謝性アシドーシスでUAG＞0であればⅠ型RTAを疑う。

【限界または条件】有機酸が増える病態ではUAGは開大するので尿浸透圧ギャップを用いる。またGFRが低下している状態では，尿中PO_4およびSO_4を追加しないと不正確と報告された[2]。

【計算式】UAG＝UNa＋UK－UCl

　UNa：随時尿Na濃度，UK：随時尿K濃度，UCl：随時尿Cl濃度

【診断】正常値：－20〜－50 mEq/L
1) UAG陽性（0〜＋50 mEq/L）：Ⅰ型RTA（すべてのタイプ），末期腎不全，慢性呼吸性アルカローシス，嘔吐
2) UAG陰性（0〜－50 mEq/L）：下痢による慢性代謝性アシドーシス，Ⅱ型RTA，慢性呼吸性アシドーシス，慢性呼吸性アルカローシスの回復期，糖尿病性ケトアシドーシスの回復期

15. 尿中浸透圧ギャップ（Urine Osmolar Gap：UOG）

【意義】UOGの約半分はNH_4^+なので，その増加を知ることができ，有機酸の増加には左右されない。

【限界または条件】マニトール，造影剤，ケトン体，アルコール，トルエン代謝産物などの浸透圧物質が増加している場合にはUOGが増加する（UOG＞101 mOsm/L）。

【計算式】UOG (mOsm/L)＝実測 Uosm (mOsm/L)－(2×[UNa (mEq/L)＋UK (mEq/L)]＋UUN (mg/dL)/2.8＋血糖値 (mg/dL)/18)

　UNa：随時尿Na濃度，UK：随時尿K濃度，UUN：随時尿UN濃度

【診断】UOG低下：Ⅰ型RTAを示唆する。

16. 尿pH

【意義】RTAのスクリーニングとしては有用である。

【限界または条件】まずミネラルオイルを入れた容器に新鮮尿を採取し，すぐに測定する。酸排泄能が正常でも遠位部ネフロンへのNa^+供給が少ないとH^+分泌は低下するので，UNa＞20 mEq/Lであることを確認して測定する。

【診断】
1) 尿pH＜6.3：尿中にHCO_3^-は少なく，Ⅱ型RTAの可能性はほぼない。
2) 尿pH＜5.5：Ⅰ型RTAの可能性はほぼないが，rate-dependentやⅣ型の可能性は残る。

17. 自由水クリアランス（C_{H_2O}）

【意義】Na利尿を伴わない水利尿を知る。

【限界または条件】尿素などは，細胞膜を自由に通過するために細胞内外での水の動きを伴わず，血清Na濃度（SNa）や血漿浸透圧（Posm）に影響を与えないが，尿中にあって尿浸透圧（Uosm）を形成する。このような物質が多いときには，C_{H_2O}は偽陰性になってしまう。この場合，次のC_{H_2O} (e) を使用する。

【計算式】C_{H_2O}=V（mL／日）−［Uosm（mOsm/L）×V（mL／日）/Posm（mOsm/L）］
　V＝尿量，Uosm＝尿浸透圧，Posm＝血漿浸透圧
【診断】陽性：水利尿の増加（尿崩症など）。

18. Electrolyte Free Water Clearance（C_{H_2O}(e)）

【意義】自由水クリアランスの問題は，尿素などの細胞膜を自由に通過するために細胞内外での水の動きを伴わない，すなわち血清Na濃度（SNa）や血漿浸透圧（Posm）に影響を与えないにもかかわらず尿浸透圧（Uosm）を形成するような物質が多い場合に，偽陰性になってしまうことにある。このことからUosmの代わりに，尿中Na濃度（UNa）＋尿中K濃度（UK），Posmの代わりにSNaを使用するElectrolyte Free Water Clearance（C_{H_2O}(e)）を用いて，これが陽性になることで水利尿の有無を診断する。

【計算式】C_{H_2O}(e)＝V（mL／日）−V×《［UNa（mEq/L）＋UK（mOsm/L）］/SNa（mEq/L）》
【診断】＋：水利尿の増加（浸透圧利尿など）

19. フロセミドの効果判定—集合管へのCl供給の概算

1）Distal fractional chloride reabsorption（DFCR：mL／日）＝C_{H_2O}（mL／日）/［C_{H_2O}（mL／日＋C_{Cl}（mL／日）］
【判定】フロセミドで低下

2）Fractional distal delivery of chloride（FDDC：mL／日）＝［C_{H_2O}（mL／日＋C_{Cl}（mL／日）］/C_{Cr}（mL／日）
【判定】フロセミドで増加

C_{H_2O}：自由水クリアランス，C_{Cl}：クロールクリアランス，C_{Cr}：クレアチニンクリアランス

20. 腎からのMg^{2+}喪失の有無を調べる

1）24時間尿中Mg排泄量
【診断】＞24 mg→腎性Mg喪失

2）FEMg％＝［UMg（mg/dL）×SCr（mg/dL）/｛（0.7×SMg（mg/dL））×UCr（mg/dL）｝×100
【診断】＞3〜4％→腎性Mg喪失

21. イヌリンクリアランス・PAHクリアランス

【意義】糸球体濾過量（GFR）の測定および腎血漿流量（RPF）の測定
　推算GFRはこのイヌリンクリアランス（C_{in}）の実測値をもって式がつくられており，GFR測定のゴールデンスタンダードである。このため真のGFRを知ることが重要な場合はC_{in}を測定する。パラアミノ馬尿酸（PAH）クリアランスはRPFの測定法として以前はよく使われていたが，現在は核医学によるレノグラムがより正確なので，あまり行われなくなった。C_{in}とC_{PAH}を同時に測定することは可能で，以下の方法で持続点滴して行う。

【方法】
1）イヌリード注（4 g/40 mL）を加熱溶解し，生理食塩液360 mLに溶解する。RBFも同時測定する場合は10％パラアミノ馬尿酸（PAH）20 mLも加え，生理食塩液で総量を400 mLに調整する。60 mL／分＞C_{Cr}≧30 mL／分，30 mL／分＞C_{Cr}では，PAHをそれぞれ12 mL，8 mLとする。

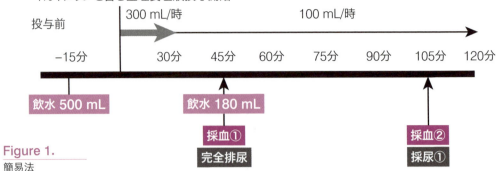

Figure 1. 簡易法

2) 原法：早朝空腹時に飲水500 mLを行い（t=0），30分後（t=30）に採血，採尿を行ったうえでイヌリン溶解液の静注を300 mL/時間の速度で開始する．その30分後（t=60）に採尿，60〜100 mLを飲水したうえで，イヌリン静注速度を100 mL/時間に遅くする（t=150まで継続）．そののちt=75, 105, 135に採血，t=90, 120, 150に採尿および飲水60〜100 mLを毎回行う．

3) 簡易法（Figure 1）
①イヌリン投与開始45分後に完全排尿，排尿時に採血
②60分蓄尿を目安に尿意があった時点で採尿，採尿時に採血
③蓄尿時間を正確に記録
④イヌリンの血中濃度は2点の採血の平均を用いる

【測定項目】血中（Sin）および尿中イヌリン（Uin），PAH，クレアチニン（Cr），尿量
【計算】
1) GFR（イヌリンクリアランス）＝C_{in}（mL/分）＝Uin（mg/dL）×尿量（mL/分）/Sin（mg/dL）
2) RPF（PAHクリアランス）
　　　　＝C_{PAH}（mL/分）＝UPAH（mg/dL）×尿量（mL/分）/SPAH（mg/dL）
3) 濾過率（Filtration fraction：FF）＝GFR/RPF

22. GFR推算式
【方法】
1) クレアチニン式（18歳以上）
eGFR（mL/分/1.73 m^2）＝194×（血清Cr値）$^{-1.094}$×（年齢）$^{-0.287}$×0.739（if 女性）
（日本腎臓学会による推算式）

・体表面積を補正しないeGFR（mL/分）＝eGFR（mL/分/1.73 m^2）×BSA/1.73
・BSA（m^2）＝（体重kg）$^{0.425}$×（身長cm）$^{0.725}$×0.007184

2) シスタチンC式（18歳以上）
男性：eGFRcys（mL/分/1.73 m^2）＝（104×Cys-C$^{-1.019}$×0.996^{年齢}）－8
女性：eGFRcys（mL/分/1.73 m^2）＝（104×Cys-C$^{-1.019}$×0.996^{年齢}×0.929）－8
Cys-C：血清シスタチンC濃度（mg/L）
（日本腎臓学会による推算式）

23. クレアチニンクリアランス（C_{Cr}）
【方法】尿中（UCr）および血中クレアチニン（SCr）濃度と尿量を測定する．

- C_{Cr} (mL/分) = UCr (mg/dL) ×尿量 (mL/日) /SCr (mg/dL) ×1,440 (分/日)
- Cockcroft-Gault 式：C_{Cr} (mL/分) = (140−年齢) ×体重/ (72×Cr) (女性は×0.85)
  GFR (mL/分) ≠ 0.715×C_{Cr} (mL/分)

SCr：血清クレアチニン濃度，UCr：尿中クレアチニン濃度

24. Selectivity Index (SI)

【意義】SI はネフローゼ症候群における糸球体からのタンパク漏出の選択性を推測するのに用いられる。値が低いほど大分子のタンパクが漏出し難い，すなわち選択性が高く (SI ≦ 0.2) アルブミンのみが喪失する。

【方法】血中および尿中の IgG とマーカーとして transferrin を測定し，クリアランスを計算して比率を求める。

SI = $C_{IgG}/C_{transferrin}$

●負荷試験

1. 尿細管性アシドーシス (RTA) の診断法

1) 重曹 (NaHCO₃) 負荷試験

【方法】
① 経口法：0.08 g/kg の重曹を 1 時間ごとに 5 回経口投与する。
② 静注法：$NaHCO_3$ 500 mEq/L を 3 mL/分で持続静注する。通常静注開始後 2～4 時間で尿 pH は安定して pH > 7.5 となる。
③ 簡易法：重曹 1～2 mEq/Kg/日を 2～3 週間服用したうえで，血中 HCO_3^- を測定する。近位型 RTA では上昇しないが，遠位型 RTA では正常化する。
④ 測定項目：尿中 (U) および血漿中 (P) の PCO_2，HCO_3，pH，血清クレアチニン (Cr) を毎時間測定する (簡易法以外)。

【計算式】
① (U−B) PCO_2 mmHg = $UPCO_2$ (mmHg) − $BPCO_2$ (mmHg)
② $FEHCO_3$ % = [$UHCO_3$ (mEq/L) ×SCr (mg/dL)] / [$PHCO_3$ (mEq/L) ×UCr (mg/dL)] ×100

【判定】
① 遠位型 RTA：(U−B) PCO_2 < 20～30 mmHg
② 近位型 RTA：$FEHCO_3$ > 10～15％

2) 塩化アンモニウム負荷試験：

【方法】塩化アンモニウム (薬局方) 2 mEq (100 mg) /kg 体重を 30～40 分かけて十分な水分とともに経口 (ゼラチンカプセルなどに入れる) 投与し，その後 6 時間目まで毎時間尿 pH (H^+ 排泄量，NH_4^+ 排泄量はオプション) を測定する。血漿 HCO_3 濃度は開始前と 3 時間後に測定する。塩化アンモニウムが飲めない場合は，塩化カルシウム 2 mEq/kg 体重を服用する方法もある。通常の診療では本負荷試験は不要で，UAG または UOG を測定し，尿中 NH_4^+ 排泄の有無を知る。

【判定】
① 3 時間目の血漿 HCO_3 濃度が前値より 4～5 mEq/L 低下していれば，酸負荷は効果的と判定する。
② 尿 pH の最低値が < 5.5 で正常，> 5.5 なら遠位型 RTA と診断する。

③尿中にバクテリアがいる場合は尿pHに信頼性がなくなる。

3）フロセミド40 mg・フルドロコルチゾン1 mg負荷試験

【方法】フロセミド40 mgとフルドロコルチゾン1 mgを経口投与し，尿pH（H^+およびK^+排泄量はオプション）を6時間まで毎時間測定する。

【原理】フロセミドで遠位部ネフロンへのNaCl供給を増やし，フルドロコルチゾン（ミネラルコルチコイド）によってNa^+再吸収を増やし，Cl^-による管腔内陰性荷電を増強する。正常ならH^+およびK^+分泌が増加し，pHが5.5未満に低下する。フルドロコルチゾンは不要という考えもある。

【判定】尿pH＜5.5で正常，＞5.5で遠位型RTAの可能性あり，塩化アンモニウム負荷試験を行う[3〜5]。

2. SIADHのタイプ分類のための水負荷試験（Water Load Test）[6, 7]

【方法】
1) 前夜からの水分制限は行わない。カフェインとタバコは禁止する。
2) AM 7：30　体重測定後，尿カテーテル留置し，安静を保つ。
3) AM 8：00　採血 Posm（mOsm/L），Uosm（mOsm/L），SNa（mEq/L），血漿ADH（pg/mL）を行う。
4) 20 mL/kg体重の水を15分かけて飲水する。
5) そののち4時間蓄尿し，1時間ごとに尿量，Uosm（mOsm/L），Posm（mOsm/L），SNa（mEq/L），血漿ADH（pg/mL）を測定する。
6) 終了後2時間および翌朝のSNa，Posmを測定する。

【判定】正常では4時間で，摂取した水の78〜82%が排泄される。SIADHでは30〜40%に止まる。

【適応】慢性でかつ反復する症例などの治療法の決定には有用であり，先のSIADHのタイプ分けを行うことができる。また活性型変異であるNSIADではバソプレシンの血中濃度が感度以下になっており，その診断には極めて有用である。

【禁忌】通常のSIADHの診断には必要なく，かつ低ナトリウム血症を助長させることと急激な水分負荷による心不全の危険性などの危険性を伴う検査なので実施にあたっては適応を明確にする。

3. サイアザイドテストおよびフロセミド負荷テスト

【目的】サイアザイド系利尿薬に対する反応性はGitelman症候群でのSLC12A3，およびCLCNKB遺伝子異常のほか，孤立性優性低Mg血症（FXYD2異常），HNF1β腎症で低下するが，Bartter症候群Ⅰ，Ⅱ型では保たれる。一方フロセミドに対する反応性はGitelman症候群では保たれるが，Bartter症候群Ⅰ，Ⅱ，Ⅳ型では反応性が欠如する。以上の鑑別に用いる。

【方法】影響のある薬剤を7日間以上中止したうえで，早朝空腹時に10 mL/kg体重の飲水を行い（t=0），t=30（分）とt=90に排尿し捨てる。そののちt=120とt=150に採尿する。t=150に1回目の採血を行ったうえでヒドロクロロサイアザイド50 mg（小児は1 mg/kg体重）内服またはフロセミド20 mgを静注する。そののち30分間隔でt=330まで採尿し，t=270に2回目の採血を行う。それぞれ尿中，血中のCrおよびClを測定する。なお，十分な利尿を図るために，飲水と同時に0.45〜0.6%NaClを10 mL/kg・時間（最高500

mL/時間）行う方法もある。

【判定】投与後最大利尿時のFEClにて判定する。サイアザイドによる反応欠如はFECl＜2.3%で診断する。フロセミド負荷の反応性は投与前と後の最大利尿時のFEClまたはFractional distal delivery of chloride（FDDC）＝（C$_{H_2O}$＋C$_{Cl}$）/ C$_{Cr}$（前述）の比較で判定する[8]。

4. マグネシウム欠乏の有無を調べる-マグネシウム負荷試験

【方法】
1) 負荷前の尿中Mg（mg/dL）/Cr（mg/dL）比を測定する。
2) 0.2 mEq Mg（2.4 mg）/kg体重＋50 mL 5%グルコース，4時間で点滴静脈注射（DIV）を行う（例：体重50 kgなら硫酸Mg補正液1 mEq/mL 10 mL＋50 mL 5%グルコースを4時間でDIV）。
3) DIV開始とともに24時間蓄尿しMgとCr濃度を測定する。
4) %蓄積Mg＝{1－[24時間尿中Mg総排泄量mg－（負荷前尿中Mg/Cr×24時間尿中Cr総排泄量mg）]/総負荷Mg量mg}×100%を計算する。

【判定】
%蓄積Mg＞50%＝絶対的不足
%蓄積Mg＞25%＝相対的不足[9]

5. 尿崩症の診断

【水制限試験の方法】
1) 通常は前夜の夕食以降の食飲水を禁止する。ただし，重症例では危険なため当日早朝（例：6時）以降とする。
2) 開始時に体重，Posm，Uosm，SNa，SK，SCl，血漿ADH濃度を測定する。
3) 時間尿量とUosmを毎時間測定する。
4) 体重減少が3%以上になった時点，起立性低血圧が起こった時点，Uosmが平行に達した時点（2～3回の測定で変化が10%未満になった時点），SNa＞145 mEq/Lになった時点，のいずれかで検査を終了する。
5) 最後にPosmが増加した時点で（＞300 mOsm/Lが理想）体重，Posm，Uosm，SNa，SK，SCl，血漿ADH濃度を測定する。
6) もし，SNa＜146 mEq/LまたはPosm＜300 mOsm/Lで試験を終了した場合，3%NaClを0.1 mL/kg体重/分で1～2時間持続静注し，上記を達成する。
7) 3%NaClが不要な場合は，デスモプレシン（DDAVP）1μgまたはピトレシン5単位を皮下注射して，2時間にわたって尿量とUosmを観察する。

【水制限試験の判定】
1) ADH負荷後に50%以上Uosmが増加すれば，中枢性尿崩症，10%未満ならば腎性尿崩症である。
2) Uosm増加が10～50%の間の場合は，水制限試験の結果でTable 2 [10]に基づいて診断する。

6. アルドステロン症の診断（Table 3）

試験結果に影響を与えない薬剤：血管拡張薬（ヒドララジン），α遮断薬（塩酸プラゾシン，ドキサゾシンメシルなど）[11]

Table 2. 水制限試験の判定[7]

診断	水制限によるUosm (mOsm/L)	水制限による血漿ADH濃度 (pg/mL)	外因性ADHによるUosmの増加
正常	> 800	> 2	ほとんどなし
完全型中枢性尿崩症	< 300	検出 (−)	結果的に増加
部分型中枢性尿崩症	300 〜 800	< 1.5	水制限で10%以上増加
腎性尿崩症	< 300 〜 500	> 5	ほとんどなし
一次性多飲症	> 500	< 5	ほとんどなし

Table 3. アルドステロン症診断試験

機能確認検査	感度・特異度	陽性判定基準	特徴・注意点
カプトプリル試験	感度 66 〜 100% 特異度 68 〜 90%	負荷度（60分または90分） ARR > 200 （またはPAC/ARC > 40，PAC > 120）	副作用：まれに血管浮腫
生理食塩液負荷試験	感度 83 〜 83% 特異度 75 〜 100%	負荷4時間後 PAC > 100	副作用：血圧上昇，低K血症 禁忌：コントロール不良の高血圧，腎不全，心不全，重症不整脈，重度低K血症
フロセミド立位試験	感度，特異度データなし	負荷後（2時間）PRA < 2.0 （または負荷後 ARC < 8.0）	副作用：低K血症，低血圧
経口食塩負荷試験	感度 96% 特異度 93%	尿中アルドステロン > 8 μg/日 （尿中Na > 170 mEq/日）	副作用：血圧上昇，低K血症 禁忌：生理食塩液負荷試験と同じ，腎不全で偽陰性

PAC（血漿アルドステロン濃度）：pg/mL，PRA（血漿レニン活性）：ng/mL/時，ARC（血漿レニン濃度）：pg/mL，ARR：PAC/PRA比

1）カプトリル負荷試験

【方法】

① 1時間臥位（または座位）を保ったうえでカプトリル50 mgを内服させる。
② 血漿レニン活性（PRA：ng/mL/時間），血漿アルドステロン濃度（PAC：pg/mL），コルチゾール濃度（μg/dL）を0，1時間後に採血してARR（PAC/PRA比）を計算する。

【判定】

ARR > 200（またはPAC > 120 pg/mL，PAC/ARC（血漿レニン濃度）> 40）
またはPACが30%以上減少し，PRAが抑制されたままであれば陽性とする。

2）生理食塩液負荷試験

【方法】

① AM 8：00 〜 AM 9：30に最低1時間臥位を保ったあとに，2 L生理食塩液の持続静注を4時間かけて行う。その間臥位を保つ。
② PRA，PAC，コルチゾール濃度，血清K値を0および4時間目に採血する。血圧と脈拍を期間中モニターする。

【判定】4時間後のPACが < 50 pg/mLなら陰性，> 100 pg/mLなら陽性とする。

3）経口食塩負荷試験

【方法】

① 1日6 g以上のNaを3日間摂取する（蓄尿してNa摂取量を判定）。低K血症を防ぐためにカリウム製剤（スローケー®など）を同時に服用する。

Table 4. 輸液の種類による細胞外液への移行度

輸液種類	輸液中 Na⁺ 濃度（mEq/L）	細胞外液への移行（%）
3% NaCl	513	100
0.9% 生理食塩液	154	100
ラクテック	130	97
0.45% 生理食塩液	77	73
5% ブドウ糖	0	40

②3日目の朝から4日目の朝まで蓄尿し，尿中アルドステロン濃度を測定する。

【判定】
①尿中アルドステロン濃度＜10 μg/24時間で腎疾患がなければ陰性とする。
②尿中アルドステロン濃度＞12 μg/24時間（Mayo Clinic），または＞14 μg/24時間（Cleaveland Clinic）で陽性とする。

●水電解質異常症の治療に用いる計算式

1. 低ナトリウム血症の補正輸液量の計算（体液減少のある場合）（Table 4）

〈1Lの輸液により予想される変化量〉

1) ΔSNa（mEq/L）＝［輸液中Na⁺濃度−SNa］/［TBW+1］
2) ΔSNa（mEq/L）＝［輸液中（Na⁺濃度＋K⁺濃度）］−SNa］/［TBW+1］

SNa：補正前の血清Na濃度（mEq/L），TBW（総体液量：L）＝男性：0.6×体重，女性：0.5×体重，高齢または重症脱水症の男性：0.5×体重，同女性：0.4×体重

2. 高ナトリウム血症における水欠乏量の計算

水分欠乏量（L）＝TBW（L）×（SNa/140−1）

SNa：補正前の血清Na濃度（mEq/L），TBW（総体液量：L）＝男性：0.6×体重，女性：0.5×体重，高齢または重症脱水症の男性：0.5×体重，同女性：0.4×体重

3. NaHCO₃投与量の決定法

HCO₃が分布する体液内のバーチャルな範囲（HCO₃スペース）は，正常では50%ぐらいだが10 mEq/L以下では著しく増加するので，まずHCO₃現在値のスペースを計算し，目標HCO₃値におけるスペースの計算により，補う量を推算する。

1) HCO₃スペース（L）＝［0.4＋（2.6/HCO₃濃度（mEq/L））］×体重（kg）
2) HCO₃補正量（mEq）＝［目標HCO₃濃度（mEq/L）×目標HCO₃スペース（L）］−［HCO₃濃度現在値（mEq/L）×現在HCO₃スペース］

〈例題〉体重60 kgでHCO₃現在値が6 mEq/Lを12 mEq/Lを目指して補正するとすれば，以下のようになる[12]。

HCO₃補正量＝［12（mEq/L）×37（L）］−［6（mEq/L）×50（L）］＝144 mEq

引用文献

1) Bilezikian JP, et al：Summary statement from a workshop on asymptomatic primary hyperparathyroidism：a perspective for the 21st century. J Clin Endocrinol Metab 87：5353-5361, 2002

2) Raphael KL, et al：Urine Anion Gap to Predict Urine Ammonium and Related Outcomes in Kidney Disease. Clin J Am Soc Nephrol 13：205-212, 2018
3) Imai E, et al：A novel heterozygous mutation in the ATP6V0A4 gene encoding the V-ATPase a4 subunit in an adult patient with incomplete distal renal tubular acidosis. Clin Kidney J 9：424-428, 2016
4) Shavit L, et al：Selective screening for distal renal tubular acidosis in recurrent kidney stone formers: initial experience and comparison of the simultaneous furosemide and fludrocortisone test with the short ammonium chloride test. Nephrol Dial Transplant 31：1870-1876, 2016
5) Krapf, R：Chapter 59. Clinical Syndromes of Metabolic Acidosis. Seldin and Giebischs The Kidney, 5th ed, Academic Press, pp2049-2112, 2012
6) Guber HA, et al：Ch. 24. Evaluation of Endocrine Function. Henry's Clinical Diagnosis and Management by Laboratory Methods, 23rd ed, Elsevier, pp362-399, 2016
7) Saghafi D：Water loading test in the reset osmostat variant of SIADH. Am J Med 95：343, 1993
8) Colussi G, et al：A thiazide test for the diagnosis of renal tubular hypokalemic disorders. Clin J Am Soc Nephrol 2：454-460, 2007
9) Ryzen E, et al：Parenteral magnesium tolerance testing in the evaluation of magnesium deficiency. Magnesium 4：137-147, 1985
10) Lanese D, et al：Hypernatremia. Jacobson HR, et al, eds：The Principles and Practice of Nephrology, 2nd ed, Mosby, p893, 1995
11) Funder JW, et al：Case detection, diagnosis, and treatment of patients with primary aldosteronism: an endocrine society clinical practice guideline. J Clin Endocrinol Metab 93：3266-3281, 2008
12) Fernandez PC, et al：The concept of bicarbonate distribution space: the crucial role of body buffers. Kidney Int 36：747-752, 1989

索　引

あ

悪性腫瘍 .... 129，138
アセトアミノフェン中毒 90
アゾセミド 153
アデノシン三リン酸 2
アミノグリコシド .... 17，144
アルカリホスファターゼ 46
アルギニン 40
アルギニンバソプレシン 76
アルコール依存 .... 19，58，60
アルドステロン .... 17，29，173，174
アルドステロン・エスケープ .... 18，117
アルドステロン感受性遠位部ネフロン 17
アルドステロン合成酵素 84
アルドステロン作用 ..... 58，83，84，108，113，117
アルドステロン・パラドックス 17
アンジオテンシンⅡ .... 9，39，40
アンモニア ....7，30，32，107

い

胃液喪失 107
イオン化 Ca^{2+} 濃度の減少 78
イオン輸送 .... 3，34
一次性多飲症 74
遺伝性腎性低マグネシウム血症の発症機序 145
遺伝性低マグネシウム血症 144
遺伝性低リン血症性くる病 138
遺伝性副甲状腺機能低下症 123
イヌリンクリアランス 169
陰イオン性利尿 76
インスリン .... 21，107，113
陰性荷電 3
インダパミド 155
インドメサシン 154

う

うっ血性心不全 159

え

エストロゲン 46
エピネフリン異常増加 95
エプレレノン 156
遠位尿細管型尿細管性アシドーシス 9
遠位曲尿細管 .... 3，9，12，17
遠位尿細管 .... 2，10，23，48

お

遠位部ネフロン .... 12，21，29
塩化アンモニウム負荷試験 171
塩化ナトリウム再吸収 15
エンドセリン 40
塩分過多 154
塩類摂取不足 58
塩類利尿 .... 73，74，76

横紋筋融解症 107

か

過換気症候群 78
獲得性高レニン性低アルドステロン症 113
獲得性副甲状腺機能低下症 123
家族性低カルシウム尿性高カルシウム血症 123
家族性低カリウム血症 110
片側副腎過形成 84
カテコラミン 21
カプトリル負荷試験 174
カリウム異常症 117
カリウムシフト 21
カリウム摂取増加 15
カリウム調節機構 22
カリウム排泄 96
カリウム保持性利尿薬 156
カルシウム異常症 149
カルシウム代謝 96
カルシウム調節機構 43
カルシウム排泄低下 130
カルシトニン .... 43，52，134
カルシトリオール 46
カルシニューリン阻害薬 .... 114，144
カルシミメティクス 134
カルペリチド 158
換気還流ミスマッチ 78
換気障害 79
管腔側陽性荷電 6
肝硬変 58
間質／血液側細胞膜 2
肝不全 .... 78，90

き

気圧肺損傷 79
機械式補助呼吸調節不全 79

177

気管支炎	79
希釈能	12
偽性低アルドステロン症	93
偽性低カリウム血症	109
偽性低ナトリウム血症	59
偽性副甲状腺機能低下症	123, 124
気道閉塞	79
機能獲得型変異	24
記銘力障害	79
急性高リン血症	141
急性腎障害	160
急性腎障害回復期	136
急性大腸偽性腸閉塞症	109
共輸送	2
局所性骨融解性高カルシウム血症	123
近位曲尿細管	3, 12
近位直尿細管	3, 12
近位尿細管	2, 4, 9, 15, 22
近位尿細管型尿細管性アシドーシス	9, 98
近位尿細管細胞	27, 32
筋けいれん	107
筋力低下	107

く

クエン酸排泄	96
グラム陰性菌敗血症	78
グルココルチコイド	46, 90
グルココルチコイド反応性アルドステロン症	84, 110
クレアチニンクリアランス	171
クロール欠乏	88

け

経口カリウム投与量	112
経口食塩負荷試験	174
経口マグネシウム補給	146
経口 KCl 補給	111
経静脈的リン酸カリウムの投与法	112
経静脈的 KCl 補給	112
血圧上昇時の TG フィードバック	39
血圧低下	78
血液パラメーター	163
血管収縮	81
血管ネットワーク	37
血胸	78
血漿浸透圧	11
血漿張度	10
血清カルシウム濃度	136

血清カリウム異常症	107
血清カリウム濃度調節機構	21
血清カルシウム異常症	122
血清ナトリウム調節機構	10
血清マグネシウム異常症	124, 143
血清マグネシウム濃度	54, 147
血清リン異常症	136
血清リン濃度調節機構	52
血清 Ca^{2+}	43
ケトアシドーシス	120
下痢	107
幻覚幻聴	79
見当識障害	79
原発性アルドステロン症	85, 110
原発性低アルドステロン症	113
原発性副甲状腺機能亢進症	123, 128, 138
原発性副腎不全	67

こ

高アニオンギャップ性代謝性アシドーシス	22
高カリウム血症	90, 108, 113, 115
高カリウム血性高クロール性アシドーシス	104
高カリウム食	24
高カルシウム血症	17, 24, 86, 123, 131, 144
高カルシウム尿症を伴う遺伝性低リン血症性くる病	138
交感神経系亢進	107
交換輸送	2
好気性解糖促進	95
高血糖高浸透圧症候群	71
高クロール性アシドーシス	105, 120
甲状腺中毒性周期性四肢麻痺	107, 109
高体液量	58, 69
高度肥満	79
高ナトリウム血症	20, 69, 76
高尿酸血症	154
高マグネシウム血症	24, 147
抗利尿ホルモン	5, 9, 18
抗利尿ホルモン分泌異常症	24
向流	36
高リン血症	122, 125, 137, 140, 142
抗レトロウイルス薬	95
高 AG 性アシドーシス	21
高 AG 性代謝性アシドーシス	90, 93
呼吸筋筋力低下	107
呼吸性アシドーシス	28, 78
呼吸性アルカローシス	78, 137
呼吸抑制	79, 81

骨芽細胞 45
骨芽細胞前駆細胞 46
骨基質 35
骨吸収 45, 130
骨吸収阻害薬 124
骨細胞 45
骨リモデリング 46
古典的遠位尿細管型尿細管性アシドーシス 92, 98
昏睡 79
昏迷 78

さ

サイアザイド系利尿薬 17, 84, 118, 130
サイアザイド系類似利尿薬 155
サイアザイドテスト 87, 172
細胞外液 10
細胞間輸送 3
細胞内液 10
細胞崩壊 90
刷子縁膜 2, 15
酸塩基異常 117
酸塩基調節 7, 27
酸産生性アミノ酸の成長ホルモン 28
酸排泄機構 29
酸排泄増加 27
水分欠乏量 175

し

ジギタリス 16
糸球体 - 尿細管フィードバック 15
糸球体 - 尿細管バランス 15
糸球体外メサンギウム 3
糸球体メサンギウム細胞 2
糸球体濾過係数 38
糸球体濾過量 3, 9, 36
失血 58
心房性ナトリウム利尿ペプチドの働き 41
集合管 9, 12, 17
集合管主細胞 10
集合管 B 型介在細胞 33
重症甲状腺機能低下症 58
重症貧血 78
自由水クリアランス 168
重曹負荷試験 171
重炭酸ナトリウム 154
重炭酸尿 98
絨毛 14
主細胞 31

酒石酸抵抗性酸ホスファターゼ 46
受動輸送 2
腫瘍性低リン血症性骨軟化症 138
循環血漿量 10
消化管性喪失 58
消化吸収障害 144
常染色体優性遺伝性低リン血症性くる病 ... 138
常染色体優性多発性嚢胞腎 15
常染色体劣性遺伝性低リン血症性くる病 ... 138
上皮型 Na^+ チャネル 8
上皮成長因子 9
上部消化管性カリウム喪失 112
食事中推奨カルシウム摂取量 44
腎外性カリウム喪失 109
腎外性 H^+ 排泄の増加 82
腎灌流圧の低下 37
心筋ミオパチー 125
腎結石 119
腎血流量 36
腎神経 4
腎髄質の溶質濃度勾配 18
腎性カリウム喪失 109
腎性骨異栄養症 125
腎性喪失 107
腎性尿崩症 75, 77
腎性副甲状腺機能亢進症 129
腎性 H^+ 排泄の増加 82
腎石灰化 119
腎臓外での酸塩基コントロール 34
浸透圧 2, 10, 19
浸透圧性脱髄症候群 63
浸透圧利尿 58, 73, 76, 113
浸透圧利尿薬 158
浸透推進力 12
心不全 58
心房性ナトリウム利尿ホルモン 41

す

髄質外層 2
髄質外層集合管 3
髄質集合管 5, 32
髄質深部 2
髄質内層集合管 3
髄質部ヘンレの太い上行脚 10, 30
随時尿クロール濃度 165
随時尿ナトリウム濃度 164
水分摂取不足 69
睡眠時無呼吸症候群 28

睡眠障害 79
水利尿 73, 74
ステロイド 134
ステロイド 11β-水酸化酵素 84
スピロノラクトン 156

せ

正アニオンギャップ性代謝性アシドーシス 22
精神的多飲症 60, 68
生理食塩液 134
生理食塩液負荷試験 174
正 AG 性アシドーシス 21
正 AG 性代謝性アシドーシス 90
接合尿細管 3, 9, 17, 23
全身水分量 69
喘息発作 79

そ

総体液量 10
側底細胞膜 2, 14
組織低酸素症 95

た

体液減少 81
体液減少性アルカローシス 82
体液減少性代謝性アルカローシス 117
体液減少性低ナトリウム血症 61
対向流増幅系 19
代謝性アシドーシス 21, 28, 90, 113, 120
代謝性アルカローシス 28, 81, 117, 120, 125
代謝性低クロール性アルカローシス 154
体内の水分分布 11
多飲 58, 74, 84
多尿 73, 84
炭酸脱水酵素 7
炭酸脱水酵素阻害薬 16
タンパク異化作用の亢進 90, 95
短ループネフロン 2

ち

中枢神経系 78, 79
中枢神経症状 69
中枢性尿崩症 74, 76
長ループネフロン 2

つ

対輸送 2

て

低カリウム血症
　.................. 81, 83, 90, 107, 111, 117, 154
低カリウム血症性周期性四肢麻痺 109
低カリウム性代謝性アルカローシス 117
低カルシウム血症 122, 124, 125, 126, 144
低カルシウム尿症 118
低クロール血症 88
低クロール性アルカローシス 82
低クロール性代謝性アシドーシス 93
低体液量 58, 69
低体液量性高ナトリウム血症 70
低ナトリウム血症 12, 58, 60, 63, 67, 77
低マグネシウム血症
　.................. 110, 118, 124, 127, 143, 145, 146
低リン血症 136, 139, 140, 150
低レニン性低アルドステロン症 113
デスモプレシン 63, 76
テタニー発作 78
デノスマブ 47, 127
テリパラチド 46
電解質自由水クリアランスによるタイプ分類 65
てんかん発作 125

と

等体液量 58, 69
等張尿のメカニズム 13
糖尿病性アシドーシス 90
糖尿病性ケトアシドーシス
　........................ 71, 94, 101, 119, 138
動脈血液ガス分析 162
特発性アルドステロン症 84, 110
トラセミド 153
トランスポーター 7
トリアムテレン 156
トリクロルメチアジド 155
トリパミド 155
トルバプタン 156
ドーパミン 41

な

内因性肺疾患 78
内耳障害 154
内側髄質部集合管 19
ナトリウム再吸収 12, 15, 39
ナトリウム喪失症 62
ナトリウム排泄 96

に

肉芽腫疾患 130
肉食の功罪 28
二次性アルドステロン症 110
二次性高レニン高アルドステロン 81
二次性低カリウム血症性代謝性アルカローシス 87
二次性副腎不全 58
日中傾眠傾向 79
乳酸 27
乳酸アシドーシス 90, 95, 103, 120
尿アニオンギャップ 99
尿希釈のメカニズム 13
尿検査パラメーター 163
尿細管カリウム分泌 5, 114
尿細管性アシドーシス 32, 98, 171
尿管側細胞膜 2
尿管側刷子縁膜 5
尿細管流量 39
尿細管リン排泄量 167
尿酸輸送 8
尿浸透圧 12, 100
尿素利尿 71
尿中アニオンギャップ 97, 168
尿中カルシウム排泄量 166
尿中酸排泄増加 27
尿中浸透圧ギャップ 168
尿中マグネシウム排泄増加 143
尿毒症 90
尿濃縮 4, 12, 13, 18, 117
尿濃縮障害とナトリウム利尿 67
尿崩症 74, 173
尿量 12
尿 pH 168

ね

ネフローゼ症候群 58, 60
ネフロン 2

の

脳圧亢進症状 79, 125
脳性ナトリウム喪失症候群 58
能動輸送 2
濃度勾配 2

は

肺炎 78
敗血症 137
肺水腫 78

排泄障害 108
肺塞栓 78
破骨細胞 45
破骨細胞前駆細胞 46
バソプレシン 40

ひ

皮下ナトリウムプール 20
皮質集合管 3, 23
皮質部ヘンレの太い上行脚 47
ビスホスホネート 46, 47, 134
ビタミン A 中毒 130
ビタミン D 43, 50, 51, 124, 127
ヒドロクロロチアジド 155
ビール多飲症 68

ふ

副甲状腺機能低下症 127
副甲状腺ホルモン 6, 9, 43, 48
浮腫性疾患 82
不随意運動 79
部分排泄率 14
ブメタニド 153
プロスタグランジン 41
フロセミド 153, 159, 169
フロセミド負荷テスト 172
プロベネシド 154
プロポフォール 95

へ

ヘモダイナミクス 36
片側性副腎過形成 110
ペンタミジン 144
ヘンレの太い上行脚 9, 10, 17, 43, 48
ヘンレループ 4, 12, 17, 18

ほ

傍糸球体 2, 3, 4, 15
傍糸球体メサンギウム細胞 2
傍糸球体メサンギウム細胞内 Ca^{2+} 36
傍髄質ネフロン 3
乏尿 12
ボウマン嚢 3
ホスカルネット 144
補正カルシウム濃度 131
補正ナトリウム濃度 59, 71, 102
補正血漿浸透圧 163
補正血清ナトリウム濃度 163

補正 AG 97
補正 Posm 59
骨の役割 45

ま

マグネシウム異常症 149
マグネシウム欠乏の治療 146
マグネシウム代謝 96
マグネシウム調節機構 43
マグネシウムのネフロンにおける再吸収 55
マグネシウム負荷試験 173
マグネシウム輸送 55
マクラデンサ 3
末期腎不全 58
慢性アルコール中毒 144
慢性高リン血症 141

み

水制限試験 75, 174
水チャネル 8, 9
水調節機構 10
水電解質異常症の治療に用いる計算式 175
水排泄 96
水負荷試験 172
ミネラルコルチコイド作用 81, 88
ミネラルコルチコイド受容体 25
ミルク‐アルカリ症候群 82, 130, 149

め

メサンギウム細胞 3
メトホルミン 120
メフルシド 155
めまい 78

や

薬剤性低ナトリウム血症 62
薬剤性尿細管性高カリウム血症 114
火傷 58

ゆ

有機イオン輸送 8
有機酸の還元 27
有効血漿浸透圧 59, 102
有効循環血液量の低下 88
輸出細動脈 4, 36, 38
輸送体 7
輸入細動脈 2, 3, 4, 36, 38

よ

陽イオン選択的チャネル 3
陽性荷電 3

ら

落屑 125
ラロキシフェン 46, 47

り

利尿薬 60, 151
硫酸マグネシウム静注 146
両側副腎過形成 84, 110
リン異常症 149
リン酸 7
リン代謝 96
リン調節機構 43
リン排泄測定法 139
リン排泄量 150
リン輸送 53

る

ループ利尿薬 17, 84, 117, 152, 153

A

A 型介在細胞 29, 31
ABG 162
adenosine triphosphate 2
ADH 5, 9
ADH 作用欠乏 69
ADHR 138
adipsic diabetes insipidus 74
ADPKD 15
AE1/SLC4A1 8
AE4 .... 8, 34
afferent arteriole 4, 36
AHO 123
A-intercalated cell 31
Albright 型遺伝性骨異栄養症 123
Albright's hereditary osteodystrophy ...123
aldosterone-producing adenoma 84, 110
aldosterone-producing carcinoma 84, 110
alkaline phosphatase 46
ALP 46
AME 110
Ang Ⅱ 9, 18, 39
ANP 41
antidiuretic hormone 5
APA 84, 110

182

APC	84, 110
AQP2	8
AQP3/4	9
ARDS	79
ARHR	138
ATP	2, 40, 76
ATP依存性 $1H^+/1K^+$ 交換輸送	8
ATP依存性 $3Na^+/2K^+$ 対輸送	8
AT_1 受容体	40
AT_2 受容体	40
A11	8

B

B型介在細胞	6, 29, 31
Bartter 症候群	17, 84, 88, 119, 144
Barttin	8
basolateral membrane	2, 14
BBM	2
beer potomania	12, 19, 58, 68
B-intercalated cell	31
BK	8
BLM	2
Bowman's capsule	3
brush border membrane	2, 15
B^0AT1	7, 32

C

Ca 感知受容体	6, 9, 24
Ca 結合タンパク	6
Ca 代謝異常症	44
Ca 調節機構	43
calbindin-D_{28K}	6
Calcium-sensing receptor	24
CaSR	6, 9, 24
CaSR アゴニスト	123, 134
CaSR 機能不全	130
CaSR の刺激型遺伝子異常	48
Ca^{2+} 吸収促進作用	28
Ca^{2+} 再吸収のメカニズム	48, 49
Ca^{2+} 再吸収量	43
Ca^{2+} 代謝	43
Ca^{2+} チャネル	8
Ca^{2+} 調節	47
Ca^{2+}-ATPase	6, 9
CD	9
CFTR	34
Chovostek 徴候	125
C_{H_2O} (e)	169

cilia	2, 14
CKD	94, 160
Cl^- 再吸収量	6
Cl チャネル	6, 8
claudin	3, 6
ClC-Ka/Kb	6, 8
Cl^-/HCO_3^- 交換輸送	6, 33
CNT	9
connecting tubule	3
contraction alkalosis	82, 117
COPD	79
cortical collecting duct	3
counter current	9, 36
counter current multiplication	19
Cushing 症候群	110
Cystic fibrosis transmembrane regulator	34

D

DA	41
DCT	9
DDAVP	76
dispogenic diabetes insipidus	74
distal convoluted tubule	3
DKA	71, 101, 119

E

efferent arteriole	4, 36
EGF 阻害薬	144
Electrolyte Free Water Clearance	169
ENaC	5, 8, 114
ET	40
euvolemic タイプ	58, 69

F

Fanconi 症候群	17, 98
FEK%	166
FENa	14, 163
FEUN	164
FGF23	43, 51, 138
Fibroblast Growth Factor 23	51
fly or fight	36
fractional excretion of K	166
fractional excretion of sodium	14, 163
fractional excretion of urea	164

G

gain-of-function mutation	24
GFR	2, 9, 37, 38, 170

183

Gitelman 症候群 84, 87, 88, 118, 144
glomerular filtration rate 3
glucocorticoids-remediable
　hyperaldosteronism 84, 110
GLUT1/2 8
Gordon 症候群 91, 105
GRA 84, 110
GT バランス 14
GT フィードバック 15

H

H$^+$ シフト 82
H$^+$ 排泄 33
H$^+$-ATPase 7
HCl の増加 27
HCO$_3^-$ 合成 32
HCO$_3^-$ 再吸収 27, 29, 31
HCO$_3^-$ 再生 27, 30
HCO$_3^-$ スペース 102
HCO$_3^-$ の過剰摂取 82
HCO$_3^-$ 分泌機構 33
HCO$_3^-$ 補正量 102
HCO$_3^-$/Na$^+$ 交換輸送 34
HHM 128
H,K-ATPase 8
H lactate 27
Humoral Hypercalcemia of Malignancy 128
hungry bone 症候群 137
hypervolemic タイプ 58, 69
hypovolemic タイプ 58, 69

I

idiopathic hyperaldosteronism 84, 110
IGF1 28
IHA 84, 110
IMCD 19
inner medullary collecting duct 3, 19

J

JGA 2
juxtaglomerular apparatus 15
juxtaglomerular cells 4

K

K 摂取量 5, 15
K チャネル 5, 8
K$^+$ 負荷 15
K 分泌 21, 24

K 保持性利尿薬 17
KCC 8
KCC4 6
K$^+$-Cl$^-$ 共輸送 6
Kf 38
Kir 4.1/5.1 9
Kv 1.1 8

L

Liddle 症候群 110

M

macula densa 3, 4
Maxi-K 5, 8, 21
mCD 5
MD 細胞 2, 3, 15
medullary collecting duct 5
mesangium 3
Mg^{2+} 再吸収 43
Mg^{2+} 喪失 169
Mg^{2+} チャネル 8
Mg^{2+} 排泄の増加 84
mTALH 30

N

Na$^+$ 依存性 Cl$^-$/HCO$_3^-$ 交換輸送 6
Na 過剰投与 69
Na$^+$ 供給の増加 83, 88
Na$^+$ 再吸収 15, 117
Na 性利尿 76
Na 喪失性腎症 58
Na チャネル 5
Na$^+$ 排泄分画 14
Na 非依存性 Glucose 輸送 8
Na$^+$/Ca^{2+} 交換輸送 6
Na$^+$-Cl$^-$ 共輸送 5
NaDC-1 7
Na$^+$/H$^+$ 交換輸送 5, 7
Na$^+$-HCO$_3^-$ 共輸送 7
NaHCO$_3$ 投与 120, 175
Na,K-ATPase 2, 8, 14
Na$^+$-K$^+$-Cl$^-$ 共輸送 3
NaP1 7
NBCE1 7
NBCe1-a 8
NCC 8
NCX 6, 9
NDCBE 6, 33

NDCBE/SLC4A8	8
NH$_3$ 産生	27
NH$_4^+$ チャネル	8
NH$_4^+$ の再吸収	32
NHE1	8
NHE3	5, 7
NKCC2	3, 6, 8
NKT	8
NSAIDs	154
NSAIDs/COX-2 阻害薬	114

O

OAT1	8
ODS	63
Ogilvie 症候群	109
osmolality	10
Osmolar Gap	97
osmotic diuresis	73
osmotic driving force	12
outer medullary collecting duct	3

P

PaCO$_2$ 変化	28
Page 腎	110
PAH	84, 110
PAH クリアランス	169
parathyroid hormone	6
pendrin	6, 8, 33
pendrin 拮抗薬	34
PG	41
PGE$_2$ 産生増加	85
PHPT	129, 138
Pi	7
PiT2	7
PKD 遺伝子	15
plasma osmolality	11
plasma tonicity	10
PLCβ/PKC	36
PMCA	6, 9
Posm	11
potential bicarbonate	101, 120
primary adrenal hyperplasia	84, 110
Primary Hyperparathyroidism	128
primary polydipsia	74
principal cell	31
proximal convoluted tubule	4
pRTA	9
PT	9, 15
PTH	6, 9, 43, 48, 49, 122, 123
PTHrP	128

R

RAAS 阻害薬/K 保持性利尿薬	114
RANKL 阻害薬	127
RBF	36
refeeding 症候群	137
renal blood flow	36
renal nerve	4
Reye 症候群	137
ROMK	5, 8, 21
RTA	91

S

S 含有酸性アミノ酸	27
SAS	79
Selectivity Index	171
SGLT2	8, 16
SIADH	24, 58, 61
SIADH 類似症候群	60
Sjögren 症候群	17, 98
SNAT3	32
solute diuresis	73
solvent drug	22
ST 低下	107
Syndrome of apparent mineralcorticoid excess	110
Syndrome of inappropriate secretion of antidiuretic hormone	24

T

T 波平低化	107
TALH	9, 48
tartrate-resistant acid	47
tight junction	3
TIO	138
tonicity	10
total body Na	69
total body water	69
TPP	109
TRACP	47
transient receptor potential melastatin	9
transient receptor potential vanilloid	9
Trans-tubular K Gradient	166
Trousseau 徴候	125
TRPM	7, 8, 9
TRPV	6, 8, 9

TTKG	10, 166
tumor induced osteomalacia	138

U

UAG	168
UCl	164, 165
UNa	164
UOG	100, 168
Uosm	12, 65, 167
URAT1	8
urine osmolality	12
Urine Osmolar Gap	168

V

vasa recta	5

W

water diuresis	73
Water Load Test	172

X

X染色体連鎖性低リン血症性くる病	138
XLH	138
X-linked hypophosphatemic ricket	138

その他

α交感神経刺激	38
β交換神経刺激	38
1日尿中K排泄量	165
1日平均食塩摂取量	12

11βHSD-2抑制	110
1,25ビタミンD作用低下	122
1,25D作用の異常亢進	129
18-oxycortisol	84
$1Ca^{2+}/2Na^+$交換輸送	9
$1Cl^-/1HCO_3^-$交換輸送	8
$1K^+-1Cl^-$共輸送	8
$1Na^+$依存性$1Cl^-/2HCO_3^-$交換輸送	8
$1Na^+-1$グルコース共輸送	8
$1Na-1$ジカルボキシ酸共輸送	7
$1Na^+-1Cl^-$共輸送	8
$1Na^+/1Gln$対輸送	7
$1Na^+/1H^+$対輸送	7, 8
$1Na^+-1K^+-2Cl^-$共輸送	8
$1Na^+-3HCO_3^-$共輸送	8
$1Na^+/3HCO_3^-$交換輸送	8
2HPT	129
2L生理食塩液負荷試験	62
$2Na^+-1H_2PO_4^-$共輸送	7
3次性副甲状腺機能亢進症	129
$3Na^+-1HPO_4^{2-}$共輸送	7
Ⅰ型尿細管性アシドーシス	91
Ⅰ型RTA	9, 90, 104
Ⅱ型偽性アルドステロン症	105
Ⅱ型偽性低アルドステロン症	91
Ⅱ型尿細管性アシドーシス	92
Ⅱ型RTA	17, 90, 92, 98, 104
Ⅳ型尿細管性アシドーシス	17, 113
Ⅳ型RTA	90, 104
Ⅴ型Bartter症候群	86

* * *

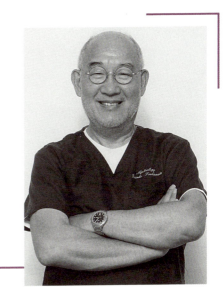

著者　**塚本 雄介**
Yusuke Tsukamoto

略歴

1976年　北里大学医学部　卒業

1981年　米国ベイラー医科大学　研究講師

1999年　北里大学医学部助教授

2000年　腎臓ネット開設

2003年　秀和綜合病院副院長

2005年　東京医科歯科大学医学部臨床教授

2006年　米国腎臓財団より国際貢献賞受賞

2009年　KDIGO常任理事

2011年　IMSグループ医療法人社団明芳会板橋中央総合病院　赴任

現　在　同院　院長補佐／内科統括部長/腎臓内科主任部長

専門医のための水電解質異常 診断と治療

定価（本体 5,800 円＋税）

2018 年 10 月 10 日　第 1 版第 1 刷発行
2020 年　2 月 20 日　第 1 版第 2 刷発行

著　者　　塚本雄介

発 行 者　　蒲原一夫
発 行 所　　株式会社 東京医学社　www.tokyo-igakusha.co.jp
　　　　　　〒 101-0051　東京都千代田区神田神保町 2-40-5
　　　　　　編集部　TEL 03-3237-9114　FAX 03-3237-9115
　　　　　　販売部　TEL 03-3265-3551　FAX 03-3265-2750
　　　　　　振　替　00150-7-105704
制　作　　阿部美由紀
表紙デザイン　森本由美

©Yusuke TSUKAMOTO　2018 Printed in Japan

正誤表を作成した場合はホームページに掲載します。
印刷・製本／三報社印刷
乱丁，落丁などがございましたら，お取り替えいたします。
・本書に掲載する著作物の複製権・翻訳権・上映権・譲渡権・公衆送信権送信可能化権を含む）は（株）東京医学社が保有します。
・JCOPY〈出版者著作権管理機構 委託出版物〉
本書の無断複製は著作権法上での例外を除き禁じられています。複製される場合は，そのつど事前に出版者著作権管理機構（TEL 03-5244-5088，FAX 03-5244-5089，e-mail：info@jcopy.or.jp）の許諾を得てください。
ISBN978-4-88563-296-9 C3047 ¥5800E